国家社会科学基金重大项目（项目编号：16ZDA233）
"基于全国调研数据的中国失独人群心理健康援助体系研究" 成果

哀伤理论与实务

丧子家庭心理疗愈

王建平　［美］刘新宪　著

AISHANG
LILUN YU
SHIWU

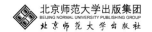

北京师范大学出版集团
BEIJING NORMAL UNIVERSITY PUBLISHING GROUP
北京师范大学出版社

推荐语

此书是生命投入和科学精神的结合！王建平教授倾情于丧子者的心理服务。此书中对丧子者哀伤的理解以及对生命意义的追寻和探讨一定可以使读者获益良多。

——贾晓明，北京理工大学人文与社会科学学院教授、博士生导师，中国心理学会临床心理学注册工作委员会主任委员（第四届）

哀伤是无法避免的，哀伤是需要处理的。看王建平教授的书，走出哀伤，走向坚强。

——杨凤池，首都医科大学教授、博士生导师，首都医科大学临床心理学系学术委员会主任

面对丧子之痛，文字究竟有多大的抚慰力量？面对无尽的哀伤，心理治疗是否真的有效？对此，我不敢贸然得出结论。我所知道的是，撰写此书的两个人——一位失独的父亲和一位眼见自己的母亲因丧子而心碎的学者，他们既不是这个话题的"局外人"，也不是肤浅的抚慰者。他们带着自身刻骨铭心的痛，在心理治疗领域中艰难跋涉，发现了助己助人的可能与力量。

——陆晓娅，《中国青年报》原高级编辑，生死学探索与传播者

　　每一个生命和每一个丧失都是独一无二的，然而丧亲的经历却是普遍的。王建平教授和刘新宪先生深谙这一基本事实。他们深刻地探究了失去孩子的父母，尤其是失去了唯一孩子的父母的丧子之痛，以及他们面临的人际关系、家庭和社会的挑战。作者将亲情、特殊人生悲剧和当代的哀伤理论与疗愈相结合，提供了多元化的窗口。借助这些窗口，专业人士和丧亲者可以明白何谓丧子之痛。此书提供了具有实际意义的指导。丧亲者在痛苦的转化中可以获得支持和新生。我很高兴看到此书将在中国出版。它将为上百万生活受到摧毁性打击的丧子父母提供帮助。

　　Every life and every loss is unique, and yet the experience of bereavement is universal. Fully recognizing this essential truth, Professor Jianping Wang and Mr. Shingshan Liu deeply explore the emotional anguish of bereaved parents, and the relational, familial and social challenges they face, especially when they lose their only child. Combining intimate familiarity with this particularly tragic form of grief with a broad contemporary grounding in grief theory and therapy, the authors provide numerous windows through which helping professionals and the bereaved themselves can understand the experience of parental bereavement, and offer practical guidance on how this painful transition can be survived and supported. I am pleased to see this timely volume in print in the world's largest country, where it could provide assistance to the many millions of parents whose lives have been shattered by loss.

　　　　——罗伯特·纳米尔(Robert A. Neimeyer)，建构主义意义重建学派创始人，
　　　　波特兰丧失与转变研究所所长，《死亡研究》期刊总编辑

仅从本书的目录中，我们就可以清楚地看到，作者介绍了当前国际哀伤研究学术文献所提供的极为广泛的信息。这本学术著作可以让人们了解和富有挑战性地去评估这些信息，这对增加人们关于哀伤及哀伤过程的认识至关重要。为了给中国失去孩子的父母写本哀伤疗愈的书，王建平教授和刘新宪先生做出了重要的贡献。此书不仅可以帮助丧子父母更有效地应对他们的特殊困境，从广义上说，它还能更好地增进人们对其他丧亲经历的认识。作者将他们的专业知识分享给了对此有迫切需要的人以及专业关怀者。我对作者所做的这项极为重要的工作深表敬意。

Looking through the list of contents of this book, it becomes evident that the authors cover a remarkable range of knowledge which is available in the international research literature. It is of paramount importance that this scholarship is made available and critically assessed to increase understanding of grief and grieving. Mr. Shingshan Liu and Professor Jianping Wang have contributed importantly to this endeavour by writing a grief therapy book for parents who have lost their children or only child. This book promises not only to help these bereaved parents in their unique situation more effectively but also to increase understanding of the bereavement experience more generally. The authors have done admirably to take on such a major task, sharing their expertise with those who most need it and with the professionals who care for them.

——玛格丽特·施特勒贝(Margaret S. Stroebe)，
哀伤学者，双程模型理论创始人，荷兰乌特勒支大学荣誉教授本书为中国丧亲研究的学术文献做出了极为重要的贡献。王建平教授是一位国际知名的中国研究人员。刘新宪是一位哀伤研究者，同时也是一位有着失去唯一孩子的亲身经历的父亲。他们的合作提供了以扎实的临床和实证为基础的合理建议，可以帮助中国丧亲者的疗愈调整。该书综合性地涵盖了丧亲调整中的关键性挑战，并提供了已被实证的策略来帮助丧亲者使用健康的方法进行丧亲疗愈。我向中国数百万失去孩子的父母推荐这本书。他们可以从中学习并受益。我也希望研究人员能够将最先进的评估工具用于该领域的学术研究。

This book provides a sorely needed contribution to the Chinese literature on bereavement. A collaboration between Professor Jianping Wang, an internationally known Chinese researcher, and Shingshan Liu, a grief researcher and bereaved father with first-hand experience with the loss of his only child, the book provides clinically sound and evidence-based recommendations for promoting adjustment of Chinese bereaved parents. The comprehensive set of topics covered target key challenges to bereavement adjustment and provide proven strategies to promote healthy adjustment to loss. I recommend this book to the millions of bereaved parents in China who may learn from and benefit from its contents, and to researchers wanting state-of-the art assessment tools for investigations in this area.

——霍莉·普里格森(Holly G. Prigerson)，哀伤学者，
哀伤评估工具(PG-13 及 ICG-R)开发者，
康奈尔临终关怀研究中心主任，康奈尔医学院教授

序　言

2008年6月22日清晨，我唯一的儿子刘丹，在他16岁风华正茂的时候，连一声再见也没来得及说，就突然永远地离我们而去了。刘丹死于预防针的恶性过敏反应。这么多年的哺育，承载着无数生命的期盼，最后竟化为一缕青烟、一钵骨灰，空留下我们无尽的哀思。

我曾觉得自己懂得什么是哀伤，因为我曾亲眼看着我亲爱的父亲在病榻上渐渐地离我而去。但是直到失去儿子的那一刻，我才第一次知道人世间居然还有另一种特殊的哀伤，那就是殇子之痛。我发现象征着人类文明的文字对殇子之痛的描述原来竟如此苍白无力，那些历史上最伟大的文学巨匠至多也只能描写出露出海面的冰山一角。

我在世人面前还要表现得"坚强"。当时，我正在领导一个高速发展的美国高科技公司。那是一项高负荷的工作，但高负荷的工作并不能疗愈哀伤。后来，我的心脏、血液指标亮了红灯，体重不断暴跌。医生要求我立刻停止工作。

苦难可以将人永远活埋在死荫的幽谷之中。然而，苦难也可以使人重新思考人生的意义，并在苦难中浴火重生。

在休养期间，除了做一些企业管理咨询的工作之外，我开始大量阅读哀伤疗愈的专业文献。西方心理学家说："哀伤是爱。"也有人说："哀伤是爱的代价。"是的，哀伤和人类最古老、最深沉的情感有关。它崇高、深邃而神秘。弗洛伊德在一百年前就开始研究它，无数学者毕一生之力研究它。百年的努力终于一点点揭开了哀伤的神秘面纱。今天，近代哀伤研究及其临床应用都取得了令人瞩目的成就。

学习哀伤理论本身就是一种疗愈。随着身体的逐渐恢复，我开始动手写自己的经历。我希望我的故事能给还在黑暗隧道里蜗行的丧子父母一点安慰和温暖，也希望更多的人能够知道丧子父母不为外人所知的心灵最深处的感受。他们那些巨大的痛苦不是来自软弱无能，正相反，而是来自最伟大、最崇高、最圣洁的情感——爱。

我曾努力搜寻我国作者写的相关书籍。我徜徉在五层楼高的上海书城、上海市图书馆和当当网，却发现这类书籍是一种"稀缺资源"。心理学界的朋友告诉我近几年我国学者翻译了一些哀伤疗愈的书籍，但数量不多；也还没有人写过关于丧失子女这类特殊哀伤的心理疗愈书籍。

我对此感到难过，因为我知道丧子之痛意味着什么，尤其是丧失唯一的孩子。但我也知道生命是可以在废墟上重建的。于是，我萌生了为我国丧子父母写一本哀伤疗愈的书的想法。

接下来，我一点点辞去企业管理咨询的工作。我一方面在家建立起相关书籍的小"图书馆"，全身心地沉浸在大量的近代哀伤研究和疗愈方法的文献中，并成为一名注册哀伤咨询师。另一方面，我开始注意寻找我国有大爱并在哀伤研究领域有所建树的合作者。机缘巧合，我有幸找到了北京师范大学心理学博士生导师王建平教授。记得第一次接通电话时，我们就有一种"一见如故""相见恨晚"的感觉。那次谈话持续了3个多小时。

谈话中，我了解到长久以来王老师也有写哀伤疗愈的书的心结，那和她的一段刻骨铭心的生命经历密切相关。那段特殊经历使她更为清楚地明白哀伤的"心碎"不是一种文学修辞。哀伤真真实实地会摧毁人的心脏，而且这就发生在她最亲爱的母亲身上。

2008年，她的弟弟在出差时猝死。白发人送黑发人的悲剧毫无预兆地降临到她的父母身上。哀伤使他们痛不欲生，内疚自责，愤怒争吵，以泪洗面。她的母亲日夜思念着逝去的儿子，甚至远走它乡去寻找能让儿子复活的方法。作为医生和临床心理学家的她却不知如何才能缓解妈妈的哀伤，更不知道死亡的阴影挟持着哀伤正悄悄走近她的妈妈。3 年中，她的母亲的心脏病在哀伤的痛苦中愈发严重。在母亲去世前的 20 多天，王老师一直陪伴在母亲榻前。她看到母亲直到临终都在痛苦地思念着已故的儿子。带着对儿子无尽的哀思，母亲终于因为心碎过早地离世了。弟弟的离去曾让王老师常常在睡梦中哭醒，母亲的离去让她再一次感受到什么是彻骨的痛疼。她知道妈妈是死于哀伤的"心碎"。

研究和普及哀伤心理疗愈也许是一个女儿可以弥补这难以言述的内疚和心痛的最好的方式，它也将成为女儿对母亲永恒的怀念。

2012 年，王老师招收的博士生对计生特殊家庭进行了大量的访谈。从研究中，她似乎看见了母亲的影子，看见了他们所经历的哀伤是人类最深重、最痛苦的一种哀伤。她的团队一方面和国际著名哀伤心理学家保持学术交流，学习他们的理论和应用的成果，另一方面也为展开本土化工作而探索。

2016 年，王老师拿到了国家社科重大项目"基于全国调研数据的中国失独人群心理健康援助体系研究"。她希望为失独父母提供更多的帮助，那也是对母亲最好的怀念。

自从 2017 年我和王老师第一次见面开始，我俩各自不同的经历和共同的心结就把我们紧紧地结合了在一起。我们决定合作撰写哀伤科普文章、撰写和翻译相关书籍，为我国丧子失独父母、关怀者和专业人员提供较系统的近代哀伤疗愈理论和一些临床案例。我们希望以此让更多的人学会使用多元化的方法来帮助丧子父母，帮助他们自助自救。

翌年暑期，我们合作写了哀伤疗愈理论与实务系列文章（相继发表在国内很受欢迎的科普期刊《心理与健康》上），写了哀伤科普系列文章（发表在《新民晚报》上），并讨论了本书的框架和细节。我们为无数个默契的"一拍即合"而高兴！我们后来一直以"王老师"和"刘哥"互称。

本书既注重学术理论的介绍，也注重具体案例的讲解。本书既介绍哀伤研究和临床应用的实用测量工具，也介绍结合高科技手段的基于互联网的干预方法。本书在讨论理论的同时，也为丧子父母提供应对常见困境实用且具体的建议。

本书共有八章。第一章是我国丧子父母现状概述，指出我们所面临的问题。第二章是如何认识丧子哀伤。我们以世界卫生组织于2018年发布的疾病种类手册及大量学术文献为基础，阐明哀伤、延长哀伤障碍、抑郁症、创伤后应激障碍的特征，它们彼此之间的关系以及男女哀伤之别等。第三章介绍如何应对哀伤，包括急性哀伤（哀伤剧痛）期的丧葬安排、自我保护、婚姻保护以及各种哀伤情绪及认知感受的调整策略。这些认知感受包括孤独感、愤怒、愧疚感、绝望感及自卑感。第四章讨论被近代临床证明有效的哀伤理论、疗愈方法及相关案例，包括意义疗法、意义重建、双程模型、持续性联结、认知行为疗法、四任务模型、五阶段论以及适用于哀伤疗愈的互联网技术。第五章为丧子父母提出如何应对常见的困境的建议。第六章从宏观的角度探讨如何为计生特殊家庭提供多元化的社会支持。社会支持不仅要重视物质层面，还要重视容易被人们忽视的心理层面。第七章讨论关怀者如何提供帮助，包括如何走近丧子父母以及如何避免自身的同情疲劳等。第八章讨论哀伤中的健康的生活方式。该章提供最新的、以大数据统计为基础的研究结果和建议。附录包括不同的、与哀伤研究和临床诊断相关的评估工具，部分我国近几年出版的与失独及哀伤疗愈有关的书籍以及哀伤心理教育网站等。本书从至少6000篇近代文献中精选引用了400多篇文献。出于印刷考虑，压缩到近200篇文献，我们希望我国的学者可以从中有所获益。

2016 年 12 月，国家卫生计生委、中宣部等 22 部门联合印发了《关于加强心理健康服务的指导意见》。2018 年 11 月，国家卫生健康委、教育部等 10 部门联合印发了《全国社会心理服务体系建设试点工作方案》。随着我国社会的快速发展，心理健康服务的社会需求越来越多，我国政府也越来越重视心理健康问题。我们衷心地希望本书能为我国心理健康事业的发展做出微小的贡献。

在写作过程中，我们得到了很多朋友的帮助和支持。在此，我们向他们表示由衷的感谢！

我们向当代国际著名的哀伤研究学者深表感谢！他们热情地为本书提供研究和临床的评估工具、图表，以及他们的论文，包括尚在校稿中的最新论文。他们是建构主义意义重建理论的创建者罗伯特·纳米尔博士，双程模型理论的创建者玛格丽特·施特勒贝博士，编制了目前世界上通用的哀伤测量工具（PG-13）的霍莉·普里格森博士以及编制了被世界学者和医生广泛使用的压力测量工具（ISLES）的杰森·霍兰（Jason M. Holland）博士等。

我们向为本书写下充满鼓励和支持的推荐语的国内外学者深表谢意。他们是贾晓明教授、杨凤池教授、陆晓娅老师、罗伯特·纳米尔博士、玛格丽特·施特勒贝博士和霍莉·普里格森博士。我们也感谢郑日昌教授对本书写作的支持和鼓励。

我们向我国为丧子父母做出大量贡献的作家、学者和关怀者深表谢意！感谢韩生学、杨晓生等写下的感人故事以及无数公益人士的默默奉献。

最最重要的是感谢我国失独父母对我们的支持和帮助！感谢马哥（网名"白水"）、北京尚善基金会理事长毛爱珍、高爱华（网名"艾咪"）以及很多其他的失独父母。你们在黑夜里用自己微弱的烛火为其他失独父母点燃生命的火焰，你们是我们工作的动力和榜样。感谢为本书提供了自身经历的失独父母。

　　我们感谢北京师范大学出版社对本书以及我们另一本翻译书籍《浴火重生：一位丧子母亲哀伤疗愈的心路历程》出版的支持和帮助。

　　最后，我们欢迎读者提出宝贵的意见和建议。我们会认真记录，并在下一版中改进。我们的邮箱地址：刘新宪，benliu213@gmail.com；王建平，wjphh@bnu.edu.cn。

刘新宪（美国注册哀伤咨询师，GC-C）
2019年8月28日

目　录　Contents

第一章　我国丧子父母现状概述 / 1
　　第一节　丧子父母的心理、生活状态及诉求 / 1
　　第二节　社会所面临的问题 / 7

第二章　如何认识丧子哀伤 / 10
　　第一节　哀伤反应 / 11
　　第二节　二次伤害 / 17
　　第三节　正常哀伤反应和病理性哀伤 / 20
　　第四节　哀伤与抑郁症和创伤后应激障碍 / 34
　　第五节　丧子哀伤，男女有别 / 41

第三章　如何应对哀伤 / 48
　　第一节　如何应对最黑暗的初期 / 48
　　第二节　保护婚姻 / 59
　　第三节　如何调整情绪和感受 / 69

第四章　重建生命意义：哀伤疗愈探索 / 121
　　第一节　意义疗法：在苦难中寻求生命意义 / 121
　　第二节　意义重建：从浑浊走向光明 / 135
　　第三节　双程模型：哀伤中的震荡 / 150
　　第四节　持续性联结：永恒的爱 / 162
　　第五节　认知行为疗法：打开认知之窗 / 176
　　第六节　四任务模型：光明在险峰 / 193
　　第七节　五阶段论：哀伤之路各不相同 / 203
　　第八节　互联网技术在哀伤疗愈方面的应用 / 211

第五章　如何应对常见的困境 / 219
　　第一节　自我认知问题 / 219
　　第二节　与孩子相关的问题 / 229
　　第三节　家庭问题 / 244
　　第四节　如何与亲友相处 / 255
　　第五节　新的社会问题 / 263

第六章　如何提供多元化的社会支持 / 277
　　第一节　失独父母社会支持资源的必要性 / 277
　　第二节　社会支持资源分类及功能 / 279

第七章　关怀者如何提供帮助 / 290
　　第一节　如何走近丧子父母 / 290
　　第二节　警惕关怀者自身的同情疲劳 / 294

第八章　健康的生活方式是疗愈的良药 / 300
　　第一节　向失眠说不 / 300
　　第二节　饮食里的"药材" / 303
　　第三节　健康在于运动 / 308

附　录 / 311
　　附录1　评估工具 / 311
　　附录2　相关书籍推荐 / 331
　　附录3　相关网站推荐 / 340

参考文献 / 342

第一章
我国丧子父母现状概述

第一节 丧子父母的心理、生活状态及诉求

对于任何父母来说，失去自己心爱的孩子，都是人生中最悲伤的、最惨痛的经历。任何不幸有此经历者都知道，这种痛之惨、之烈、之悲是无法表达出来的。象征着人类光辉文明的文学、艺术在这种痛苦面前，都显得苍白无力。它们所能表达出来的最多只是一个巨大冰山浮在海面上的一角。我们要真正透彻地理解这种痛苦，也许只有不幸地亲身经历。

丧失子女的父母(也称丧子父母)的悲哀如此独特，与丧失其他亲人的悲哀完全不同。虽然人们会对父母的去世感到极其悲哀，但大多数人都可以理解和接受父母的去世。因为父母在子女之前去世是一种司空见惯的自然现象。此外，子女在父母去世后，通常会更加独立地、更加成熟地面对未来的生活。然而，孩子先于父母去世，这种与自然法则不相符合的现象，是对人类种族生存秩序本能的打击。这也就是为什么失去子女的父母的痛苦会如此之深、之重，甚至达到令人难以想象的程度。

一、难以陈述的痛

在我国，有一批丧失子女的父母非常特殊，他们被称为失独父母。失独父母指的是在独生子女死亡后，未再生育或收养子女的父母。

2011年，《中国社会科学报》记者王安丽采访了我国著名的人口学家穆光宗先生。采访的文章中有这么一段记录：

> 我意识到"独生子女家庭本质上是风险家庭"是在2002年，当年我有幸和中国人口福利基金会合作深入甘肃、宁夏、湖南、四川等省区调研，访谈了几十个计划生育困难家庭，其中有些是农村的曾经有过一个孩子但后来出事的"计划生育残缺家庭"。
>
> 我在四川访问一户23岁独子夭亡的家庭时，失独母亲对我哭诉："儿子上山（安葬）时，自己真的不想回来。精神彻底崩溃，本来想自杀……看到别人的孩子，就想起自己的孩子。想儿子，求天不能，求地不得。在农村养儿防老，没儿子，就啥子都没了。没啥子脸见亲戚朋友。只好幻想能抱养一个七八岁的女儿，能同自己合得来。"大龄独生子女的死亡对一个家庭的打击几乎是毁灭性的，按这位不幸母亲的说法是，"身不残心已残"。

美国有一个哀丧心理关怀的公益组织，叫"独立生活"。它专注于为失去独生或全部子女的父母提供心理辅导服务。该组织的创始人凯·贝文顿（Kay Bevington）是一位失去独生爱女的母亲，她如此写道："对任何父母来说，失去一个孩子都是人生中最为悲伤的经历。失去自己唯一的孩子产生的悲伤，其程度是令人无法想象的。"（Bevington，2018）

我国失独父母特殊而痛苦的境况已经受到了社会越来越多的关注。本书作者在中国知网输入关键词"失独"，发现2000篇相关文献被收录在该网站内，表1-1是相关的检索结果。

表 1-1　中国知网上关键词"失独"的检索结果

发表年份	2011	2012	2013	2014	2015	2016	2017	2018
文献数量（篇）	1	87	235	383	408	337	324	225

　　以上文献包括社会学、心理学、医学等专业的学术期刊文章、博士论文、硕士论文、报纸文章、会议文献等。通过对上述相关文献的查阅，我们可以从不同角度看到我国失独父母的心理状态、身体健康状态和生活状态。我们将研究结果归纳为以下五个方面。

　　第一，心理状态的压力。对子女的苦苦思念使失独父母感到无比哀伤。很多失独父母都患有严重的心理疾病。很多失独父母常年失眠，并不同比例地患有延长哀伤障碍、抑郁障碍、焦虑障碍和创伤后应激障碍。他们感到孤独，认为没人能理解自己。他们自我封闭，难以面对世界，因为在那里，他们的孩子、他们的骄傲、他们的希望、他们的未来、他们的欢乐、他们生命中最宝贵的一部分已经永远离他们而去了。他们自卑，不敢和别人谈起自己的孩子，害怕勾起自己的哀伤，也害怕被人视为异类。

　　第二，健康状况的恶化。健康在于运动，更在于开朗的心态和愉快的心情。在沉重的精神打击和压力下，很多失独父母都患有各种各样的躯体疾病。高血压、高血脂、心脏病，甚至癌症都是他们的多发病。他们多数人的身体健康状况要比其他同龄父母差，尤其是癌症患者的比例远高于同龄人。中国人口与发展研究中心一项专题调研发现：70%～80%的失独父母存在精神创伤或心理障碍，近半数患有抑郁症，各种慢性病患者比例超过60%（穆光宗，2004）。

　　第三，生活困境的压迫。失独父母的离婚率远高于同龄人。没有了配偶的彼此扶持，对于失独父母的生活来说更是雪上加霜。他们中的很多人经济拮据。他们缺少职场奋斗的动力。孩子曾经是他们奋斗的发动机，现在发动机不再运转了，前行的动力也只剩下惯性。也有父母因为给孩子治病而返贫或导致严重贫困。他们在生病期间，不再可能得到子女的照顾和帮助。他们主要还是依靠亲戚邻里有限的帮助。他们因病住院手术期间，有时很难找到人为他们签字。

第四，生存预期的飘渺。生存预期是指人对未来生活的预备和期望。对于中国传统家庭而言，生儿育女，不仅是家庭的责任和义务，也是家庭生活的未来和希望。子女在父母进入老年时，为他们提供情感上、精神上、物质上和生活上的支持和帮助。子女是家庭养老的基础，失去子女意味着失去这一切的支持和帮助。失独父母难以安放自己的老年生活，并忧心忡忡。将来进养老院，谁来签字？失能之后，谁来照顾？他们的生存预期变得十分飘渺。

第五，传统文化的束缚。中国的传统文化把失去子女视为不吉利的事情，把失去子嗣传承视为不孝。传统文化在失独父母的心灵上烙下了自卑的疤。自卑来自他们的内心，也来自无形或有形的社会歧视。很多丧失子女的父母长期不愿和外界交流，躲避过去的朋友、邻居和同事，逃避社会团体活动。中国的传统文化是一张看不见的网。这张网将他们的身心束缚。他们自己把自己与社会隔绝；在与社会环境断裂的状态下，他们同时也被社会边缘化。面对传统文化的束缚，他们选择逃避社会，既有束手认命的内在因素，也有无可奈何的外界压迫。

本书稍后将针对这些问题展开更深入的讨论，在这里暂时不做更多论述。

二、丧子(失独)父母的主要诉求

沈长月等人在调查研究中对失独父母的诉求做了量化分析(沈长月，夏珑，石兵营，等，2016)。表1-2总结了失独父母诉求的优先顺序。

表 1-2　失独父母的诉求

失独父母对未来的诉求	诉求提出的频率
保障养老服务	96.40％
帮助解决生产、生活、医疗困难	66.10％
逐步提高特别扶助金	64.40％
提供上门照顾服务	55.90％
设立失独父母专项公益基金	44.10％
建立失独父母心理援助机制，推广疗伤方法 *	33.90％
组织开展联谊活动	8.50％
其他	3.40％

＊注：原表中的心理咨询和心治疗愈两个项目在此表中被合二为一；本书作者对原表做了一些文字表述的修改。

综上所述，解决生存问题是失独父母当前的最大诉求。生存问题包括养老服务、生活帮助、看病护理和经济来源等。这符合马斯洛的需求层次理论，同时也从另一方面显示出失独父母生活质量较低，对目前的生活和未来感到忧心忡忡。在很多其他学者的研究中我们可以看到，很多失独父母希望能够建立失独父母养老院。这样，他们就可以互相帮助，不易受歧视，并且可以避免因看到别人子女探望父母而触景生情、顿生悲哀。

表 1-2 还显示了超过 1/3 的失独父母把心理援助和心治疗愈作为诉求的主要内容。这是目前社会支持系统的薄弱点。在上述调研中，只有 17％的受访者得到过心理咨询师的帮助，但调研没有提供心理咨询专业人员帮助效果的信息。这也许与我国哀伤心理学起步较晚以及接受过哀伤心理学训练的咨询师较少有关。

以上这些诉求是整个社会都需要考虑的。任何关怀人员或专业人员都应当对失独父母的诉求有明确的认识和理解。理解是人与人沟通的桥梁。

三、来自社会的支持：人间自有温情在

通过查阅相关文献，我们可以看到我国失独父母正得到社会和政府越来越多的关注、扶持和帮助。同时越来越多的失独父母也在彼此扶持、抱团取暖。人间的温情和关爱是寒冬里的阳光，是生命的动力，是孕育万物的土壤。我们可以看到很多工作正在进行着，但还需要不断完善。对此我们将支持归纳为三个方面。

第一，"同命人"——苦难之花。抱团取暖的"同命人"在学术界亦被称为同质自助组织，是由失独父母为了满足抱团取暖和心理疗伤的需要而自发形成的。他们大多通过网络进行线上联系，也会有线下活动，包括公益性活动。失独父母通过彼此沟通和支持，减少了孤独感。这样的同质自助组织有助于他们重新找到自己的社会位置和价值，增强自信和自我认同感，并有助于他们走出阴影重新融入社会。只是现在能有机会进入"同命人"组织的失独父母还很少。此外，那些非失独的丧子父母一般不被"同命人"群体接纳。

第二，社会组织的支持。一批社会公益组织积极地对失独父母进行支持。在每逢佳节倍思亲的日子里，社会公益组织会组织失独父母参加不同的活动。社会公益组织平时也会组织一些其他活动，如哀伤疗愈讲座、养身健身活动、艺术活动、旅游等。在这些活动中，失独父母可以感受到温暖。但相对于巨大的社会需求而言，社会公益组织与失独父母的接触面还比较小。

第三，政府及社区的支持。我国政府针对失独父母的心理、经济、疾病、养老等问题，正源源不断地推出各种保障性政策。但政府想要很好地解决失独父母的问题，还有很多工作需要完善。此外，需要注意的是，目前社会关注较多的问题还是集中在经济、医疗和养老领域。心理疗愈方面的帮助将需要更长的时间才能慢慢完善。国家首先需要训

练出一批专业的哀伤心理咨询师和医师，其次还需要普及哀伤疗愈的知识。

此外，虽然学术界的研究和医学的干预技术也在不断地发展，但我们也要看到这些方面目前还是比较薄弱的。

第二节　社会所面临的问题

一、统计数字和预测

2004 年，穆光宗先生在《独生子女家庭本质上是风险家庭》一文中写道，据统计，至 1999 年全国独生子女人数已经达到约 9000 万，且会以每年 500 万的数量增加，至 2004 年我国的独生子女家庭数量将超过 1 亿。

人民日报在 2013 年 3 月 26 日刊登了李晓宏的文章《用"制度手杖"扶助失独老人》。文章指出，有统计数据显示，我国每年新增失独家庭 7.6 万个；截至 2012 年，全国范围内的失独家庭数量已超过 100 万，这也就意味着我国有近 200 万名的失独父母。

2013 年，著名人口学家王广州在《独生子女死亡总量及变化趋势研究》一文中写道：以 1990 年、2000 年和 2010 年人口普查数据为基础，对全国育龄妇女二孩生育行为、生育水平和生育进度进行分析，通过 2005 年全国人口 1% 抽样调查数据和计算机仿真模型估计 2010 年全国独生子女数量为 1.45 亿，累计死亡独生子女数量超过 100 万，每年死亡独生子女数量在 2015 年超过 10 万。

2013 年，《大国空巢：反思中国计划生育政策》的作者易富贤根据人口普查的数据推断：我国 1957—2010 年产生了 2.18 亿个独生子女家庭，另外根据 2000 年的人口普查数据推断 25 岁之前的独生子女死亡概率大约是 4.63％，也就是说，2.18 亿名独生子女中可能有约 1009 万人在 25 岁之前死亡。由于死亡概率的变化十分缓慢，因此这项统计结果意味着我国在不久的将来可能会出现 1000 多万个失独家庭和 2000 多万名失独父母。以上估计并没有包括非失独的丧子家庭。

二、对数字的诠释和思考

生命无常是一种常态，子女在未成年时死亡是人类社会自古以来就存在的一种现象。前文介绍的主要是有关失独父母的数据。然而，失去子女的又何止是失独父母，即使父母在失去子女之后尚有其他子女生存或又有了新生子女，他们同样也会忍受巨大的精神煎熬。

古话说，"心病衍生万病"。因失去亲人致心病，因心病致体病，因心病、体病致残，因病致贫，因病致死。这些同样也是人类历史上和日常生活中的现象。这些现象不只是普通百姓的悲剧，同样也可以打击伟大的人物。马克思在挚爱的妻子燕妮离开后的两年内，健康状况迅速恶化。但最致命的一击也许是他最喜欢的长女（他为她取的小名为小燕妮）的死去。就在小燕妮死去的两个月后，马克思在安乐椅上的梦中离开了人世。

在灾难降临之后，治好心病是减少上述悲剧的重要方法。然而，哀伤这个心病极为复杂，其研究进展也十分缓慢。直到最近的 20 多年，一些发达国家的心理学界的相关研究才开始有了较大的突破，尤其是近 10 多年来，这方面的研究取得了更令人瞩目的进展。

然而，哀伤心理研究成果的培训以及临床应用还比较薄弱。美国学者 2017 年的一项研究显示，当时 49 岁以上的哀伤心理咨询师在校读学位时，几乎都没有接触到哀伤心理教育，只有个别人在其他课程中偶然听到一点。他们的相关知识主要来自后来的继续教育、实践摸索和同事介绍等。目前这种局面在美国已经有了较大的改变。哀伤咨询和疗愈已经成了一门正规的学位证书课程和专业证照继续教育课程。它极大地帮助了心理咨询师提升哀伤心理咨询和疗愈的专业水平。这使得美国丧子(失独)父母的哀伤平复和疗愈得到了更多的、更好的专业人员的支持和帮助。

如果我们把视角放到我国今天的哀伤疗愈领域，我们还无法感到乐观。我国作为一个大国，有着上千万失去子女的父母，其中包括200多万名失独父母。面对如此巨大的社会需求，我国目前还缺乏这方面的专业训练体系和经过训练的专业人员。

过去有人说教育救国，今天我们还要说教育救人。只有通过教育才能培养出专业人员；只有培养出专业人员才能有效地治病救人，才能减少在哀伤和疾病中苦熬余生的丧子父母的数量，才能减少国家在医疗上的巨额花费。这是一个极为重要的利国利民之举。这需要国家、高校、科研单位、地方政府、公益组织、咨询师和社工的关注，并需要深入开展哀伤疗愈的研究、普及和教育工作。让专业的哀伤咨询和疗愈服务于民，不仅有助于解决失独这个复杂、特殊的问题，也是对因哀伤而受煎熬的人的一种关怀，是现代文明的一个标杆，是有益于我国人民的百年之计。

第二章
如何认识丧子哀伤

西方心理学界在哀伤的用词方面曾经并不统一，其中有两个词时常被混用，一个是 Bereavement，另一个是 Grief。在近代哀伤心理学界，西方学者在用词方面基本统一了起来。哀伤研究学者玛格丽特·施特勒贝等一批学者在 2011 年对用词和定义做了明确的表述（Meij，Storebe，Schut，et al.，2011）。

丧亲（Bereavement）：失去挚爱亲人。这对多数丧亲者来说是极为痛苦的。

哀伤（Grief）：丧亲者丧失挚爱亲人后的反应。哀伤被认为是一种有伤害性的情感，会影响到丧亲者的认知、社交、健康等多个方面。

哀悼（Mourning）：丧亲者用不同方式来悼念逝者，是丧亲者哀伤情感的公开表达。哀悼形式与文化有很大关系。

下面我们再列举一些近代哀伤心理研究常用的词汇及其定义。

急性哀伤（Acute Grief）：通常发生在丧失事件的初期。在丧失事件的打击下，丧亲者会感受到剧烈的痛苦，并出现强烈的哀伤反应。随着时间的流逝，急性哀伤会逐渐趋缓。急性哀伤属于正常哀伤的一部分。

病理性哀伤（Pathological Grief）：如果剧痛性哀伤长期不见缓

解，且个体出现生理、社交、工作能力等损伤，这时候哀伤就会转变为病理性哀伤。心理学界用不同的词汇命名病理性哀伤，比如，创伤性哀伤（Traumatic Grief）、延长哀伤（Prolonged Grief）、复杂性哀伤（Complicated Grief）、延长哀伤障碍（Prolonged Grief Disorder）等。

整合性哀伤（Integrated Grief）：经过逐步适应和调整，丧亲者虽然有哀伤，但已经能够把丧失事件的经历整合到自己的生活中，能够接受现实，适当地安置好逝者在自己心中的位置，建立起新的生命意义感，并能够积极地展望未来。这也就是人们通常所说的"走出来了"的状态，或者说是已经适应了"新常态"。

哀伤适应过程（Grief Adaptive Process）：哀伤适应过程有时也被称为哀伤工作（Grief Work）。通过经历哀伤的适应过程，丧亲者的哀伤从急性哀伤转变为整合性哀伤。如果哀伤适应过程因不同原因受到干扰而不能正常进行，丧亲者就有可能出现病理性哀伤。

第一节　哀伤反应

有一位失去儿子的父亲这样说道："失去儿子的痛，就像把你每天欣赏这个美丽世界的眼球突然无麻醉地摘去了，就像把你每天行动自如的肢体突然截去了。不，那比这一切的累加还要痛得多，它们实际上没有可比性。"

当这场灭顶之灾降临时，无数父母会向上苍发出无助而凄然的祈求，请求上苍重新做一次安排，他们愿意用自己的命去换回孩子的命。这种以命相换的祈求源于人类最深沉的、最古老的、最原始的和最本能的一种爱。这种爱使人类在最艰难的岁月里依然可以延续，不会断绝。

丧失子女的父母会表现出不同的哀伤反应。学者们用不同的方式描述了这些哀伤反应(Rubin & Malkinson，2001；杨晓升，2014)。通过查阅学术界的文献以及与我国失独父母访谈互动，我们把这些哀伤反应归纳为情感、认知、行为、生理、人际关系和精神层面六个方面。

一、情感反应

情感反应指的是与哀伤相关的情绪，如悲伤、愤怒、独孤、恐惧等，具体如下。

• 被巨大的悲伤笼罩："看不到一点光明，仿佛被吸入了一个黑洞。""现在白天晚上都一个样，都是灰蒙蒙的。""心里除了痛就是痛。"

• 对孩子的死亡感到愤怒："愤怒情绪时而涌出，并会剧烈起伏。""对什么都嫌烦，有时候希望这个地球爆炸了才好。"

• 感到孤独，觉得没人可以理解自己，包括最亲密的朋友，甚至自己的父母和兄弟姐妹："没人可以理解我，他们都希望我振作起来。我即便振作也是装的，真累，没人能懂。"

• 无端的恐惧感："有时坐在那里，不知为什么就觉得慌，好像又有什么不幸要降临了。"

• 莫名的心烦意乱和焦虑，无法静下心来。

• 强烈的无助感。

• 无法感受到生活中的任何喜乐："过去我爱笑，女儿也像我，她爸爸说我们俩笑点太低。女儿走了以后，我好像不会笑了，也不知道有什么东西可以让人笑。"

• 对外界发生的一切毫无兴趣，对自己曾经喜欢的事也毫无兴趣："对什么都没兴趣，以前爱养花，现在都懒得去管它们，老是忘了浇水，死了好几盆了。"

二、认知反应

认知反应指的是与丧亲相关的想法，包括无价值感、羞耻感、自我身份认同困难等，具体如下。

- 注意力难以集中："没办法把注意力集中起来，一整天就是胡思乱想，感到紧张，但也说不出原因。"
- 失去安全感："生命太脆弱了，好像随随便便一条生命就可以突然消失。"
- 深陷在对孩子的无尽的思念之中："我从早到晚不停地想孩子，走到哪哪都有孩子的影子。在大街上，一看到小孩，我就会想起儿子。在家里看到每样东西，我都会想起儿子，哪怕就是看电视，也会想起儿子。"
- 大量闯入性思维或画面："我知道不能让自己一直沉浸在里面，但是女儿老是在我眼前出现，一闪又不见了，她也许是不舍得离开我。如果一直这样下去的话，我怕我会疯掉。"
- 没人可以相助："这个世界上没人可以帮助我，我的家里人和朋友也帮不了我，我爱人自己都帮不了自己。"
- 自我谴责及负罪感："都是我不好，如果我没让他去买鸭子，他就不会被汽车撞了。"
- 难以言状的羞耻感："真是实在不好意思见人。"
- 不能接受孩子死亡的现实："我总觉得孩子没死，她应该依然活着，也许在另一个我看不见的地方，但是她一定可以看见我。我有时听到她在房间里说话。"
- 对自我身份产生困惑："现在我是谁？""孩子没有了，我还是妈妈吗？"
- 思维反应迟钝："现在反应很慢，过去做起来简单的事现在也变得复杂了。"

· 丧失一些记忆："有一些熟悉的事，现在老是想不起来。"

· 麻木，怅然，仿佛生活在梦中："我就像一具行尸走肉，每天昏昏沉沉，不知道该做什么事。"

· 为悲剧寻求不客观的解释："都怪医院抢救不及时，这是医疗事故。"

· 对自身处境产生困惑："我该怎么办?""我该做什么?""我可以用我的生命换孩子回来。"

· 不公平："我觉得老天爷不公平，你说孩子那么优秀，哪怕跟那些孩子(不好的)换换呢? 我有时候会有这种感觉。那会儿我就说，那些被枪毙的罪犯，还不如跟我孩子换条命呢。""不公平啊，我这辈子没有做什么坏事啊!"

· 哀伤沉思，反复思索与丧失事件相关的事情，包括事件的意义、解决问题的方法、事件的回想及未来的预期："你是那么热爱生活、珍惜生命，怎么可能以这样的方式离去?!""生活太美好! 你为什么还要离去?!"

· 自杀倾向："孩子没了，活着实在太痛苦了，真想一死了之。"

三、行为反应

行为反应指的是丧亲后一系列的行为表现，如哭泣、社会功能失调、社交回避等，具体如下。

· 泪流不止："泪水时常会像失控的水闸里的水一样不停地流淌。""我的眼睛哭坏了，不能看报纸，听说还有人哭瞎了眼睛。"

· 常规的生活和工作能力降低，甚至失去打理日常生活或正常工作的能力："女儿走了，她爸爸再也没办法上班了。"

• 社交退缩："平时我们俩都不敢出门，只有到了晚上，才敢到街上去转一转，最害怕的就是看到熟人，有时远远看到了熟人，就绕着走，想要躲开。"

• 回避，强迫性地回避任何会产生与逝去的孩子有关的联想的事物："我把孩子的照片全部收藏起来。""我不让邻居的孩子来家里。"

• 强迫性行为，强迫性地去做可以让自己感到与孩子的亲密关系如同以前一样的事情："现在，我每天睡在女儿的房间里，每天反复整理孩子的东西。""我会为孩子做他爱吃的菜。"

• 冲动行为："我下了班，感到难受，就不在家里待着，到处不停地暴走，走到精疲力尽才回家。"

四、生理反应

生理反应指的是丧亲所带来的躯体化症状，如睡眠问题、身体疾病、疼痛等，具体如下。

• 睡眠紊乱，头昏、失眠、做噩梦是最常见的症状："我过去一觉睡到天亮，现在每天夜里会醒好多次，第二天人没精神。"

• 免疫系统功能下降，频繁感冒、咳嗽和发烧："现在老是生病，动不动就感冒。"

• 肠胃功能紊乱，不想进食或者无节制地进食："我肠胃全乱了，胃一直不舒服，吃东西不能消化。"

• 无故发抖："我觉得控制不住自己的手，老是会发抖。"

• 体重明显下降："孩子走了两年，我瘦了20斤，真是皮包骨头了。"

• 不明原因的浑身疼痛："我浑身都痛，但医生也查不出毛病。"

• 气短、体弱、无力："现在整个人一点力气都没有，连上楼梯都会觉得累。"

• 患上心血管疾病或心血管疾病更加严重："孩子走了半年，我被查出了心脏病。我是家里的老三，全家只有我一个人有心脏病。"

五、人际关系反应

人际关系反应指的是与人交往过程中的问题，如回避社交、不信任他人等，具体如下。

• 与社会隔绝，不与社会接触："我们每天出门前先要看一下走廊上有没有人。哪怕就是出门，我们也是在晚上。"

• 对社会、对他人失去信任，包括过去的朋友甚至家人："没人可以帮助我，朋友没了，家人也不来了，每个人都只顾自己。"

• 专注于寻找"同命人"交流："和'同命人'才能谈得上话，只有和他们在一起，自己心里才轻松。其他人都说不上话。"

六、精神层面反应

精神层面反应主要是在灵性、信仰层面发生的变化，如信仰的改变或者寻求信仰作为寄托，具体如下。

• 觉得生命毫无意义，感到万念俱灰，心如死灰："中国人活着就是为了孩子，孩子死了，我们活着也等于死了。"

• 对过去的信仰产生怀疑，甚至否定过去的信仰。

• 寻找新的寄托："佛教给我不少安慰，现在，我开始念经吃斋了。"

第二节　二次伤害

除了以上所述，很多失去孩子的父母还会受到二次伤害（Secondary Loss）（Rubin & Malkinson, 2001）。二次伤害是指在受到失去孩子这个最初的伤害之后，父母又受到接踵而来的、与之相关的第二轮打击，这些打击来自社会、生活、疾病、贫困等。这无异于雪上加霜。据统计，丧子父母比正常父母的寿命要短，尤其是丧子母亲。与其他尚有子女幸存的丧子父母相比，失独父母会经受更多的二次伤害（Vitelli, 2013）。通过查阅相关文献以及与失独父母访谈互动，我们把常见的二次伤害归纳为六个方面。

一、社会歧视与误解

中国的传统文化强调"不孝有三，无后为大"。失去唯一的孩子后，很多失独父母承受着"没有后代"的社会压力并体验到社会歧视。

- 受到社会的歧视：人们对丧子父母哀伤的方式或长时间沉浸于哀伤中感到无法理解，认为他们异常、古怪，以至于反感、厌恶和歧视他们。
- 受到社会舆论不公正的指责：指责父母对子女没尽到应尽的责任等。
- 自己所期望的正义没有如愿得到伸张。
- 面对熟人同情的目光，丧子父母会感到刺痛、自卑，想要躲避熟人，远走他乡。
- 某些值得信任的朋友在最困难、最需要帮助的时候躲避丧子父母，使他们极度失望地发现原来自己信任的朋友其实并不是朋友，并永远失去了这些朋友。

二、健康状况恶化与患病

很多丧子父母在生理和心理层面都承受着巨大压力，具体如下。

- 生理健康出现塌方式恶化，肠胃、心脏、睡眠等都出现问题，癌症患病率明显高于同龄人。
- 普遍患有不同程度的精神障碍，其中，抑郁障碍、创伤性应激障碍和焦虑障碍是较普遍的精神障碍。

三、经济滑坡与负债

有些丧子父母在经济上也会受到影响，特别是在孩子因病离世的情况下。

- 为给孩子治病，用尽了自己养老的资金，以至于自己无钱养老。
- 自身身体状况不好，为给自己治病，用尽积蓄，因病致贫。
- 工作能力下降，职场压力巨大，甚至失去工作，以至于日常收入减少或家庭财产缩水，经济上出现巨大困难。

四、婚姻危机与高离婚率

失去孩子以后，夫妻情感也受到考验。

- 夫妻因丧子而彼此抱怨，感情恶化，甚至出现婚姻危机。
- 离婚的可能性大大增加。
- 有的经济状况较好的失独夫妻中的丈夫提出离婚后会再婚，并与年轻的妻子再生育；有的丈夫独自出走、离开家；个别的丈夫甚至去找小姐或吸毒，导致婚姻完全破裂。

·如果有孙辈，失独夫妻则不容易离婚。因为孙辈替代了子女的角色，组成了新的家庭三角形。如果没有孙辈，离婚率就会大大增加。

五、生活失常与孤独无望

对于很多父母来说，孩子承载着家庭的希望，是养老的主要承担者。当孩子离世后，他们的未来也没有了希望。

·在巨大经济压力下看不到缓解的希望。

·失去为人父母的很多美好而有意义的时光，如不再有机会去参加孩子的婚礼，不再有机会享受孙辈带来的天伦之乐（如果丧子时没有孙辈），不再有机会和晚辈的家庭团聚以及不再有机会和他人谈论自己的孩子和孙辈。

·生病时无人照顾。

·找不到为自己养老送终的人，看不到自己最终的归宿。

六、传统文化的雪上加霜

中国人特别强调"子嗣传承"。当唯一的孩子离世后，他们承受着巨大的社会文化压力。

·中国传统文化中的"不孝有三，无后为大"是一座无形的大山，默默地压着失独父母。

·人们会无意中用一些宗教中的因果报应之说深深刺痛失独父母，他们认为这一切苦难都源于前世今生造的孽，或者说是罪有应得。

　　• 封建迷信的晦气之说会让人们躲避、讥笑甚至歧视失独
父母。

　　随着时间的推移，很多丧子父母的丧子剧痛最终会在起起伏伏的
过程中一点点缓解，但哀伤不会彻底消失。也有很多丧子父母在漫长
的岁月乃至终身的时间里，一直在这种巨大的哀伤中苦苦蹉跎。很多
失独父母对未来感到绝望。

第三节　正常哀伤反应和病理性哀伤

一、正常哀伤反应与病理性哀伤之别

　　"我还在学校里教书，不过我的老伴已经退休了。我经常参加
志愿者活动去帮助其他'同命人'。人们都说我坚强，已经走出
来。可是我自己知道，我在内心深处时常还会感到悲痛，只是它
并没有影响我的工作和生活。我这算是走出来了吗？"

　　冯启民（化名）是一名初中数学老师。他的独生儿子在 5 年前去世
了。在经历了两年多哀伤的剧痛之后，他一点点平静了下来。他开始
参加公益活动，帮助其他失独父母，在助人的同时让自己的心灵得到
安宁。他说："实际上我时常还会有一种揪心的难过。"有时他很困惑自
己到底有没有"走出来"。

　　失去子女之后，父母感受到巨大哀伤是正常的。在哀伤过程中，
有的人可以"走出来"。"走出来"并非意味着父母忘记了自己的孩子，
也不意味着不会感到哀伤。它是指父母带着对孩子爱和回忆继续生活，
没有被哀伤吞噬，用积极与健康的态度与方式去应对哀伤，找到新的

生命意义，并适应生活的新常态。这样的哀伤过程属于正常哀伤过程。

也有的人走不出来，巨大的哀伤始终萦绕着他们，使他们痛不欲生，无法正常生活或工作。如果他们长时间处在这样的状态下，正常哀伤就很可能会转变为病理性哀伤。

对于丧子父母或关怀者来说，辨别正常哀伤和病理性哀伤是哀伤干预和疗愈中极为重要的一环。

（一） 哀伤反应的时间

在父母失去孩子后的一定时期内，不论出现多么严重的哀伤反应都是正常的，基本不用考虑它是病理性哀伤，如极度悲哀、失眠、肠胃功能紊乱、体重下降、回避与人接触、情绪不稳等。也就是说在一定时间内，单纯从哀伤反应的表现上看是无法区分正常哀伤反应与病理性哀伤反应的。两者的区分首先（但不是全部）要考虑哀伤反应的时间。但到底多长时间是临界点，目前学者们尚未得出统一的结论。

一般来说，正常哀伤反应随时间的流逝会渐渐减轻；而病理性哀伤反应则不会减轻，甚至会变得更为严重，并对生理、心理以及正常的社会功能造成巨大损伤。这种现象对失独父母来说格外明显。

（二） 病理性哀伤的特征

在长达半个多世纪的研究中，学者们在命名病理性哀伤时使用过不同的词汇，如复杂性哀伤、创伤性哀伤、延长哀伤障碍等。至今，在西方学术界，复杂性哀伤依然是一种较为普遍的说法（Shear，Simon，Wall，et al.，2011）。遗憾的是，病理性哀伤反应长期以来一直没有成为一种独立的疾病类别出现在精神或心理障碍诊断手册中，因为人们很容易把病理性哀伤反应错误地归类为抑郁症、焦虑症或创伤后应激障碍。

20多年来，哀伤心理研究取得了很大进展。以往，因为大量研究结果和临床数据显示，病理性哀伤与抑郁症以及创伤后应激障碍有许多相似的表现，所以病理性哀伤一直都没有成为一个独立的疾病类别。近几十年的研究发现哀伤反应也有其自身的独特性，有些非常核心的表现与抑郁症或创伤后应激障碍的表现不同。因此，世界卫生组织开始把它定义为一个独立的疾病或障碍单元。美国的《精神疾病诊断与统计手册(第5版)》虽然还没有将病理性哀伤放入正式的疾病单元，但也已经把它作为附录收入其中了。

1. 世界卫生组织的定义

2018年世界卫生组织(World Health Organization，WHO)发布的《国际疾病分类(第11版)》(International Classification of Diseases，ICD-11)将病理性哀伤命名为"延长哀伤障碍"。其定义可以简述如下。

在挚爱的人逝去6个月后，生者对逝者的极度思念仍不断地萦绕心头，并随时会被日常生活的各个方面触发。巨大的哀伤会以不同的方式表现出来，例如，悲伤、内疚、愤怒、否认、责备、麻木，难以接受死亡的现实，感到失去了自己生命的一个部分，难以体会到积极情绪。此外，生者表达哀伤的方式明显有悖于当地的文化、习俗或宗教传统。但若哀伤反应方式符合当地文化和宗教传统，则这个因素可不予考虑。另外，哀伤严重损害到个人、家庭、社会、教育、职业及其他重要方面的功能。也就是说，哀伤使生者无法正常工作、学习、做家务、与人交往和处理日常生活事务。

2.《精神疾病诊断与统计手册(第5版)》(DSM-5)的变化

美国精神医学学会出版的《精神疾病诊断与统计手册》是一本在美国及多数国家(包括中国)最常用的诊断精神疾病的指导手册。20世纪90年代,美国精神医学学会发行的《精神疾病诊断与统计手册(第4版)》(Diagnostic and Statistical Manual of Mental Disorders,DSM-IV)把哀伤排除在精神心理障碍之外,只是在抑郁障碍中提到了丧失。时隔20多年,美国精神医学学会在2013年发布的DSM-5中把这一特殊障碍加入了附录,称为持续性复杂哀伤障碍(Persistent Complex Bereavement Related Disorder,PCBD),并讨论了哀伤和抑郁症的不同之处以及持续性复杂哀伤障碍的特征和诊断标准。DSM-5的附录提到持续性复杂哀伤障碍诊断时,需要距死亡事件发生时间12个月以上,而不是ICD-11所定义的6个月。到目前为止,持续性复杂哀伤障碍尚未被DSM-5列为正式的精神疾病类别,其中一个很重要的原因是部分学者担心咨询师可能会把正常哀伤当作精神障碍来医治,从而不当使用精神药物。这另一方面也说明了哀伤的特殊性、复杂性以及研究的难度。它需要更深入的探讨和研究。

总体上,ICD-11和DSM-5的改变都反映出了学术界对延长哀伤障碍认识的巨大转变。

3. 现实经验

通过对我国失独父母的研究以及与他们的访谈互动,我们注意到诊断失独父母的延长哀伤障碍可能需要更长的时间。ICD-11提到的6个月可能不太适用于失独父母群体。沈长月等学者在对河北省三个城市的92位失独父母的调研中发现,调研对象的剧痛期平均长达两年时间(沈长月,夏珑,石兵营,等,2016)。也就是说,对失独父母延长哀伤障碍的诊断也许需要比其他丧亲者更长的时间。本书作者的研究团队也正在进行这方面的相关研究，但目前还没有足够的数据进行分析，仍需要继续收集样本进行研究。

二、病理性哀伤的评估与诊断标准

（一）　ICD-11 的诊断指导

ICD-11 将延长哀伤障碍纳入其诊断体系，并为延长哀伤障碍的诊断提供了一些指导性建议，具体如下。

(1)经历了挚爱的人离世。

(2)持久且弥漫心灵的强烈哀伤，具体表现为以下核心症状。

- 思念逝者。
- 持续地关注逝者。

(3)伴随着强烈的情感痛苦，如以下附属症状。

- 悲哀。
- 负罪感。
- 愤怒。
- 拒绝。
- 指责。
- 难以接受死亡事件。
- 感到失去了生命的一个部分。
- 无法体会积极的情绪。
- 情感麻木。
- 难以参与社会交际活动。

(4)哀伤反应有悖于当地的文化、习俗或宗教传统。

(5)哀伤的痛苦严重损害了个人、家庭、社会、教育、职业及其他重要方面的功能。

(6)死亡事件发生至少 6 个月以上。

临床和学术界目前对病理性哀伤的评估诊断还未能达成统一意见，比如，有学者认为在诊断时，上述的哀伤反应需要同时出现若干才算符合条件，也有学者认为出现其中一项便可。所以在实际使用中，研究者需要根据具体对象和目的确定。ICD-11 提供的是具有指南性的建议。

(二)　DSM-5 的诊断指导

DSM-5 虽然没有把持续性复杂哀伤障碍作为一个独立的分类，但在症状和进一步研究部分提出了对它的诊断标准的建议。

(1)经历了挚爱的人的死亡。

(2)自死亡事件发生之后，至少有一种下列症状在很多天内出现，而不只是临床上有显著症状，此外死亡发生时间至少在 12 个月以上（丧亲儿童为 6 个月）。

　　•不停地思念/回忆逝者。儿童的思念可以表现为游戏和行为，包括与照顾者或依恋对象分离及重聚的行为。

　　•对死亡有着强烈的悲伤和痛苦情绪。

　　•全神贯注于逝者。

　　•全神贯注于死亡事件。儿童对逝者的这种关注可以通过游戏和行为来表达，并可能延伸到对他们身边的人是否可能死亡的关注。

（3）自死亡事件发生之后，至少有下列 6 种症状频繁出现，在临床上更为显著，并至少持续 12 个月（丧亲儿童为 6 个月）。

· 明显难以接受死亡。对儿童来说，这取决于儿童理解死亡意义和永久性的能力。

· 对丧失事件感到难以置信或情绪麻木。

· 对逝者很难有积极的回忆。

· 对丧失感到苦恼或愤怒。

· 对逝者或死亡事件有不适当的自我评价，如自责。

· 过度回避关于丧失的提醒物，例如，回避与逝者有关的人、地点或事情（儿童则可能回避对逝者的想法和感受）。

· 有以死来与逝者团聚的愿望。

· 自死亡事件发生后难以信任他人。

· 自死亡事件发生后感到孤独，并与他人隔绝。

· 感觉没有逝者的生命是毫无意义或空虚的，或者感到没有逝者生活难以维系。

· 对自己的生活角色感到困惑，或自我身份感不断减弱，例如，感到自己生命的一部分已随逝者去了。

· 自死亡事件发生后，对一切缺乏兴趣，包括对未来的计划（如友情、活动）。

（4）丧失事件导致了显著的临床痛苦以及对社会、职业或其他重要方面的功能性损害。

（5）哀伤反应有悖于当地文化、习俗和宗教传统或超出了与年龄相称的范围。

除此之外，临床和研究中还有很多不同的评估工具。其中被广泛使用的有《复杂性哀伤问卷》（Inventory of Complicated Grief，ICG）

（Prigerson，Maciejeuski，Reynolds，et al.，1995）、《延长哀伤问卷》（Prolonged Grief Questionnaire，PG-13）（Jordan & Litz，2014）、《丧亲要点问卷》（Core Bereavement Items，CBI）（Boelen & Lensvelt-Mulders，2005）、《哀伤认知问卷》（Grief Cognitions Questionnaire，GCQ）（Boelen & Lensvelt-Mulders，2005）以及《成年人哀伤态度》（Adult Attitude to Grief Scale，AAG）（Burnett，Middleton，Raphael，et al.，1997）等。本书作者的团队在近几年将其中几个问卷引入国内，并在国内哀伤人群中进行了验证，为国内学者和医师对丧子（失独）父母的哀伤研究提供了科学的方法和工具。我们将部分问卷列在了本书附录的评估工具中。

三、病理性哀伤的风险因素及案例分析

（一） 病理性哀伤的风险因素

超过 10％的丧亲者会从正常哀伤转变为病理性哀伤。丧失子女的父母在所有哀伤人群中最容易出现病理性哀伤。2010 年的一项研究显示：59％的父母在年幼子女（曾在医院接受过特殊护理）经救治无效死亡 6 个月后的《复杂性哀伤问卷》评分会高于 30 分，也就是说他们有患延长哀伤障碍的迹象（Meert，Donaldson，Newth，et al.，2010）。近代哀伤心理研究早已揭示，丧亲者如果不能从丧失事件中整理出意义来，就很可能出现延长哀伤障碍。美国 2008 年一项对失去子女父母（包括尚有其他子女生存的父母）的研究显示：在失去孩子约 6 年以后，45％的父母仍无法看到生命的意义。我国学者陈艺华等人 2015 年的一项研究显示：我国失独父母中缺乏生命意义的人比例高达 89.7％，生命意义不明确的人比例为 9.8％，两者总和达到 99.5％（陈艺华，叶一舵，黄凤南，等，2016）。参考以上数据，我们可以推测我国失独父母罹患病理性哀伤的比例可能会远远高于其他国家的丧亲者。

导致病理性哀伤的风险因素有很多，可以分为来自外部的环境因素与来自内部的个人因素两大方面，具体可以从以下三个角度论述。

1. 来自社会人际关系的风险因素

丧亲是关系的丧失，同样，丧亲后适应也会受到关系的影响，具体如下。

哀伤者与逝者之间关系的亲密程度：关系越亲密，哀伤者出现病理性哀伤反应的可能性更大（Stroebe & Schut，2001）。比如，丧子父母和子女的血缘关系往往是一种生命相连的关系。这种依赖及依恋关系断裂后对哀伤父母的打击是毁灭性的。

社会支持系统：哀伤父母在受到亲友或当地社会孤立、排斥和歧视，或不能得到适当的社会支持与援助时，出现病理性哀伤反应的可能性更大。

配偶关系：没有配偶互助的失独父母更易罹患病理性哀伤（Yin，Sun & Liu，2018）。

死亡原因：突发或特殊死亡，如车祸、被杀、自杀或一些易受社会歧视的死亡（患艾滋病、吸毒等），会更多地引发哀伤父母出现病理性哀伤反应（Keyes，Pratt，Galea，et al.，2014；Tal，Mauro，Reyndds，et al.，2017）。

逝者的性别：这点在西方国家影响不明显，但在我国可能存在一定影响。由于文化、风俗、家庭生态及传统观念的影响，如果逝者是男性，则孩子的父母出现病理性哀伤的概率可能会相对较大。这一点还没有得到科学的研究数据的支持。

是否失独：现实经验表明，失独父母比丧子（非失独）父母出现病理性哀伤反应的风险可能要高得多。但同样这一点也没有得到科学的研究数据的支持。

2. 来自个体自身的风险因素

个体层面的因素也会影响丧亲后适应，如基因、生活经历、受教育程度等。

基因：人类基因的遗传包括抗压能力，它直接影响大脑的组织结构、组织成分、运作机制、记忆功能及人们对压力的承受能力（Assareh，Sharpley，McFarlane，et al.，2015）。

生活经历：如果哀伤者在儿童时期受过伤害，或者过去有过精神障碍，那么他们出现病理性哀伤反应的可能性就更大（Nowinskin，2012）。

受教育程度：对国外丧子父母和对国内失独父母的调查均显示，文化程度偏低的人群比文化程度高的人群会更多地出现病理性哀伤反应（Yin，Sun & Liu，2018）。

性别：对失去子女的父母来说，母亲更容易罹患病理性哀伤（Stroebe & Schut，2001）。

人生观和价值观：有些父母把孩子视为自己的生命价值、生命意义和未来，他们会更易罹患病理性哀伤。

个性、心理承受力及思维方式：内向、自闭、沉默寡言、多愁善感或考虑问题视角狭窄等的哀伤者，更易罹患病理性哀伤。

宗教信仰：宗教信仰有时能帮助人调整思维方式，使人相对容易接受丧失并降低病理性哀伤的风险（何丽，王建平，2017）。

健康及年龄：原来健康状况不好的哀伤者或老年哀伤者更易出现病理性哀伤。

3. 来自应对方式的风险因素

个体和人际层面的应对方式也会影响丧亲后适应。

回避现实：不去面对丧失的现实并且回避哀伤感受的哀伤者，更易出现病理性哀伤。

哀伤沉思(Grief Rumination)：一味沉湎于思考、回忆与丧失事件有关的事情，或类似于钻牛角尖式的苦思冥想的哀伤者容易罹患病理性哀伤(Doering, Barke, Friehs, et al. , 2018)。

意义理解：哀伤者如果无法真正理解丧失事件或无法从丧失中寻得有助于哀伤平复的积极因素，则容易罹患病理性哀伤(Keesee, Currier & Neimeyer, 2008)。

联结方式：哀伤者与逝者的联结方式如果是不安全的联结方式，尤其是焦虑型的，那么他们也容易罹患病理性哀伤(Assareh, Sharpley, McFarlane, et al. , 2015)。

(二)　案例分析

1. 正常哀伤案例

本案例是本章提到过的冯启民老师的经历。他是一名中学老师，他的妻子曾是一名会计。他们的儿子在 16 岁那年因突发性心脏病去世。冯老师发现儿子失去知觉时，儿子的身体还是温热的。当急救人员到达时，他们已无力回天。冯老师说，在葬礼的前 1 周，他整个人每天都像在云里雾里。一批批来访者轻轻地说话和哭泣会不断提醒他：他的孩子没了。每一次提醒，对他来说却是一次坠入万丈深渊的经历。绝望加上很多无法描述的痛苦不断碾压过来，但他却没有掉一滴眼泪。直到葬礼告别时，看到儿子像天使般宁静地躺在棺椁里，冯老师的泪水才突然喷涌而出。

葬礼后的第 3 个星期，他决定回学校工作。他是学校的负责人。他每天工作十几个小时，以此让注意力分散开，但内心那种无法言述的剧痛时常会如排山倒海的巨浪一样汹涌而来。

在失去儿子的前半年，他无法一个人走进儿子的房间，因为一打开门，就如同又一次坠入绝望的深渊。他说，当时心里有一种极痛苦的孤独感，不是因为身边没人说话，而是身边的人，除了妻子，没人能理解这种无法用语言描述的痛苦。这种痛苦也从来没听人说过。

他说，儿子走后，墙上儿子的照片一直在提醒他：那个最宝贵的生命永远不会再回来了。他的眼神无处安放。于是他把房间里儿子的照片都取下来收好。但那些照片依然不停地在他脑海里出现。

一年多后，他身体开始出现问题。肠胃吸收不好和胃酸反流使他逐渐消瘦。但各项检查显示一切指标都正常。医生说这是抑郁症造成的。他吃了两周多抗抑郁症的药，除了头昏脑涨，一点帮助都没有，后来他就停药了。他的睡眠也越来越差，需要吃安眠药。他不断加大剂量，一直加到了最大剂量，不能再加了。

后来，他把原来的工作辞了，改为更为机动、自由的企业咨询工作。另外，他开始在网上自学哀伤心理学，并参加当地的丧子(失独)父母聚会。时间确实是哀伤疗愈的良药，它虽然不可能让失去独子的哀伤消失，但却能让人一点点适应这种痛，使这种痛不再那么刺痛难忍。

两年后，他可以把儿子的照片重新挂在墙上，他知道儿子永远走了，但他对儿子的爱永远都刻在心里。他和妻子几乎每周都会去墓地看儿子。他们感受到的不是凄苦，更多的是一种宁静的安慰，就像在听一首美丽古老并略带一点凄美的歌谣。他把对儿子的思念写下来，把过去美好的回忆也写下来。写作使他的心绪宁静。

他把更多的时间放到帮助他人的公益活动中。他的身体也一点点恢复过来。

从儿子走后的第三年开始，他又像儿子生前那样，每年的春节，会让朋友和他们的孩子来家里聚会贺年。在每年的聚会中，他看到儿子的朋友都在不断长大。一首古老的思念歌谣总会在心底里悄悄地低吟浅唱，但那不是凄苦和苍凉的歌谣。那支歌谣也只有他和妻子可以听到。他说，歌谣唱的是爱，是温暖，有痛但不苦，有悲但不伤。

评论

　　冯老师经历的哀伤反应应该属于正常哀伤反应。通过艰难的适应过程，他从剧痛性哀伤，转变为整合性哀伤。这包括：正视失去儿子的事件（重新挂上儿子的照片，去墓地看望儿子）；重新处理好和儿子的关系，让儿子活在心里（通过写作记下美好的回忆以及完成丧失事件的叙述）；在没有儿子的世界里，重新定位自我身份；重新找回生活的意义，去做让自己感到有意义的事，去感受生活美好的一面（参加公益活动，写作）。这时候，他虽然还会感到哀伤，但那不再是一种绝望的、如临万丈深渊的感受，而是一种源于爱的感受（举办朋友聚会，和儿子的朋友在一起时依然能够感到平静）。

　　临床经验显示，与其他丧亲者相比，虽然失独父母的剧痛期往往更长（到底多长还没有科学的结论），痛苦往往会更强烈，但那依然属于正常哀伤反应。

2. 病理性哀伤案例

　　陈巧明（化名）是一位医院的护士。她曾经有过一个漂亮、乖巧、孝顺的女儿。虽然她的丈夫话不多，但是夫妻感情和睦。天有不测风云，他们谁都没想到，由于长期以来巨大的职场压力和女儿的完美主义性格，抑郁症这个无形的杀手已经悄悄地潜伏到了他们女儿的身上。她的女儿后来在毫无征兆的情况下，突然选择了自杀，而且就在家里。当时女儿只有 27 岁。一朵美丽的生命之花就这样突然凋谢了。这朵生命之花曾经是陈巧明夫妻生命的希望和阳光。失去了女儿，他们如同失去了一切。这个毫无准备的打击一下子把陈巧明重重地击倒了。几周下来，她暴瘦了十几斤。悲哀、绝望、愤怒、自责、内疚、孤独和各种无法言述的剧烈痛苦笼罩着这位不幸的母亲。她每天捧着女儿的相册流泪，饭菜难以下咽，夜晚难以入眠。

她长时间地陷入自责中。她责备自己为什么没能给女儿更多的关怀和爱，责备自己为什么看不出一点征兆，责备自己怎么会把一个好好的女儿养没了。女儿的墓碑背后刻着：亲爱的女儿，爸爸妈妈对不起你，来世愿你投个好人家。刻在墓碑上的每个字都是扎入他们夫妻内心的钢针。内疚和自责如同沉重的巨石天天压着她。后来他们夫妻开始互相指责，觉得对方没尽到为人父母的责任。失独后的夫妻互责更是雪上加霜。

她几乎不再和过去的朋友来往。外面的世界似乎是一个陌生的天地，没有阳光，也没有温暖。最令她不能释手的是女儿的相册。三年多了，她始终无法从自责的泥淖中出来，夫妻间的争执也使她的情绪更加不稳定。

她说，后来自己的身体每况愈下。她过去挺能睡觉的，但出事后，睡觉只能靠安眠药。她的肠胃功能紊乱，体重一直下降。

她说，三年多了，思念女儿的剧痛时常像疾风暴雨一样袭来，令人痛彻心扉。她看不到未来的生命还有什么希望。自责一直啃噬她的心，她感到好痛。

> **评论**
>
> 　　陈巧明的状况属于病理性哀伤反应或叫延长哀伤障碍。她的哀伤剧痛持续了太长的时间（三年多）。她的健康、生活以及社交功能都受到了极大损伤，而且没有好转的趋势。她无法重新适当地安置女儿在心中的位置，从而无法适应失去女儿后的变化。她无法重新找回自我的身份，无法重建新的生命意义。自责和内疚是她哀伤适应过程的"拦路虎"。自责和内疚极易引发哀伤沉思，并很容易将人引入病理性哀伤的陷阱而难以脱身。

第四节　哀伤与抑郁症和创伤后应激障碍

　　失去孩子的痛苦刻骨铭心。有的父母在哀伤的黑暗隧道中苦苦爬行；有的父母坠入痛苦的万丈深渊，苦苦思念孩子而无法自拔；有的父母觉得生命从此失去了意义，通过死亡与孩子"重逢"对他们充满诱惑；还有的父母脑海中时常闯入与孩子相关的创伤性场景和事物，使他们感到恐惧、震撼。很多父母被绝望长久地笼罩着，在漫长的岁月中，他们苦苦蹉跎，看不见未来。

　　虽然哀伤是人类的一种常见的情感，但它恰恰也是心理学中最为复杂的难题之一。科学家们很早就能分辨出抑郁症和创伤后应激障碍，但在哀伤面前却长久地顿步停留，举棋不定。哀伤是疾病吗？哀伤和抑郁症是一回事吗？哀伤和创伤后应激障碍有什么关系？为什么有人会被长久地锁在哀伤的隧道里？为什么有人能冲出黑暗？诸多问题如迷雾一般令人困惑。

经过长期的努力，近年来，临床心理学界在哀伤领域的研究取得了较大的进展，一些曾经令人困惑的问题有了越来越清晰的答案。在这里，我们将依据近年来科学研究的一些主要结果和观点，对以上问题进行讨论和鉴别。

一、哀伤和抑郁症

（一）　哀伤和抑郁症的区别

关于哀伤和抑郁症的区别，早在一个世纪之前，著名心理学家弗洛伊德就对此做过研究，并得出结论：两者是不同的。这个领域的研究到了 20 世纪 90 年代才得到学术界的广泛重视。近年来的研究从不同角度更深刻地揭示出延长哀伤障碍与抑郁症的区别。两者最显著的区别在于：延长哀伤障碍反应是对逝者的过度怀念和哀伤，而抑郁症则是情绪极度消沉，对一切都没有兴趣，也无法体验到愉快的感觉。此外两者还有很多其他不同之处。一方面，已有的诊断体系，如 DSM-5，对哀伤和抑郁症进行了区分；另一方面，研究者也通过科学研究对哀伤和抑郁症的差异进行了探索。

1. DSM-5 中哀伤和抑郁症的比较

在美国精神医学学会 2013 年出版的最新版 DSM-5 中，科学家们在经过长时间的激烈辩论之后，对原来的版本加以修改，并针对持续性复杂哀伤障碍在附录中给出了指导性论述。DSM-5 的指导有助于辨别持续性复杂哀伤障碍和抑郁症。下面是 DSM-5 提供的区分正常哀伤和抑郁症的一些重要论点（Kavan & Barone，2014）。

（1）哀伤使丧亲者充满惆怅，但有时也会使人有积极的感觉甚至幽默感；抑郁症更多地表现为丧亲者情绪消沉，无法看到或期望这个世界上还有什么东西可以令人快乐。

（2）哀伤和抑郁症都使人极其痛苦。哀伤的痛苦往往如同大海的波浪上下起伏，并且随着时间流逝，哀伤剧痛的起伏会逐渐分散和减缓；抑郁症的痛苦情绪则没有波澜般的持续延伸，如同一潭死水。

（3）丧亲者在哀伤中往往依然保留着自尊，如果有自我贬乏，那也多是觉得自己没能给逝者本应给予的爱和关心；抑郁症患者则感到失去了自尊和自我价值，出现自我厌恶。

（4）丧亲者在哀伤中出现的死亡想法或自杀倾向往往与逝者有关，表现为他们的思维高度或一味地沉湎于逝者，如希望以死去"陪伴"逝者；抑郁症患者的自杀念头更多地针对自己，觉得自己无法应对压力，无法承受痛苦。

（5）丧亲者在哀伤中依然能够和为他们提供安慰的家人及朋友保持日常及情感方面的联系；抑郁症患者则退出与他人的联系，并很难从安慰中得到帮助。

（6）丧亲者在哀伤中会沉浸于关于逝者的回忆里，并会有类似于愉悦的感觉；抑郁症患者会自我指责，思维是消极的和绝望的。

（7）哀伤的抑郁情绪关乎对逝者的思念或回忆；抑郁症患者的抑郁情绪则无关乎某种特定想法或关注点。

2. 其他研究对哀伤和抑郁症的比较

自 DSM-5 问世后，科学家的研究并没有止步。一些新观点的提出不断地帮助人们从不同角度来认识这个曾经令人困惑的难题（哀伤与抑郁症的区别）。下面是一部分有参考价值的观点。

（1）延长哀伤障碍的严重程度与丧亲者对逝者情感上的依赖程度有关，而抑郁症却与此无关（Stroebe & Schut，2001）。

（2）非典型的抑郁症会出现嗜睡、暴食及体重增加等反应，而哀伤则不会有这些反应(Schimelpfening，2018)。

(3)人在哀伤中会对来自外界的帮助感到温暖，而抑郁症患者对此反应较迟钝、微弱。

(4)丧子父母在哀伤中出现的幻觉通常是看到已经逝去孩子的身影或听到他们的声音，而抑郁症患者的幻觉通常不针对某一个特定的人。

(5)哀伤中的负罪感和内疚感是围绕逝者的，丧亲者觉得自己没能保护好挚爱的人或说了伤害逝者的话，而抑郁症负罪感和内疚感是针对自己的或是广义的。

(二)　引发抑郁症的主要因素

不论是延长哀伤障碍还是抑郁症，它们都是内外多种因素综合作用的结果。目前这个领域的研究所取得的成果离精准解释原因还距离尚远。尽管如此，与延长哀伤障碍相比，针对抑郁症原因方面的研究相对丰富。我们可以把已经为人所知的主要原因列举如下。

第一，生物学因素。

· 抑郁症和大脑中的前额皮层、海马、前扣带回、杏仁核这些调节情绪的中枢神经系统发生异常有关。

· 抑郁症和遗传基因及基因突变有关。

· 抑郁症和天气及季节引发的人体生物钟或大脑机制运作的变化有关。

· 抑郁症和内分泌出现紊乱有关。

· 抑郁症和性别、年龄、健康等因素有关。

第二，抑郁症与个体的人格、生活经历及思维方式等有关。

第三，外界因素是诱发抑郁症的主要因素之一。也有学者认为它是诱发抑郁症的最主要的原因，例如，巨大的生活、工作压力以及生活中一些难以承受的巨变等。这些压力累加到一定程度，便可能会引发抑郁症。

总之，内在生物学基础比较薄弱、易感以及在成长过程中形成的自我认知及思维模式比较消极、悲观的人，在工作或生活出现较大压力时就容易患抑郁症。

二、延长哀伤障碍和创伤后应激障碍

（一）　延长哀伤障碍和创伤后应激障碍的区别

创伤后应激障碍是人们在面对异常强烈的精神创伤后产生的一类临床症状。它会严重损害精神健康并导致精神心理疾病。它的症状有时出现在创伤事件发生后的 3 个月内，有时出现在创伤事件发生 1 年以后。

不同于延长哀伤障碍的悲哀和对逝者的无尽思念，创伤后应激障碍最明显的症状是恐惧和回避（谢秋媛，王建平，何丽，等，2014）。

> • 闯入。延长哀伤障碍和创伤后应激障碍都会出现具有伤害性的闯入症状。即使患者没有刻意去想，一些具有伤害性的往事意念也会闯入脑中。延长哀伤障碍患者脑海中往往会不断浮现与逝者有关的事物，有时甚至会从中得到某种温暖的感觉；而创伤后应激障碍患者脑海中出现的一般是作为警告信号的创伤事件或线索碎片，它们通常是消极的，令患者体验到焦虑和恐惧。噩梦、闪回、创伤提示物的刺激会使创伤后应激障碍患者感觉重新经历了一件不堪承受的往事。
> • 回避。两者在回避表现上也存在差别。延长哀伤障碍患者的回避是为了防止引发对逝者痛苦的思念，而创伤后应激障碍患者则用过度警惕的态度时刻回避创伤记忆及与之相关的线索。此

外，延长哀伤障碍患者并不回避逝者生前的记忆和图像的闯入性画面。

　•生理表现。延长哀伤障碍患者在回忆起哀伤事件时的心跳通常比创伤后应激障碍患者想起刺激性事件时的心跳要慢（唐苏勤，何丽，刘博，等，2014）。

（二）　引发延长哀伤障碍的主要因素

在现有的哀伤研究中，一些学者提出了不同的理论来解释延长哀伤障碍的发病机制，并探索了其影响因素。

　•人际方面：人际关系，家庭关生活费，婚姻关系，与逝者的关系等。

　•个人方面：性别，性格特点，生活经历，受教育程序，价值观等。

　•其他方面：宗教信仰，经济和工作状况，逝者死亡的原因，既往精神病史，个人健康状况，年龄等。

延长哀伤障碍在一般丧亲者群体中的发生率与抑郁症的发生率差不多，但比创伤后应激障碍的发病率要高。美国一项关于失去独生或全部子女的母亲的研究显示，在失去孩子的 5 年后，需要频繁接受心理治疗的丧子母亲的比例高达 31.25%（Talbot，2013）。因此不难推断，我国失独父母群体中延长哀伤障碍的发生率应该会比经历其他丧亲的人群的发生率更高。

（三）　引发创伤后应激障碍的主要因素

发表在美国梅奥诊疗中心（Mayo Clinic）网站上的文章列举了部分可能引发创伤后应激障碍的主要因素，具体如下。

- 有过长期或巨大的精神或生理上的创伤经历。
- 家族有心理障碍疾病遗传史。
- 个体的人格特征或个性。
- 大脑在应对压力时的调节机制及方式。

三、延长哀伤障碍与抑郁症和创伤后应激障碍共病

虽然延长哀伤障碍从抑郁症、创伤后应激障碍以及其他精神障碍中逐步分离出来并成为独立的单元，但是延长哀伤障碍与抑郁症、创伤后应激障碍以及其他精神障碍共病是普遍存在的（Kersting，Kroker，Horstmann，et al.，2009）。研究显示延长哀伤障碍患者中有 55.34％ 的人也被检出抑郁症状（Simon，Shear，Thompson，et al.，2007）。本书作者王建平团队的一项研究显示延长哀伤障碍患者中有 92.3％ 的人同时被检出抑郁症状，有 84.6％ 的人同时被检出创伤后应激症状、抑郁症状和焦虑症状（何丽，王建平，尉玮，等，2015）。还有研究显示失独父母罹患创伤后应激障碍的概率高达 57.1％（张静，刘正奎，马珠江，等，2019）。

由于延长哀伤障碍与其他精神障碍有很多共同的症状，因此人们往往容易忽略在抑郁症或其他疾病后面真正的病根实际上是延长哀伤障碍，并导致患者不能得到有的放矢的治疗。此外，人们也容易只关注哀伤反应，而忽略了其他精神障碍的潜在危害。

四、给关怀者的建议

关怀者需要给予丧亲者必要的帮助，以下是一些主要的建议。

- 当你觉得丧亲者有延长哀伤障碍症状或与其他严重精神障碍共病时，请帮助丧亲者寻求专业的精神科医师和心理咨询师的

帮助。如果有些药物可以帮助丧亲者改善睡眠、减轻焦虑，请建议他们在医师的指导下合理用药。

• 请必须记住，延长哀伤障碍的疗愈仅仅依靠药物是不够的。"心病还需心药医"。关怀者需要帮助他们积极参与心理疗愈，勇敢面对和接受过去，积极进行生命意义的重建，唯此才有可能帮助丧亲者将不可复得的过去和不可缺失的未来连接起来。过去并不是一片黑暗，相反，它可以是在黑暗中向丧亲者反射太阳光辉的星辰，照着丧亲者未来的道路。

• 对医疗人员来说，尤其需要注意的是，在丧子哀伤的初期，不要轻易使用抗抑郁症药去治疗哀伤，因为其疗效甚低，或者很难对症下药（Shear，Simon，Wall，et al.，2011）。但也要注意，当延长哀伤障碍与其他疾病共存，或丧亲者有自杀倾向时，药物治疗是必需的。

• 学术界常说"复杂哀伤是复杂的"。请关怀者对延长哀伤障碍患者有更多科学的理解。哀伤过程何其复杂且艰难。关怀者需要付出爱心，为这一特殊群体提供专业的帮助。

• 世界的温暖对延长哀伤障碍患者走出黑暗至关重要。请大家伸出热情的手，用你的心去温暖和帮助他们。

第五节 丧子哀伤，男女有别

失去孩子，尤其是失去唯一的孩子时，父母会感到极度哀伤和痛苦。这是人的正常反应。但人们通常有个很大的认识误区，那就是父母承受了相同的打击，他们的哀伤反应和应对方式也应该相同。事实上，每个人的哀伤反应各不相同。男性和女性因性别不同也会表现出不同的哀伤反应特征。本节将讨论如何认识和理解男性和女性哀伤反应和应对方式的一些不同之处，并提供相应的哀伤疗愈建议。

一、男女哀伤的差异

（一）　男女哀伤反应和应对方式

美国心理学家马丁（Martin）和杜卡（Doka）在《男儿不流泪，女儿泪长流》一书中针对男性和女性的哀伤反应做了深入的分析。他们提出女性会较多地表现出直觉性哀伤（Intuitive Grief），也就是用直觉去感受哀伤并直接表现出来；而男性则更倾向于表现出工具性哀伤（Instrumental Grief），也就是偏理性地去思考和认知哀伤，并通过做具体的事而不是诉说或流泪来反应和表达哀伤。直觉性哀伤和工具性哀伤在同一个人身上表现出来时，被称为混合哀伤（Martin & Doka，2000）。

女性最常见的哀伤反应是哭泣，包括在他人面前哭泣。男性则较少哭泣，尤其是在面对他人或在公开场合时。

女性的哀伤反应通常直接和公开，而男性更倾向于隐藏哀伤的痛苦。

女性的哀伤反应较容易用情绪化的方式表现出来，而男性倾向于用相对理性的方式表现。

女性更多地会使用语言来表述和宣泄哀伤。男性更倾向于用行动（如拼命工作或做某些具体的事情）让自己的哀伤剧痛得到缓解。另外也有男性用酗酒（甚至毒品）来自我麻痹（Welte，2013）。

夫妻在失去孩子后对性生活的态度也不同。男性会寻求性生活来减轻自己的压力，让自己感觉依然生存着，并从中疏解哀伤和得到愉悦。但女性会有较长时间的性冷淡（Keesee，Currier & Neimeyer，2008）。

在哀伤剧痛期，女性会较少考虑家庭财务问题，更沉湎于情绪感受，而男性在哀伤中会较多地考虑家庭财务问题（Wing，Burge-Callaway，Clance，et al.，2001）。

在哀伤剧痛期，女性处理日常生活的能力会明显下降，而相对来说，多数男性处理日常生活的能力会保持得较好一些（Welte，2013）。

女性会更积极地寻求外界帮助，如找家人朋友倾诉、加入微信群、参加失独父母聚会活动、参加心理疗愈活动以及建立新的信仰等；而男性在这方面的积极性明显弱一些。在女性找人倾诉时，他人有时不知如何交流或不愿交流而躲避她们，这会使她们更容易受到伤害而备感痛苦（Welte，2013）。

（二） 哀伤强度和持续性

女性在失去孩子之后，其哀伤程度一般更为强烈，尤其表现为绝望、愤怒、敌对情绪、负罪感、强迫性负面思维、幻觉、情绪失控和焦虑（Schwab，1996）。

心理学的统计分析结果也充分支持这个观点。国外一项对丧子（非失独）父母的《复杂性哀伤问卷》量化分析的评分结果显示，女性得分为30.58分，男性得分为24.99分（Keesee，Currier & Neimeyer，2008）。一项对中国失独父母的研究显示，女性得分为51.22分，男性得分为43.83分（Zheng，Lawson & Anderson，2017）。《复杂性哀伤问卷》评分越高，哀伤越严重。很显然，对哀伤父母来说，女性比男性的哀伤程度更为严重，其中失独母亲尤为严重。

在多数情况下，女性的哀伤剧痛期时间比男性更长，她们需要更长的时间去缓解剧烈的痛苦。

（三）　其他方面的差异

女性会细心地记住与孩子有关的重要日子，而男性在这方面没有那么细心。

有些女性会有躲避或压抑喜悦情绪的倾向，觉得失去了孩子就不该再去体验喜悦，因为这似乎是对孩子感情的一种背叛，而男性较少有这方面的顾忌。

二、导致男女哀伤差异的因素

（一）　生物因素

女性之所以比男性更容易流泪和更善于主动表达哀伤是有一定的生物学基础的。男性与女性在哀伤时，他们的大脑活动是不同的。脑科学的观察研究显示，男性与女性在哀伤时，他们各自的大脑反应图像不同（这些实验首先要求研究对象主动回忆一件悲伤往事）。当情绪进入哀伤时，男性大脑只触发了杏仁核的一部分和右前额叶皮质的一小块区域，而女性大脑却触发了更广的区域，并且这些区域分散于左右脑。这一现象同时也解释了女性为何比男性更容易表达自己的哀伤情绪。

（二）　社会因素

哀伤总体来说是一种不被社会鼓励的情绪。男性在传统的社会和家庭教育中，一直被寄予要坚强、不要轻易表露哀伤情绪的社会期望。我国一个家喻户晓的诗句"男儿有泪不轻弹"，说的就是这样一种社会期望。男性当众表达哀伤会被视为软弱无能，甚至会遭到歧视。另外，男性被社会要求必须比女性表现得更为自主、独立，并对哀伤情绪有更好的控制。女性通常被社会视为弱者，社会对她们没有像对男性那样的期待和要求。于是，流泪便慢慢地变成了女性的"特权"。

面对传统的社会期望和训练，男性即使在哀伤剧痛时，也不得不表现得更具有自我克制力，强迫自己压抑哀伤痛苦，并不轻易对外流露。这就不难理解为什么多数男性在失去孩子后，不会轻易向外界诉说、宣泄或寻求帮助。他们会把大量的时间放到工作或做其他事情上以舒缓哀伤的痛苦（Jaaniste，Coombs，Donnelly，et al.，2017）。也有研究显示，男性比女性更倾向于从网上获取哀伤疗愈的信息，女性更倾向于用面对面的交流方式寻求安慰（Ashton & Fuehrer，1993）。

男性对哀伤的克制有其重要的功能。它可以减少哀伤家庭中具有伤害性的哀伤情绪在哀伤家庭中的扩散。但是过多的克制和压抑往往会导致男性更易罹患严重的心理和生理疾病（Albuquerque，Narciso & Pereira，2018）。

（三）自我定位因素

男性通常要为家庭提供安全保护和经济保障，是家庭这个社会最小单元的顶梁柱。坚强是男性在社会中对自身定位的一个重要元素。男子汉大丈夫是一种对有担当的男性的称呼，也是大多数男性的一种自我定位。这种自我定位，潜移默化地深入潜意识之中。它也是大多数男性自我期望和自我肯定的极为重要的一部分。当灾难来临时，很多男性会本能地扮演担当者和保护者的角色。女性在自我定位时，通常会有一种相对的弱者态度，并对男性有一定的依赖性。传统中，女性也会比较依赖丈夫来支撑家庭的生存。在失去孩子后，男女因性别差异产生的社会自我定位差异还会在生活中延续下去，并影响他们对哀伤的反应方式。

（四） 家庭因素

父母在家庭中教养孩子时扮演的角色不同。父爱如山，父亲是孩子的安全依靠。母爱如海，点点滴滴，无微不至。母亲一般更为细心，她们需要关注孩子生活的很多细节，以保证孩子的健康和安全。这也是为什么在失去孩子后，母亲会更为细心地关注与孩子有关的重要日子等一些细节。

女性一般对家庭关系比较敏感，且以家庭为中心的倾向更强。男性会比较注重工作成就和对家庭的经济支持。这就不难理解女性在失去孩子初期，由于生活重心的彻底改变，而出现生活能力大大降低的现象。男性会比女性更多地考虑家庭经济来源以及维系家庭的日常生活等问题。

三、给关怀者的建议

关怀者要帮助哀伤父母认识哀伤反应的性别差异。哀伤父母不要要求自己的配偶会有和自己相同的哀伤反应。哀伤反应没有正确和错误之分，只有因人而异；没有终止日期，只有轻重和方式不同。哀伤母亲的哀伤过程需要更长的时间，会出现更多的反复；哀伤父亲的埋头做事或沉默无语也是父亲的一种刻骨思念。

即使我们的社会不推崇哀伤情绪，也请哀伤父亲面对和接受自己的哀伤。在需要时，哀伤父亲也要表达自己的哀伤。这不是一种软弱，相反，它正是哀伤父亲的勇敢。一味压抑哀伤或用工作逃避现实只能是暂时的，压抑可能会影响哀伤父亲的心理和生理健康。因此，哀伤父亲只有勇敢地正面应对哀伤，才可能重建新的生命意义。

请哀伤母亲谨慎地选择倾诉哀伤的对象。丧子的哀伤除了有亲身经历的人之外，别人难以理解。当别人回避这个话题或躲避你时，请不要为之惊讶和失望。这是多数人的常态反应。请选择与能理解你的人交流，尤其是多和你的配偶交流。

请关怀者不要用坚强这个词来要求、鼓励和赞扬哀伤父亲，因为这正是他们最不愿意听到的话。这只会使他们备感压力和孤独。请关怀者对他们在哀伤过程中的"软弱"有更多的理解和包容，要知道理解是一扇可以让阳光照亮黑暗的窗户。

第三章

如何应对哀伤

第一节　如何应对最黑暗的初期

一、如何处理丧葬

"孩子走了，世界颠覆了，我的心碎了。但我不能天天以泪洗面，我还要为他送行。我的孩子的身体很快将化为灰烬。他将永远离开这个世界。当我把我的脸贴着他冰冷的脸时，一种万箭穿心的痛渗透全身。这么多天来的沉默、宁静和麻木顷刻间崩溃了。泪水突然如决堤般奔涌而出，不可控制地不停流淌着。我一生的泪水仿佛都是为了这一刻而储存的。世界上没有任何语言、任何文字可以表达出那种痛彻心扉的感受。"

孙继学(化名)在他的笔记中这样写着。他的儿子是在 3 年前的一次意外的交通事故中死亡的，当时只有 17 岁。他说："孩子走了，我们只有一个星期的时间安排孩子的后事。葬礼全靠朋友帮忙，因为家人都在外地。家人也是朋友帮助接送的。参加自己孩子的葬礼是这个世界上最残酷的事，但也是我们能为他做的最后一件事。"

（一） 白发人送黑发人的丧葬现状

美国学者研究显示，几乎所有丧子父母在孩子的丧葬一事上都会有一种"被强迫"的感觉。他们无法面对今生今世再也不能见到的孩子的葬礼，但又不得不去为孩子做那"最后一件事"（Cacciatore，Flint & Trauma，2012）。

上述研究还显示，有相当多的父母没有为逝去的孩子举办正式的追思会或追悼会，因为"不堪承受"痛苦和巨大的"恐惧"。失去孩子的父母没有为孩子举办丧礼并不鲜见，还有一些其他常见的原因如下：

首先，我国有些失独父母多年来把孩子的骨灰一直放在自己的身边。他们觉得这样可以让孩子一直跟随自己，并可以感到某种安慰。

其次，有些丧子父母不愿让人知道自己所经历的灾难，尤其是在孩子可能会被"污名化"情况下，如死亡的原因是犯罪、吸毒或患艾滋病等。

最后，有些丧子父母准备将来把孩子与自己合葬，但又不知自己将来身葬何处，因此暂时拖着，留着以后再定。

（二） 适当的丧葬有助于哀伤平复

现代哀伤心理学者鼓励为逝去的孩子办好丧葬，因为这有助于父母的哀伤平复。葬礼是一种公开的、传统的和具有象征性的哀悼仪式，可以表达人们对逝者的怀念和哀悼。美国哀伤疗愈师、教育家和作家艾伦·沃尔费尔特（Alan D. Wolfelt）博士认为办好丧葬有六个方面的积极作用。

第一，承认死亡的现实。如果生者要在悲哀中前行而不是被摧毁，首先必须承认和接受死亡的现实。丧葬仪式可以作为承认和接受死亡的出发点。在丧葬仪式之前，人们可能还会用各种方法回避死亡这一事实。但人们在处理丧葬事宜时，不得不去选择殡仪馆、设定服务时间、计划仪式、查看遗体、准备悼词，甚至为逝者选择衣服和首饰等。这时，人们不可避免地要去面对和承认死亡已经真真实实地发生了。丧葬仪式使人目睹和接受一个生命的结束。

第二，宣泄痛苦和哀伤。在丧葬仪式上，无论是丧子父母还是送行者，都会专注于丧失的痛苦。丧葬仪式可能是唯一的丧子父母可以不克制地当众宣泄自己的悲伤，并被社会理解和接受的时候。健康的哀伤意味着人们可以充分地表达自己痛苦的想法和感受。健康的丧葬仪式可以让人们做到这一点。

第三，记住逝去的孩子。在哀伤平复和疗愈的过程中，丧子父母必须将那个曾经富有生命活力的孩子安放到记忆中去。记忆可以帮助丧子父母和孩子继续保持联结，心理学称其为"持续性联结的重要中介体"。健康的丧葬仪式为人们提供了一个自然的时间和地点，让他人和丧子父母共同分享孩子的过去。通常，人们在葬礼上所分享的记忆也是丧子父母以前从未听过的故事。这让丧子父母可以获得更多的关于孩子的宝贵记忆。更为完整和丰富的记忆对以后的哀伤平复会有帮助。

第四，建立新的自我身份认知。丧子父母建立对新身份的认知是痛苦的，但它是必需的。那就是，丧子父母不可能再像以前那样继续承担父母的责任和义务，因为孩子不在了，丧子父母的身份也变了。丧葬仪式帮助丧子父母开始建立新的自我身份认知。参加葬礼的其他人也会承认丧子父母的身份变化，但同时也会告诉丧子父母：大家仍然爱你以及你的孩子。

第五，寻找意义。"我的孩子为什么会离去？""为什么会发生这样的悲剧？为什么是他？""孩子死后会发生什么？"如果要在哀伤中继续前行，丧子父母必须考虑这类问题。丧葬仪式强化了丧子父母的意识，即死亡是生命过程中不可避免的一个事实，而且它有时是随机的。与此同时，丧葬仪式帮助丧子父母思考生命的意义。重建新的生命意义是哀伤平复和疗愈的必经之路。

第六，寻求和获得他人的关爱。丧葬仪式是丧子父母向社会公开表达对孩子的爱和自己的哀伤的场合，也是向社会发出"请理解和帮助我"的请求的场合。在葬礼中，他人对哀伤父母的安慰是极重要的精神安抚，可以使他们减少孤独感。同时丧葬仪式也有助于丧子父母在今后获得社会更多的理解和支持。

此外，还有研究显示，做好丧葬悼念对日后哀伤调整恢复会有帮助(Bolton & Camp，1987)。我国学者关于丧葬仪式的研究与上述观点有不少相同之处。此外，我国学者还发现，如果丧子父母因种种原因不能参加丧葬仪式，他们往往会出现"难以释怀的伤痛"。有一位失独母亲在孩子葬礼前，精神状态很不好。家人怕她在葬礼上受到更大的刺激，就没让她参加葬礼。后来，她总觉得孩子没有死，并经常生活在幻觉里。这使她一直无法调整自己的状态，常年陷在哀伤中。后来，心理咨询师建议她的家人用其他方法为她补一个悼念仪式。家人便带她去墓地做了一场特别的告别仪式。当她的手触摸到冰冷的石碑时，她骤然醒悟，大哭了一场，之后幻觉就不断减少了。

（三） 丧葬仪式的多样化

在今天的社会中，丧葬仪式呈现出多样化。传统的入土为安的葬礼依然是一种主要的仪式(郑怡然，柳葳，石林，2016)。此外，还有其他一些仪式，如海葬或河葬(将骨灰撒入大海或河流中)以及树葬(将骨灰埋入大树底下等)。

葬礼之后，我国还有很多悼念仪式，尤其是在清明节，丧亲者会去扫墓，向逝者表达自己的哀思和怀念。丧子父母会在孩子生日、忌日及其他重要的日子里，用不同方法来缅怀自己的孩子。网上悼念的形式在今天已经被越来越广泛地使用。

不管采用什么仪式，丧子父母对自己逝去的孩子所做出的悼念选择并无对错之分。因为他们对孩子的爱胜过任何人，他们的哀伤也深过任何人。只有他们自己才知道怎样做才最能安抚自己破碎的心灵。

（四） 给关怀者的建议

关怀者在组织和协调丧葬过程中，一定要和丧子父母做充分沟通。每一个细节都要让他们知道并得到他们的同意。

· 在葬礼的过程中要注意帮助丧子父母适当控制哀伤行为，如防止他们跳入墓穴。

· 尽量设法让丧亲者都来参加葬礼，使他们不留永远的遗憾。

· 对于急于希望把骨灰撒掉的丧子父母，关怀者应建议他们经过一段时间考虑之后再做决定，因为常有后悔的情况发生。

· 对于拒绝办任何丧葬仪式的丧子父母，关怀者只能适当劝说，最好让亲密的家人和朋友来做疏导，切不可强求。

· 丧葬仪式之后的持续性关怀极为重要。也许更大悲剧正在酝酿之中，我国曾有失独父母在办完孩子的葬礼之后，安静地选择了自杀。对于高危的丧子父母，关怀者一定要跟踪关怀，不可放松。

二、渡过早期哀伤剧痛

"在女儿走了的头半年里，我像疯了一样。心天天痛得像刀绞。我不想吃饭，也睡不着觉，每天就是抱着女儿的照片哭和睡。我半年下来瘦了三十几斤。上班也不行，做什么都没心思。眼睛一闭，脑子里全是女儿的样子。女儿没了，活着就是痛苦啊。"

李淑英(化名)一提到女儿，泪水就流了下来。她说："现在 6 年过去了，我比以前已经好多了，但是每天还要吃安眠药才能睡着。"李淑英的女儿是因脑瘤去世的，从发作到死亡，只有 1 周的时间。

(一) 早期哀伤的特征

对任何父母来说，在失去子女的初期都极为痛苦。那是天塌地陷的日子，没有白天，没有黑夜，只有锥心的痛苦和绝望。美国哀伤心理学家纳米尔教授称这个时期的哀伤为"早期哀伤"(Neimeyer & Cacciator, 2016)。我国学者在对失独父母的哀伤研究中，针对这个特殊时期使用了不同的名称，如"创伤期""回避期""应急期""绝望期"等。本书将这段最黑暗的时期称为"早期哀伤"。本书前面提到，我国学者沈长月等的研究显示，我国失独父母早期哀伤的持续时间平均约为两年（24 个月）。

在失去子女的头几个星期，丧子父母会深深地沉浸在内心的创伤痛苦中，感到自己生命的一部分仿佛被撕裂并随挚爱的孩子离去了。有时他们可能会感到那是不可能发生的，他们恍恍惚惚，半信半疑，或者徘徊在现实和虚幻之间，他们甚至会有麻木的感觉。经过一段时间之后，他们会从麻木中一点点苏醒，意识到孩子再也不可能回来了，这场灾难是不可逆转的。苏醒后的哀伤如大山一般压下，它缓慢、沉重、绝情、不留余地。没有任何东西可以让最残酷的真相不在他们眼前完完全全地展开。这个过程就像刀子从心脏的表层一点点划透心脏一样。他们感到一个无形的命运之手在用最残酷的手段蹂躏他们。他们觉得这个世界上无人能理解他们。他们中有人会倾向于回避热心的关怀者，因为如果得不到他人（包括关怀者）的理解只会徒增哀伤。有一个公益组织负责人和本书作者交谈时说，他们通过殡仪馆和民政部门的帮助，及时得到了青少年逝去的消息以及孩子父母的联系方法。

但是每当他们打电话过去，表示愿意提供帮助时，没有一个家庭能够接受他们，甚至有的父母在电话里就大骂起来。该公益组织负责人说，这时候，只有亲属才能接近和帮助他们。

早期哀伤痛苦至极，但遗憾的是，世上没有任何止痛药能止住这种剧痛。这时候丧子父母会出现强烈的哀伤反应，他们的认知、行为、情绪、生理健康、睡眠饮食、精神信仰、社会人际关系都会出现不同程度的问题。

丧子后的几周或者几个月后，丧子父母最终从恍恍惚惚中渐渐清醒。其实清醒比最可怕的噩梦还要令人恐惧和痛苦。这个时期，他们被自己的痛苦和哀伤反应震撼，有人甚至会怀疑自己是不是疯了，或者自己是不是坠入了万劫不复的苦难深渊，永无出头之日。出于求生本能，他们往往会去寻找和他们有类似经历的"同命人"，因为从"同命人"那里，他们可以感受到真正的理解。"同命人"是一面时间和现实的镜子。丧子父母从中可以看到自己的今天和明天，并使他们相信自己所感受、所表现的一切都是正常的，自己并没有发疯。

纳米尔认为在这个时期，丧子父母需要宣泄所有会令人痛苦的感受和想法，包括愤怒、负罪感、羞耻感、内疚感、绝望……他们需要一个安全的、不带偏见的、不忽略他们情感的环境来表达和宣泄。在这个时期，丧子父母将会面临"联结或封闭"（Connection vs. Isolate）危机。他们感到失去了孩子的世界已经面目全非。人们无法理解他们，甚至包括亲友和曾经最知心、最信赖的人。他们挣扎在联结还是封闭的两难困境之中。联结——如何与这个不再属于他们的"新世界"沟通？封闭——这真是生存之道吗？同时他们会深刻地思考死亡事件的过程以及那意味着什么。他们需要完整的"事件故事"（Event Story）。他们会从现实、客观存在和精神层面的角度去思考他们所丧失的一切。他们非常需要聆听者。他们需要听到别人的想法，而不至于过早地得出自己的结论。

他们的心理和身体健康，尤其是生命安全，在这个时候显得尤为重要。梅奥诊疗中心的研究显示，在这期间，丧亲者死亡风险最高。心脏病发作率是其他同龄人的 21 倍。此外，这个时期的自杀风险也偏高。

（二）"同命人"互助

同质互助群体的帮助在这个时期极为重要。对我国的失独父母来说，它也被称作"同命人"互助群体。"同命人"群体中没有歧视、论断和无意义的建议。在那里丧子父母可以获得理解、同情、聆听和认可。

纳米尔认为同质互助群体有助于解决与社会"联结或封闭"的危机。通过和自己有同样经历的人的联结与沟通，丧子父母更容易接受自己，相信自己所经历和所表现的一切在别人身上也有。这种自我接受和自我醒悟可以增加自我增能的效果，也就是自己帮助自己去积极应对困境。这对以后的哀伤平复同样极为重要。在这个时期，丧子父母拥有一个可以正常和安全地沟通交流的环境至关重要。他们需要感到温暖。他们的合理需求需要得到满足，无论是生活上的还是情感上的。有研究显示，在这期间，丧子母亲若能得到充分关心，在以后的哀伤平复过程中，她们的消极心态会明显减少，哀伤平复时间也会相对短一些。

在我国目前的社会环境下，亲友的陪伴应该是这个时期的主要支持资源。正如我国学者许舒雯指出："很多时候，亲友看在眼里，急在心里，想帮忙却不知道从何下手，想安慰却不知道怎么开口，怕弄巧成拙，反而使人徒增烦恼。很多时候，失独父母更愿意用自闭来取代对他人倾诉。在没有特别需要的时候，他们一般也不愿意麻烦自己的亲属。这就形成了一个巨大的矛盾，一方面是亲友支持网络巨大的力量和亲友强烈希望提供帮助的热情，另一方面是失独父母的漠然态度。亲友感到顾虑，觉得无从下手。亲友支持网络也发挥不出其明显的优势。"（张必春，柳红霞，2014）。这时"同命人"的互助就变得尤为重要。

（三）　给关怀者的建议

1. 关怀者的干预方法

关怀者在给早期的丧子父母提供干预时，需掌握一些基本技能，包括以下几个方面。

　　•在剧痛初期，不适合进行直接干预。也就是说，心理专业人员在这时要避免为丧子父母提供过于直接的心理服务。大量研究证明，心理专业人员在早期的直接干预效果并不好，因为它会使最有力的亲友支持资源流失，并使丧子父母形成依赖感而缺乏自助自救的积极性(Schut, Stroebe, Bout, et al., 2016)。当然如果发现丧子父母有自杀倾向或出现严重精神障碍突发症状，心理专业人员还是需要直接进行危机干预的。

　　•建立安全温暖的环境。心理专业人员需要在通过不同渠道切实了解丧子父母的需求后，为亲友、同伴、社工人员及其他相关的关怀者提供适当哀伤陪伴训练，从而为丧子父母营造一个安全温暖的环境氛围。目前，采用这种方法来进行早期的危机干预已经得到越来越多的中外学者的认可。

　　•风险评估。关怀者需要对丧子父母做风险评估。评估内容应该考虑丧子父母的社会支持资源，他们的身体和精神状况，他们处理当前日常事务的能力，他们的精神和生理疾病家族史。关怀者需要密切关注有可能患严重疾病的丧子父母，同时也要给予必要的帮助，以做到防患于未然。

　　•注意安全和健康。有很多丧子父母，尤其是失独父母，会有以死去伴随孩子的念头。他们身边的关怀者要注意他们的安全。

丧子父母在丧失前几周也许无力照料自己的生活。关怀者要提供必要的看护，如帮忙整理家务，做饭，陪伴，与外界联系以及帮忙处理与丧葬有关的事宜。关怀者必须要密切关注对现状的控制，为痛苦的反应提供一个"安全的环境"。有时候必要的药物也许是需要的。比如，对于反应激烈、无法入睡的丧子父母来说，吃一些有助于睡眠的药物是有益的。

•提供必要的空间。丧子父母需要陪伴，但也需要自己的空间。不要让那些不能提供实质性帮助的热心人过多地占用他们的时间。

•允许表达情感。在这个时期，丧子父母会有很多通常会被社会视为"不健康"的情绪需要表达，如愤怒、内疚、羞耻、自责、绝望等。关怀者不要压抑和回避丧子父母的这些情绪，更不要因此远离丧子父母。

•帮助寻找"同命人"群体的帮助。

•做耐心的聆听者。丧子父母需要耐心的聆听者。关怀者可以与他们一起探寻丧失的意义，从而避免他们陷入悲观消极的漩涡。

•帮助与当地街道、村镇等相关组织联系，提供报告，建立档案。

2. 关怀者要注意帮助丧子父母发挥自助的潜能

对于过于冲动或有自暴自弃倾向的丧子父母来说，提高他们的自我效能会有极大帮助(Pearlman, 2016)。对于突然失去子女的父母，或曾经有过巨大心理创伤的父母来说，这一点更为重要。关怀者在这里需要注意做到以下几点。

•建立同情、尊重、互动的关系，并以此逐渐让丧子父母形成自我价值和对关怀者信任的基础。

·帮助丧子父母提高承受能力，这有助于对一些过激反应有一定的控制。

·提升丧子父母的自我价值认同感，让他们看到自己的价值，并认识到自己值得被尊重。

·提供安慰和信息，并进行引导(了解情况、同情、教育和鼓励)。关怀者要掌握好节奏。另外，关怀者是"陪行者"而不是"驾驶员"。关怀者对丧子父母的任何进步都要予以鼓励，以利于他们增强自我价值感。

3. 关怀者应鼓励丧子父母善待自己

除此之外，关怀者要注意让哀伤期的父母学会自我照料。

·善待自己。丧子父母在心理上善待自己的关键在于不要过于内疚，同时丧子父母也不要去做自己心理承受不了的事。

·注意健康。丧子父母在生理上善待自己就是要尽量保持正常饮食和睡眠。疲惫不堪和健康问题是哀伤中最常见的问题。此外，丧子父母还会有失眠、肠胃功能紊乱、体重减轻、肌肉紧张造成的浑身酸痛、血压变化、免疫系统减弱、心脏等问题。丧子父母如有不适，则需要求医看病。

·寻求帮助。丧子父母可以向亲友及其他可以帮助自己的人寻求帮助。也许他们一生好强、不愿求人，但这是生与死的经历，他们无法单靠自己的力量去完成这个巨大的挑战。当他们伸出手时，一定会有人接住它。在失去孩子的这个悲剧舞台上，没有一个父母需要去领"勇敢"或"英雄"的桂冠。

·说出需要。丧子父母要坦率地说出自己的需要。人们会尽力帮助他们，即使人们做不到，丧子父母也不要过于失望。

·表达感受。丧子父母要坦率地说出自己的想法和感受，宣泄自己的情绪。说出来是面对哀伤的第一步，也是今后漫长的哀伤疗愈之路的起点。

第二节　保护婚姻

《江苏法制报》于 2018 年 8 月 10 日登载了文章《失独后丈夫要离婚心理咨询师来开导》，该文写道：

> 句容市法院少年家事庭心理辅导室接待了一位特殊婚姻当事人。
>
> 据悉，李某原有一个 17 岁的儿子，去年在校跳楼自杀身亡。中年丧子打破了李某原有幸福而宁静的家庭。夫妻俩常常因为儿子的死亡而相互指责，无法释怀。最终李某丈夫一纸诉将李某状起诉到了法院，要求与李某离婚。而李某认为儿子的死对自己已经是一个很大的打击，自己既伤心又委屈，于是拿着儿子的照片和临死前留下的遗书找承办法官说理，情绪特别激动，并拒绝接受法院的应诉材料。
>
> 鉴于当事人情况特殊，承办法官没有简单地采取留置送达将李某打发走了事，而是深切同情李某的遭遇，并进行了劝导。考虑到这对夫妇在遭受严重心理创伤后没有得到专业心理疏导和援助，深陷在痛苦中无力自拔这一实际情况，承办法官提前与国家二级心理咨询师张某进行了沟通联系，邀请她为当事人提供心理疏导。
>
> 经过心理咨询师近一个半小时的心理疏导，李某的情绪才有所平复，主动签收了应诉材料，也正视了自己与丈夫之间因失去儿子而产生的一系列问题，并表示回去会努力改变与丈夫的相处

方式，尽早使夫妻关系回到原有的正轨上。

读完这篇文章，也许每个人都会想，失独如此惨痛，像洪水一样吞噬掉无数美好的事物，这对失独父母的婚姻在风雨中岌岌可危，这一个半小时的心理疏导真能挽救这场婚姻吗？

一、导致婚姻危机的因素

独生子女家庭属于典型的倒三角家庭结构：父亲、母亲和孩子。费孝通认为，孩子作为整个家庭的情感寄托和家庭功能的支撑点，对家庭结构的稳定有着举足轻重的影响。独生子女家庭的父母通常不会轻易离婚，因为他们不希望让孩子痛苦。一旦夫妻出现了矛盾，他们往往会共同去尽最大努力来保全婚姻，让孩子有一个安全、幸福的生长环境。但失独这一悲剧发生之后，独生子女家庭原来稳固的三角便失去了一个重要的支撑点，同时也失去了家庭结构的完整性和基础的稳定性。这时候，婚姻将面临很大的挑战。如果失独父母在失去孩子后又失去了婚姻，这样的第二次伤害可能会使失独父母更持久地深陷哀伤之中。

美国学者的一项研究显示，失去子女的家庭比普通家庭的离婚率要高出 8 倍（Lehman，Wortman & Williams，1987）。那么在一个有着"不孝有三，无后为大"的传统文化的国家里，失独家庭的离婚率很有可能会更高。保护婚姻对失独父母来说尤其需要重视。

我们首先来看一下，一个失独家庭中有哪些可能导致婚姻危机的风险因素。简单地说，风险来自两方面：一方面是原有因素，也就是在失独以前就已经存在的问题，只是失独这根导火索引爆了婚姻危机；另一方面则是丧失后因素，也就是失去孩子以后出现的新问题。下面我们将对此做进一步的讨论。

（一）　原有因素

（1）原有婚姻的问题。失去孩子之前，婚姻已经出现了问题，如性格、爱好、价值观导致的冲突等（Stritof，2018）。在失去孩子之前，不少"问题婚姻"之所以还能维持，是因为夫妻双方不希望孩子受到离婚的伤害。孩子的死亡使得维系婚姻的唯一的一根纽带断了，于是离婚似乎成为一种自然而然的结果。

（2）对婚姻不忠诚。夫妻一方或双方曾对配偶不忠诚。

这些原有因素在失去孩子之后的婚变中扮演着极为重要的角色。美国善爱之友公益组织（The Compassionate Frined，TCF）2006 年的统计数据显示，约有 16% 的父母在失去子女之后发生婚变，其中仅有 5% 的婚变与子女死亡有关，大多数是与原有因素有关的。

（二）　丧失后因素

在孩子离世后，夫妻双方都承受着巨大的社会压力和痛苦的情绪。此时让他们给予彼此温暖和支持变得困难，夫妻关系也受到了挑战。

（1）传统观念的影响。自古以来，我国就有"不孝有三，无后为大"等传统观念。这些观念对今天的人们依然有影响。也许今天不少人已经可以接受女儿代替儿子，但依然难以接受没有子嗣。当失独的悲剧发生后，甚至一些有感情基础的婚姻也会毁在这种世俗的观念上。比如，有的失独母亲坚持要离婚，因为她们不忍心看着自己的丈夫陪伴自己度过没有子女的痛苦余生。

（2）情绪失控。失去孩子后，很多父母都会有一种愤怒：为什么是我？哀伤和愤怒令人情绪波动起伏，甚至失控。情绪宣泄走向极端便会对感情造成伤害。愤怒情绪往往首先被发泄到与自己最亲近的人身上，这个人就是自己的配偶。随着这种情绪失控的继续，原来的夫妻感情纽带就有可能损坏或断裂(Schwab，2015)。沈长月等学者的一项研究显示，失独父母虽然没有离异但关系变差的比例在 24.1%。

(3)彼此不能理解。夫妻双方不理解哀伤反应以及哀伤延续时间会因性别及其他因素而异。这种不理解会使彼此间的鸿沟加深(Welte & Teri，2013)。比如，妻子会说，为什么我丈夫看起来不难过，并抱怨丈夫对孩子的感情淡薄；丈夫会说，为什么妻子老是哭个不停，并觉得妻子在过度反应。各种各样的误解会加深痛苦和夫妻矛盾。

(4)交流障碍。比如，当配偶一方想谈论逝去的孩子时，另一方没有心情谈论这个话题。尤其是失独父亲，他们常常把话闷在心里，拒绝交流。这和男性更倾向于隐藏自己的情绪和想法有较大关系。交流障碍会造成夫妻隔阂和彼此反感(Schwab，2015)。

(5)害怕传播哀伤情绪。夫妻哀伤情绪的起伏是不同步的。当一方情绪稳定时，另一方可能会出现强烈的反应。这会把情绪稳定的一方又重新拖入哀伤的痛苦之中，就好像一个溺水者会无意中把身边的人拽入水中一样(Stritof，2018)。有时候，这会让双方感到不适，觉得难以相处，甚至想要回避对方。

(6)缺乏互助能力。婚姻的基础是彼此相爱和互相帮助。但在失去孩子的打击下，丧子父母一般会高度专注自己的哀伤和需要，对配偶的需求和感受的关注及满足能力大大降低。如果配偶中的一方对另一方抱有较高的期望，这时候很可能会失望。他们可能会感到被忽略并为之愤怒。夫妻双方会为小事争论不休，彼此抱怨(Christ，Bonanno，Malkinson，et al.，2003)。

(7)相互指责。夫妻之间相互指责另一方对孩子的死亡负有更多的责任。这是一种对婚姻关系极具杀伤力的指责。无论是指责者还是被指责者都会在这种指责中受到巨大的伤害。婚姻也会因此蒙上一层更不稳定的阴影。

(8)性生活不协调。丧子男性会较快地恢复对性生活的需要，而丧子母亲在哀伤时期常会性冷淡(Dyregrov & Gjestad，2012)。女性的性欲受环境和情绪的影响较大，情绪不好时基本没有什么性欲。男性的性欲相比而言受激素水平的影响更大，通过性生活他们可以调节情绪。如果说在正常婚姻中，性生活的不协调往往是导致婚姻危机的负面因素的话，那么它对哀伤父母来说，负面作用将更大。

(9)哀伤压力下的偏执。在哀伤的压力下，人的思维会缺乏弹性，并表现出偏执。例如，夫妻中一方想对现状做出某种改变，而另一方不想做任何改变或想做别的改变，双方各执己见，互不相让，甚至产生剧烈的争执。

(10)自暴自弃。例如，酗酒、沾染毒品或离家出走，这多发生于失独父亲身上。

失去子女的悲剧向婚姻发起挑战。关怀者的任务就是要帮助丧子父母用正确的方法来面对这场挑战。

二、维系婚姻关系的要素

稳定的婚姻有助于丧子哀伤的疗愈。我们来看一下，在失去子女的剧痛和压力下，怎么做才能够帮助丧子父母在灾难面前珍惜和维系稳定的婚姻，使他们彼此扶持、互相帮助、共渡难关。

(一) 理解是桥梁

经历丧子之痛后，夫妻之间的相互理解对于哀伤适应非常重要。

(1)每个人的哀伤反应和时间长短不同。丧子父母不要因为配偶的哀伤反应和自己不同而感到困惑或愤怒。哀伤是一个漫长的过程。夫妻中的一方，尤其是女性通常会比男性需要更长时间去缓解，并会有更多的情绪反复。夫妻双方要尊重对方的哀伤反应，允许并包容对方用自己的方式宣泄哀伤。一方无力安慰对方时，可选择最适合自己的方式去应对，包括让自己待在另一个房间，或专心去做自己想做的事。妻子要理解，虽然丈夫处理哀伤的方法也许是沉默或早起晚归地工作，但这并不等于他不痛苦。夫妻彼此要有耐心，不要试图迅速让对方按自己所期望的方式去应对悲哀。

（2）正确理解哀伤剧痛中的"自私"。丧子父母要理解在哀伤重压下配偶表现出来的"自私"和"冷漠"并不是人品的缺陷，而是普通人的一种能力限制。夫妻双方要给对方时间和空间，同时也一定要保持沟通。

（3）不要因为配偶表达愉悦情绪而恼怒。表达愉悦情绪绝不意味着对方忘记了自己心爱的孩子。即使失去了孩子，每个父母依然有寻求和表达愉悦情绪的权力。这是正常的，也是应该被鼓励的。如果感到在当前环境中表达愉悦情绪有很大压力，夫妻可以选择一起去没有熟人的地方。丧子父母千万不要刻意把自己永久地束缚在哀伤的枷锁中，并误把它作为深爱孩子的方式。哀伤剧痛的渐渐缓解和寻求愉悦情绪是生存所必需的，也是大多数丧子父母在哀伤疗愈中的一个正常过程。

（二） 互助共向前

对于丧子父母来说，夫妻关系也可以是一种互相陪伴、互相帮助的战友关系。

（1）彼此坦诚、充分交流。丧子父母不要刻意隐藏自己的情绪和思想（Sandy，2013），不要躲在角落偷偷地自己哭泣。丧子父母要把自己的感受和想法告诉配偶和朋友，哪怕别人不能完全理解也没有关系。丧子父母不要勉强让对方去做没有能力做或很不愿意去做的事。坦诚交流可以使用多种方式，包括口头语言、肢体语言或具体行动等。

（2）用积极的方式来怀念孩子。丧子父母需要用一种双方都能够认同的方式来纪念和缅怀自己的孩子，包括度过与孩子有关的特殊日子，处理孩子的遗留物等。同时丧子父母也要允许配偶用自己独特的方法来思念孩子。夫妻双方最终要能够慢慢地不刻意回避和孩子在一起的愉快的回忆。孩子是维系夫妻关系和婚姻的最重要的纽带之一。近代心理学早已揭示，父母和孩子之间的持续性联结不会因为孩子的离去而被割断，父母需要的是重新调整和安放孩子的位置。

（3）尽可能在一起度过更多的时光。丧子父母要寻找双方共同感兴趣的话题，或去做双方共同感兴趣的事。丧子父母有的时候可能无话可说，但也不要回避对方。

（4）作为一个整体来共同重新面对外部世界。丧子父母要学会适应没有孩子后的夫妻关系，学会如何与其他父母和他们的孩子相处。在很长一段时间里，这将是非常艰难的。但丧子父母需要一起慢慢摸索，并把它融入日后的婚姻生活。

（5）性生活的协调。在经历失去孩子的打击下，恢复和谐的性生活需要时间。通常如果夫妻在灾难发生前有和谐的性生活，之后会更容易恢复协调（Schwab，1996）。夫妻要能够彼此理解。请记住，和谐的性生活是婚姻的重要基础之一。

（6）在身体、年龄和观念允许的情况下，丧子父母可以考虑再生或领养一个孩子。丧子父母齐心协力地照顾幼儿，有助于转移对哀伤的注意力。如果丧子父母选择领养，除了智力和生理方面，还必须考虑孩子的心理健康。一个长期被忽略或虐待的大龄儿童（4 岁以上）通常会有很深的心理创伤和不易被发现的心理疾病，他们需要更多甚至特殊的心理关怀和帮助。请记住心理学里关于领养的一句名言"仅有爱是不够的"。我们在第五章将专门讨论这个问题。

（7）共同寻求社会支持。丧子父母不能自我封闭，要主动寻求社会支持，包括加入丧子微信群、QQ群，参加丧子父母公益活动等。

(8)学习情绪管理。这是一个艰难而漫长的过程，但还是要学习和努力。

(9)有病求医。当丧子父母的一方感觉去上班很困难，甚至做家务也困难时，另一方要给予理解。当丧子父母的一方表现出严重的病理性症状时，另一方要鼓励对方去看医生或按时吃药。

(10)不能自暴自弃，如酗酒、沾染毒品或离家出走等。这样很容易毁掉一切。

（三） 求助是智慧

当双方出现严重沟通障碍或过度悲哀无法自拔并引发婚姻危机时，寻求亲友或其他社会关怀和帮助是至关重要的。

(1)告诉自己信任的亲友，寻求他们的建议和帮助。
(2)寻求心理咨询师的专业帮助，尤其是婚姻家庭咨询师的帮助。

三、统计数据的启发

下面一些统计数据对关怀者和丧子父母也许有一定的积极启发。

研究者指出，据统计，婚变通常发生在孩子离去的前6个月(Schwab，1996)。6个月之后，多数家庭婚姻危机会趋于平缓。在美国，如果一个家庭在失去子女后的5年内未发生婚变，那么以后出现婚变的可能性就很小。中国丧子父母的婚姻状况方面还没有很多统计数据可供参考。但沈长月等人的研究显示，夫妻在经过重大打击并携手共渡危机之后关系会更加亲密，有20.4%的夫妻在失去孩子后感情变得更好。

四、给关怀者的建议

对关怀者尤其是专业咨询师来说，除了要为丧子父母提供以上的一些帮助之外，还要特别警惕可能造成离婚的几个主要因素。

- 丧子父母彼此指责对方对孩子离世负有更大的责任。
- 丧子父母中的一方通过寻找和密切接触新的异性朋友来调整哀伤情绪。
- 丧子父母有自杀倾向或完全没有任何哀伤的反应。
- 丧子父母自我惩罚或自暴自弃。

关怀者要帮助丧子父母明白，婚姻是要靠夫妻双方共同珍惜和经营的。这对任何一个家庭来说，不论有没有丧子都是一样的。丧子父母在关爱自己的同时，也要好好关爱自己的配偶，尤其对丧子父母来说，更是如此。因为此时，在这个世界上，只有你的配偶最能理解你。

五、案例

陈锦明（化名）和李梅（化名）夫妻曾经有过一个可爱的女儿。陈锦明是公务员，有稳定的工作和收入。他们夫妻视女儿为掌上明珠，百般呵护。不幸的是，2013年的某个晚自习后，女儿在回家的路上遇到车祸不幸身亡。

悲剧发生后，夫妻俩痛苦万分。但是渐渐地，他们的生活开始发生了变化。起初他们在谈话中避开任何有关女儿的话题。后来他们开始出现争执。李梅指责丈夫没心没肺，对女儿的事不管不问，只知道工作。她的丈夫指责她没完没了地哭，家务事也懒得做，一到家就让自己心烦。还有其他很多争吵都是因为鸡毛蒜皮的小事。他们内心都很痛苦，但很难理解对方，于是心生烦恼，争吵不停。渐渐地，陈锦明每天加班，在办公室越待越久，回家越来越晚。他们之间的话也越来越少。他们从"热战"转入"冷战"。但他们毕竟是多年夫妻，还是有感情的。李梅的姐姐就劝他们找关怀人员谈谈。

关怀人员在了解了情况后，觉得他们缺乏对男女哀伤差异的理解和适当的沟通方式。关怀人员向他们介绍了男女在哀伤中的不同点，其中重点介绍了不能期望对方用与自己相同的哀伤方式来处理哀伤；不能期望对方提供自己所需要的各种安慰。因为对方也需要帮助且往往自己也很无助。另外适当的沟通方式是极其重要的。

李梅抱怨自己老是哭，丈夫看到她哭就会到外面去，然后很晚才回家。

关怀人员告诉李梅哭泣是正常的，但它有时会有负面影响，如把刚刚平静的对方又拖入痛苦中。关怀人员建议李梅可以做一些事来转移注意力，每天给自己增加一点时间去做不伤心的事情，比如，出去散步，和"同命人"聊天，做些家务等。李梅如果实在想哭，也可以一个人在一个安静的地方好好哭一场。

关怀人员还建议他们每天花点时间一起去散步。这比在家里谈话更轻松一点，即使谈到伤心事，注意力也不会过于集中。保持交流是互相支持和帮助的最好的方法。

关怀人员还注意到李梅的睡眠不好，这使她第二天心情很差，更容易哭泣，于是建议她去看医生，也许适当的帮助睡眠的药物会有帮助。

后来他们的关系有了改善。李梅的睡眠有了很大改善，哭泣也明显减少了。陈锦明也减少了加班的时间。只要天气好，两人会一起出去散步。他们生活中的互相指责也减少了。他们还在纪念逝者的网站上共同为女儿设计制作了一个"纪念馆"。他们把女儿的照片翻制成配有音乐的视频。他们常去女儿过去做公益活动的福利院看望孤儿，并从中感到温暖。他们说，他们的夫妻感情比孩子出事前有了改善。

评论

失去子女使你伤心。丧子父母请不要因为哀伤方式不同而感到愤怒或彼此指责，更不能停止沟通和交流。

在最艰难的时候，你需要的不是指责或被指责，你需要的是与懂你心的人携手共渡难关。丧子父母之间更容易彼此理解，因为你们共同经历了相同的苦难，你们比任何人都清楚这种无法言述的痛苦是什么。

人与人之间最远的距离是心，请好好珍惜懂你心的人。

第三节　如何调整情绪和感受

一、如何缓解哀伤：来自"同命人"的暖流

"孩子追悼会的那天，来了很多人，有家人、亲戚、同事、邻居、孩子的同事和同学。人们流着泪安慰我们。我感激他们的同情和安慰。但我是孤独的。因为没有人可以真正理解我的痛苦和哀伤，除了和我一起站在灵柩前的妻子。那种痛苦感受只能用无形的精神来传递。这种感受只有经历了丧子的父母才能体会。"

陈致翰（化名）说完这些话，深深地吸了一口烟。他的独生女儿在21岁时得了白血病，经过一年多的化疗和骨髓移植等治疗，却依然未能避免死亡。

陈致翰说："我们每两周都会去墓地看望女儿。有一次，我们遇到了另一对父母来墓地看望他们的孩子。他们孩子的墓地离我们孩子的不远。我们早就想认识他们了。大家留了联系方式。他们后来又介绍我们认识了另外几对失独父母。我们几家建了小微信群。我们现在几乎每天都会聊聊天，成了无话不说的好朋友。谁家有事，大家也会互相帮忙。和他们在一起，我有一种说不出的温暖。这种感觉从别人那儿，包括家人那儿是得不到的。在和他们的往来中，我们的哀伤得到了一种特殊的安慰。"

本书作者通过与很多失独父母的访谈发现，大量的例子可以证明"同命人"的帮助对失独父母缓解哀伤以及减轻哀伤反应有很大的帮助。

（一）　谁能听到我的哭声？

丧子之痛是如此之深。丧子父母看到亲友为他们流泪，感受到亲友对他们的同情，但他们知道他们自身的这种痛是亲友所无法理解的，同样亲友也觉得无法完全理解他们。除了他们自己，别人很难想象他们在未来将会面临什么样的黑暗和孤独。从心灵情感体验上来看，亲友往往也只能是"外人"。

即使亲友的关心、安慰和同情有一定的帮助，他们也不可能一直不停地关注丧子父母，因为他们自己也需要正常的生活。他们也不希望看到丧子父母在哀伤中无止境地挣扎、流泪。然而丧子哀伤的过程是如此漫长。亲友往往感到难以理解，有时也会感到失望。于是，很多丧子父母只能将痛苦默默地埋藏在心里。

丧子，尤其是失独，一下子把人打入"弱者""失败者""不幸者"，甚至"不孝者"之列。不管当事人是否愿意，在传统的文化中，很多人依然会用俯视的眼光向丧子父母撒下同情。丧子父母在心里呼喊：请不要用那样的眼光看我，我不愿意一直做一只被人怜悯的可怜虫。但这种眼光如同网一样罩着丧子父母，让他们感到痛苦。它仿佛是在提醒丧子父母：你的悲伤永无尽头，因为你身上有弱者烙印——你没有孩子了。沈长月等人的一项研究显示，失独父母在丧失事件后的一段时间以内，在与人交往中最忌讳的就是"被同情"，这种忌讳甚至略高于"被指指点点"。

很多时候，没人可以听到丧子父母的哭声，也没人爱听哭声。丧子父母只好在家里哭，在夜里哭，在梦里哭。如果丧子父母的眼睛哭肿了，第二天丧子父母就只好戴着墨镜出门。

没人提起丧子父母的孩子的名字，仿佛他们从来没来到过这个世界。然而，他们确确实实在这个世界生活过啊！他们是丧子父母生命中最宝贵的一个部分。但他们又可以向谁诉说对孩子的思念？又有谁愿意听他们诉说天天在心中萦绕的关于孩子的故事呢？

有谁能听到丧子父母埋在心底深处哀伤的哭声？

心理学家卡尔·荣格说过："孤独并不是来自身边无人。感到孤独的真正原因，是一个人无法与他人交流自己最重要的感受。"丧子父母需要来自共同经历和真正理解基础上的同情、安慰、鼓励和帮助。

（二）　哀伤群体的互助是弥足珍贵的抚慰

丧子父母是一个有强烈特殊情感需求的群体。他们需要有效的社会支持，仅凭他们的一己之力往往难以爬出痛苦的深渊。但是能够帮助他们从深渊中爬出来的社会支持的资源往往是有限的。人有避害趋利和求生的本能。求生不只是生理层面的需求，还是心理层面的需求。"同质互助模式"的出现是人类面对重大灾难时的求生本能的结果。

"同质"是指在某个特定群体里的人具有"同质性"，也就是有相似的经历和体验。他们能够彼此相互理解内心深处的感受，而这些感受往往是群体之外的人不能体会的。同时他们也往往需要去面对共同的问题，处理共同的困境以及拥有共同的期望和诉求。另外在同质群体内，尤其是在失独群体内，由于大家所经历的痛苦和面对的困境是相似的，因此大家的身份是平等的。大家也就不会有被歧视的感觉。这样的同质群体往往往会有很大的凝聚力，心理学家称之为"同船效应"（Knight & Gitterman，2014）。

丧子父母是一个特殊的群体。在社会上，人们难以理解他们的内心痛苦、特殊经历和心境。人们往往对他们会有"标签化"的看法以及有意或无意的排斥。这往往使他们较难和人们正常地交流。他们对外较难或不敢表述自己的哀伤和宣泄自己的情感。他们较难得到心理慰藉方面的有效帮助。他们主动或被动地陷入社会边缘化的状态而很难改变。

于是，丧子父母同质自助组织的出现似乎是一种必然。美国的"善爱之友"就是一个丧亲关怀公益组织。该组织以丧子父母心理康复为主要宗旨。它没有任何宗教、政治、社会阶层和种族的背景。它从1969年7个家庭在一家医院小会议室的活动开始，在不到50年的时间，成长为有30多万会员（免费）的全球最大的哀伤关怀组织。它协调、支持全美50个州700多个固定活动点的活动。它有8000多名志愿者，其中绝大多数是丧子父母，包括丧失全部或独生子女的父母。该组织每年向100多万名失去子女的父母和其他亲人提供心理关爱互助服务。在美国，这样的同质自助组织有很多，如失去全部或独生子女的父母自助组织、子女死于暴力的父母自助组织，子女因车祸死亡、战场阵亡或疾病死亡等的父母自助组织等。在美国，有1500万以上的人参加了各种类型的同质自助组织。

1969 年，西尔弗曼博士在女性丧偶者互助（Widow-Widow Programs）的研究课题中发现，有相同经历的哀伤者的互相帮助对她们的哀伤平复会有巨大帮助。她称这种同质互助模式为心理康复的"第一道防线"（Silverman，2004）。

大量近代心理学研究显示，丧亲者在哀伤中参加同质自助活动，有助于减少社会孤独感，有助于更快、更有效和更积极地应对丧亲之痛。当丧亲者一起面对生活的挑战时，他们可以和其他人分享他们的经历、感受和反应。他们可以分享逝者的照片和回忆。这些在丧亲同质组织之外是很难进行的。他们可以充分宣泄自己的情感，并获得他人的理解。在同一条"船"里，他们同舟共济，彼此信赖。他们可以给予彼此支持、理解、安慰和建议。帮助他人又可以使自己获得"赋能感"（Empowerment）和使自我效能感提高，从而提升处理哀伤和其他问题的能力。这样的同质互助还有共享更多信息的功能。丧亲者可以在倾听别人的经历时，发现应对和管理哀伤的新方法。此外，在同质互助中，别人的成长可以使自己受到鼓舞，这有助于大家看到更多的希望（Knight & Gitterman，2014）。

美国的哀伤心理标准教科书高度重视丧亲者的同质自助，并把它看作丧亲哀伤疗愈的重要方法之一（Kastenbaum & Robert，2015）。

梅奥诊疗中心官方网站建议，对于一些特殊人群来说，当家人或朋友无法在情感上和他们沟通时，参加同质互助小组有助于建立起理解的桥梁。该网站还列举了参加同质互助小组的主要益处，具体包括以下内容。

- 减少孤独感，在孤立、被人冷待和不合理的论断中建立自信。
- 减少痛苦、抑郁、焦虑和疲劳感。
- 可以敞开心扉表达自己真实的感受，而不被别人歧视和排斥。
- 提高应对挑战的技能。

- 对慢性疾病的疗愈保持积极性。
- 获得赋能感，重新感到自己对命运有某种控制感并增加对未来的希望。
- 促进对自身问题(包括疾病)的了解以及问题的改善。
- 更多地了解关于健康、经济和社会支持方面的信息。
- 通过帮助团体内的人来增强积极进取的精神，在助人中助己。
- 在为社会提供帮助时增强自信心，感受新的生命意义。

(三)　哀伤同质自助模式在我国的积极意义

　　我国哀伤同质自助模式的实践目前主要在失独父母群体中。正如第一章谈到的，失独父母是一个特殊群体。他们面对的压力和孤独以及所承受的哀伤超过了其他的社会群体，但是他们在专业心理支持方面能获得的资源又比较有限。由于网络技术的普及以及网络不受地域的限制，因此我国失独父母同质自助模式的出现是一种自然的结果。在韩生学的《中国失独家庭调查》中，他写道：

　　　　2001 年 9 月，8 岁的儿子阳阳因患先天性心脏病在睡梦中去世，母亲王子美那年正好 40 岁。失独的打击使她坠入万丈深渊。充满关于儿子的记忆的老房子使她悲痛无比。夫妻俩搬到城市的另一端居住。阳阳安葬在福寿园墓地。该墓园有自己的网站。王子美无意中发现，在这个网站上可以发表纪念文章。于是，她在网站上为儿子建立了一个"阳阳小屋"。她每天上网写纪念儿子的文章，每天看有多少人上网来访了"阳阳小屋"，看有多少人写了留言。在网上，她发现自己并不是唯一在经历痛苦的人。两年后，她请福寿园的工作人员帮忙，邀请有同样遭遇的 10 对父母举行了一次网友聚会。聚会的那天，网友们讲述着去世的孩子，边讲边哭，所有人也一起流泪。聚会从中午一直进行到晚上11点，大家久久不愿散去。相聚几次之后，大家感到该为这个团体起个名字，最终商定叫作"星星港"。星星是孩子，天上每一颗星星都是孩子明亮的眼睛；港是港湾，是告别痛苦、寻找平静的地方。

"星星港"于2003年7月正式成立。它是国内第一个失独父母同质自助团体，也是一个以提供精神支持为主的哀伤辅导团体。

目前，我国这样的失独父母自助组织已经越来越多，如北京的尚善公益基金会、武汉的温馨港湾等。自助组织的形式也趋向多样化。失独父母微信群和QQ群是现在最普遍的一种自助组织形式。失独父母在自助组织中抱团取暖，互相支持。

失独父母互助组织逢年过节也会组织活动，如文艺晚会、年夜饭等。他们通过不同形式的活动，为更多的失独父母创造出更多的走出家门与社会接触的机会。他们还举办哀伤疗愈心理小课堂讲座、养生讲座，组织朗诵群、歌唱群、旅游群等。鉴于我国目前专业人士资源还相对缺乏，他们就互相帮助，主动联系一些刚刚失去孩子的父母，告诉他们自己的经历，并鼓励他们。本书作者在失独父母微信群里看到，有时失独父母也会以实物和服务的方式为有困难的"同命人"提供帮助。比如，当有的失独父母住院接受手术时，其他失独父母会筹集资金和提供照顾，就像家人那样去照顾患者；当失独父母中有人去世时，其他在当地的"同命人"有时也会去参加葬礼和"守丧"。他们的彼此互助在一定程度上缓解了他们对孤独和死亡的恐惧及哀伤。

还有很多失独自助群体是和社会组织相结合的。在社会组织的引导和协助下，他们把封闭的群体变成了一座通向社会的桥梁。他们把目光放到社会公益中。他们从抱团取暖提升到向社会发光，并通过为社会服务获得人生新的目标，比如，温馨港湾的失独父母走进湖北省未成年犯管教所认养没有家人看望的未成年犯，让这些未成年犯感受到

"父母"之爱和家庭的温暖；失独父母向地震灾区捐款捐物，并组织成员赴灾区慰问；失独父母看望流浪儿童等(张必春，邵占鹏，2013)。

我国学者陈艺华等人在 2016 年对 240 名失独父母做了关于生命意义的研究，研究显示很多失独父母与"同命人"在一起时，可以获得某种积极乐观的生命意义。

本书作者于 2018 年 3 月，通过"爱在失独者之家"微信群向 453 位失独父母发出普查性调查问卷。我们的问题是"您认为参加失独微信群或失独人活动能获得心理安慰吗?"(最低是 1 分，最高分是 5 分。)

　　①没有帮助，请写 1；

　　②有一点帮助，请写 2；

　　③有帮助，请写 3；

　　④比较有帮助，请写 4；

　　⑤非常有帮助，请写 5。

我们收到了 55 个回复。表 3-1 是 55 个回复的统计结果。

表 3-1　参加失独微信群或失独人活动对心理安慰的帮助的调查数据

问题选项	没有帮助	有一点帮助	有帮助	比较有帮助	非常有帮助
各选项的回答人数	1	4	6	5	39
各选项回答人数占总人数的百分比	1.82%	7.27%	10.91%	9.09%	70.91%

上述统计数据显示，认为参加失独微信群或失独人活动对心理安慰"比较有帮助"和"非常有帮助"的人数比例高达 80%。调查的平均值是 4.4，标准误差值是 15.76。虽然这个调查没有采用随机抽样法，但大多数给出回答的人都是很少在群里发言或发帖的失独父母。这在一

定程度上提高了数据的置信度。

综上所述，失独父母同质自助对哀伤疗愈有着不可忽视的巨大作用。

（四） 疗愈建议

关怀者可以在适当的时候鼓励和帮助失独父母积极参加"同命人"组织。下面是一些可以帮助失独父母从"同命人"团体中获得帮助的建议。

• 当你感到无比孤独、恐惧和绝望时，请参加一个失独父母抱团取暖的组织。请参加他们的活动。你会发现你并不孤独。这个世界上不是只有你一个人在受苦。他们会给你一种力量，让你勇敢地生活下去。你会发现，这么多人都能挺过来，同样你也能。

• 当你感到不被他人理解时，请参加一个失独父母抱团取暖的组织。他们和你有同样的遭遇和经历，他们是最能理解你的人，他们会给你鼓励和帮助。

• 当你感到哀伤又无人可说时，请参加一个失独父母抱团取暖的组织。在这里你可以尽情倾诉你的哀伤，没人会说你是祥林嫂，没人会用异样的眼光看你。"同命人"会陪你流泪，给你安慰，开导和启发你。"同命人"的安慰发自肺腑。这种安慰会使你感到温暖。

• 当你思念孩子，想和人聊聊你的孩子时，请参加一个失独父母抱团取暖的组织。他们会和你分享他们孩子的照片和视频。这里有一种特殊的亲情，那是你在其他任何地方都不会得到的。

• 当你备受哀伤反应煎熬时，请参加一个失独父母抱团取暖的组织。他们都有和你一样的经历，会和你分享自己的经验。

• 当你暂时还无法和社会有正常交往时，请参加一个失独父母抱团取暖的组织。你可以从那里补充能量，为新的起航做好准备。

• 当你想知道怎么才能尽快地在打击下，重新有尊严地做人时，请参加一个失独父母抱团取暖的组织。那里有很多和你一样平凡的失独父母，他们会告诉你他们的经历和信念。

· 当你想去寻找新的生命意义时，请参加一个失独父母抱团取暖的组织。那里会有人和你分享他们的生命历程。

· 当你在节日(也被不少失独父母称为"劫日")里不再想和一群热闹的"外人"共度时，请参加一个失独父母抱团取暖的组织。大家会有很多办法让你在那个倍思亲的日子里感到一种特殊的温暖。

· 在网络技术高度发达的今天，你可以选择参加失独父母微信群、QQ 群。那里有实时的信息交流。

· 请你注意，参加失独群体时也要选择，选择最符合你的需要的群体。梅奥诊疗中心提醒：同质自助群体中可能存在风险，如有攻击性的成员，交流被极端情绪主导，缺少隐私保护，成员间存在人际冲突和情绪纠缠以及有一些不健康、不科学的建议等。

· 最后，你想要和社会有更多的接触时，让"同命人"助你打开带着自尊走向社会的大门。只有在适应了社会的"新常态"后，你才能真正恢复精神上的自由，同时你依然可以拥有对孩子如同大海一般的爱。

评论

当你感到自己被黑暗完全吞没的时候，请相信绝不只是你一个人在黑暗中。请寻找同行者和在黑暗中传递火种的人。当你坠入万丈深渊的时候，请相信绝不只是你一个人在深渊中。请寻找同行者和在深渊中奋勇攀爬的人。与同行者抱团取暖，你得到的不只是温暖，还有勇气、信心和希望。我们远古的祖先就是这样在无数次的浩劫中生存下来的。请相信，他们的血脉依然在我们每个人的躯体内流淌着。

二、如何缓解孤独感

一位失去女儿的母亲在博客里写道："追悼会结束后，亲友们都各自回家了。慰问卡和来访的人越来越少，直到不再出现。电话铃也不再响了。家里死一般的寂静。我们像是被遗忘在了荒凉的冰川上。我们需要自己来拼接破碎的心灵。"

失去子女的父母都不能躲避孤独，至少在初期是这样的。长久的孤独会将人摧毁。走出孤独是生命重建的重要一环。

（一）　孤独是封锁门窗的毒蔓

古希腊哲学家亚里士多德曾经说过："谁都会承认人是社会性动物。不说别的，单说他不喜欢过孤独的生活，而喜欢生活在比他自己的家庭更大的群体之中，就使我们看到了这一点。独自一个人的禁闭可以成为施加于一个人的最为严厉的一种惩罚。"

我国一项研究显示，高达 88.6％的失独父母感到孤独、寂寞（安民兵，2014）。这种难以排遣的孤独源于许多因素。它可能是自己无可奈何的选择，也可能是由于他人不知如何与失独父母相处，或者两者兼而有之。在失独父母和世界之间，横亘着一道看不见的高墙。构成这道墙的原因有很多。通过对文献的研究和与失独父母交流，我们对此做了一定的分析和归纳。

1. 情绪型孤独

情绪型孤独指的是内心孤独、孤单的感觉。

（1）触景生情的孤独感。丧子父母回到家里，看到孩子的房间空空荡荡。那个熟悉的声音在哪儿？那个阳光的笑容在哪儿？那个给自己带来过无数欢乐的身影在哪儿？谁来和自己共享生活的喜乐？谁来和自己分担生活的压力？谁来和自己见证曾经充满着美好憧憬的未来？除了死一般的寂静，四壁甚至连回音都不会有。走进这样的家，丧子父母怎么能不感到凄凉和孤独？

（2）沉浸于自我世界。当丧子父母全身心地沉浸在对孩子的思念中，他们老是想着与死亡事件有关的事情，想着无数的"如果……然后……"时，他们就会出现一种病态的哀伤沉思。万事都变得了无生趣，包括与外界交流。这时候，人很容易失去与外界交流的动力。有时沉湎在思念的悲哀中时，他们甚至会得到一种心理学的所谓"舒适的奖励"。这是一种自我选择的封闭和孤独，也最容易引发病理性哀伤。

（3）来自自卑的封闭。由于失去子女，因此不少父母会觉得低人一等。在这个世界上，与孩子的生命相比，事业、成就、名利，甚至自己的生命，其实都算不了什么。孩子是父母最大的成就、最大的事业、最大的骄傲和生命中最重要的一个部分。失去了子女，尤其是失去了独生子女，很容易导致父母的自我价值的丧失和强烈的自卑感。一个充满自卑感的人很难与人正常相处。更糟糕的是，这种自卑不是来自出身门第这类与生俱来的因素，而是来自从悬崖上掉下来的破碎的心。当自卑扭曲了心灵时，丧子父母就害怕与人接触。孤独是一种无奈和痛苦的选择。

（4）人群中的孤独感。孤独感并不是一个人在独处的时候才会有，有时候在热闹的人群之中时也会出现。比如说，一个失去独生儿子的父亲在婚礼上，看着热闹的人群，他突然觉得这一切喜乐在他的内心并没有激发起丝毫的涟漪。他发现自己是以一个局外人的角色看着热闹的婚礼的，他感到孤独，他的心是一个孤岛。

2. 社会型孤独

社会型孤独主要是指社交层面的孤立感。

　　(1)无法得到外界的理解。在丧子父母中有一句话："失去子女的痛苦，除了亲身经历，无人可以理解。"因为人类无法用哀哭、语言、绘画或其他方式，将这种痛苦真正表现出来。丧子这种特殊的灾难把一群父母圈在一个无形的高墙内，而世人无法穿透这道墙走近他们、理解他们。尽管不少人常爱对他们说"我理解你"。仅这句话，便已立起了一道高墙。在这个世界上，当一个人和另一个人不能彼此真正理解时，无形的墙就自然存在于两人之间。当周围的人都不能真正理解某人时，某人注定是孤独的。丧子父母对世人来说往往就是那个人。

　　(2)过度敏感导致逃避。多项研究显示，异常敏感是丧子父母的一种共性特征。一个普通的眼神对他们来说都可能是一种怜悯的示意，一声礼貌的"你现在好吗?"可能会被理解为"你孩子死了，你还过得下去吗?"他们如果回答"好"，那么他们是在自欺欺人;如果回答"不好"，那么又是在给他人传递负能量。在听到亲朋好友谈论自家的孩子时，他们自然会想到自己的孩子，伤口便会被重新撕开，只是没人会注意到他们的痛。很多寻常的琐事，都可以成为划开伤口的玻璃碴，于是逃避成了一种选择。他们选择远走他乡，搬到无人认识的地方去生活。这样可以减少伤口受创的机会。很多研究显示失独父母会拒绝访谈(张瑞凯，2012)。这种过度敏感的结果必然是孤独。

　　(3)对陌生的世界无所适从。失去孩子会使人对这个世界感到陌生。世界对他们来说曾经是有秩序的，比如，父母应该先于孩子离世。为什么现在颠倒了? 世界曾经是温暖的，为什么现在如此凄凉? 过去的亲友曾经彼此了解，为什么现在变得疏远? 过去的自己那么自信，为什么现在觉得自己如此渺小和软弱? 当人面对一个"陌生"的世界时，孤独是难免的。

　　(4)害怕自己的情绪影响别人。丧子父母常有心情变化和情绪不稳。无论是悲伤愤怒还是情绪低沉，都是社会在多数情况下不鼓励或者排斥的情绪。也许在丧失事件的初期，人们尚可接受这些情绪。但如果哀伤反应的持续时间超出了人们的预期，人们的失望或排斥就在所难免。有一位失独母亲在孩子好友的婚礼上，突然无法自制地痛哭起来，使得场面十分尴尬。事后她后悔不已，觉得自己给别人的婚礼败了兴。从此，她躲避一切婚庆喜事，进而又躲避熟人。她觉得自己无法像正常人那样做人、做事，她给人的都是人家讨厌的东西。她无可奈何地选择了孤独。

(5)躲避恶意的伤害。有一位失独母亲去街道办理失独抚助金手续时，那个街道办事员说："啊，是为了那个死孩子的事啊?"那位母亲忍住泪扭头就回家了，以后她再也没走进街道办公室。那里成了她的噩梦。

(6)社会对他们的刻意回避。这是很多丧子父母会经历的一种状况。家人和过去的朋友会刻意回避丧子父母，也许是不知如何与他们相处或说什么，也许是不愿感受哀伤气氛，也许是对长久在哀伤中徘徊的人感到不耐烦。

(二) 孤独可以致命

社会普遍追求欢乐和成功，哀伤很多时候是一种被社会排斥的情绪。同样，一个人长时间哀伤也很难被社会接受，因为它与社会主流价值观很难协调。另外，丧子父母自身也有难以融入社会的内在问题。他们和社会存在着某种程度上的"期望上相吸引，实际上相排斥"的现象。他们被社会边缘化并陷入孤独是一种不鲜见的现象，甚至可以说是一种常态。然而长久的孤独是有害的。美国心理学会第 125 届年会发表的一项研究显示，在社会上与他人保持正常联系被认为是人类的基本需求，它对幸福和生存至关重要。孤独和与社会隔离会损坏健康。极端的例子表明，孤儿院里缺乏与人接触的婴儿无法健康成长并且经常死亡。事实上,与社会隔绝或单独监禁是一种惩罚形式。该研究还指出:有充分证据表明,社会孤立和孤独感明显地增加早亡的风险,而且这种风险的危险程度超过了许多主要的健康指标(Holt-Lunstad,2017)。

此外,孤独切断了情绪宣泄的渠道,使人无法排遣内心的苦楚。这将加深内心的煎熬。孤独往往会切断人和社会正常的联系,从而使人失去社会支持的资源,以至于在需要时无人相助。孤独会使得信息闭塞,使人很难了解新的扶助政策,从而失去应得的权益。丧子父母的孤独和封闭容易导致延长哀伤障碍、抑郁症、焦虑症等疾病。

长期的孤独会损害人的认知能力、社会交际能力和沟通能力,损害生理和心理健康。正如美国的研究结果所显示的那样:孤独可以致命。

(三) 给关怀者的建议

在哀伤初期,情绪型孤独往往占主导,这时候丧子父母最需要的是亲朋好友的情感支持。研究显示,正如前面所谈到的,此时专业人员直接干预的效果往往不明显。但经过一段时间之后,社交型孤独会显示出来,这时候专业人员的直接干预会有更佳的效果,因为丧子父母这时候会需要"工具型的支持"(Instrument Support),包括必要的心理和其他方面的帮助。

对于有严重孤独自闭症状的丧子父母,关怀者的关怀往往会被拒绝。这时就需要经过专业训练的人员介入。他们首先要取得信任。必要的时候,他们需要得到亲友和街道的协助。提供一些实际的和服务性帮助,或者提供能帮助解决日常生活困难的信息往往会有助于打开第一道门。

对于缓解孤独感,在心理疏导时使用认知行为疗法可能会有较好的效果。

1. 认知调整的部分要点

认知行为疗法中有一步是认知层面的矫正，即对歪曲、不良认知进行扭转。

- 其实并不只有你一个人感到孤独和寂寞。

- 世界不会向你关闭所有的窗户。只要你积极寻找，你就会发现有很多窗户敞开着。请向你所有信得过的人敞开心扉，告诉他们你的苦闷，向他们宣泄你的情绪。但你首先要自己打开自己内心的窗户，这样才能让爱、光和新鲜的空气进入你的心里。

- 请你相信人间自有温情在，不要拒绝善意的帮助。当社会向你伸出手的时候，请你也勇敢地伸出手。只有在与人接触的过程当中，你才能知道他们是否能给你提供你所需要的帮助，使你避免与社会隔离，减少你的孤独感和寂寞感。

- 理解别人理解力的局限。这个世界上与你有同样经历的人毕竟很少，请不要期望人人都能理解你的内心。请包容和接受人们理解力的局限。你的经历使你比任何人都能更深地理解人的软弱。让它成为一种智慧。请你用智慧去看待和接受他人，让包容和接受成为驱散孤独的阳光。

- 不要用别人的眼光判断自己。你是一个可以继续对今后生活做选择的自由人。你活在你的生命中而不是他人的眼光中。失去了孩子并不意味着失去了尊严。你可以坚定地保持你的尊严。

- 孤独不会消失，但会缓解。孩子是人生最宝贵的财富和精神支持。失去孩子导致的孤独不可能彻底消失，因为那是一个没有任何东西可以填充的黑洞。但你依然可以寻找新的支撑点，也就是寻找新的生命意义。

•不要过于害怕自己的情绪会影响他人。你可以选择适当的对象和群体，如信得过的亲友、"同命人"或社工，向他们打开心扉。人们会接受你。

2. 行为调整的部分要点

行为调整是认知行为疗法的另一个重点，旨在通过行为上的努力进行调整。

•做自己感兴趣的事。当你暂时还不知如何改变你的孤独境况时，请妥善地使用你的时间，如做你感兴趣的事。利用独处时间做自己喜欢的事情。让这些时间能够更有意义和健康地度过。循序渐进，一点点前行，不断尝试新的事物。

•参加"同命人"群体。关怀者可以帮助丧子父母参加"同命人"网络群体。网上交流是走出孤独的一种最简便的方法。在那里，你没有交际的压力，但又可以接触到大量有益的信息，尤其是自信。因为你会发现，有很多人和你有一样的经历。在苦难中有同行者与你相伴，你并不孤独。

•学会重新认识这个似乎陌生的世界。你必须要接触这个似乎已变得陌生的世界。如果你还没有准备好加入某个群体，那么你可以先去公共场所，如大街、商场或公园。你可以走近有人群的地方。

•饲养适合你的宠物。小狗、小猫或小鸟都是一种陪伴。它们也许能使你展露笑颜。

•不要把时间放在会使你心情更糟的人身上。

•和自己的配偶充分沟通。

•尝试去帮助别人。助人就是最大的助己。如果你可以去做一些可以帮助其他不幸的人的事情，并由此获得心灵的宁静和内心的充实，那你已经在走出孤独了。

• 不要过度忙碌。适当忙碌是必要的，因为它可以让你不去关注孤独。但是过分忙碌会使你无法和自己心进行交流。长久的、持续的忙碌会使自己无法消化哀伤，也让自己无法融入社会。哀伤便会成为一项未完成的工作(Unfinished Business)。

• 接受或者邀请他人一起活动，并参加一些活动。

• 至少保持与外界网络联系。比如，你可以和你熟悉的人保持微信、QQ或者电子邮件的联系。你可以时常查看和发送短信给家人或者朋友。

• 学习重新与人接触。在街上，当你遇见熟人时，你要敢于用目光进行接触，在情绪允许的情况下，你可以和熟悉的人打招呼。

• 不用畏惧孤独。请在孤独中让自己依然能够接纳世界。

(四) 案例

这是一个特殊的案例。这是没有咨询师介入、走出孤独的自我救赎。这是一位失独母亲挣脱孤独的枷锁、寻求新生光明的经历。下面是原作者在《重燃生命之光——尚善暖心手册》中一篇短文的部分摘录。

我是黑龙江省大庆人，我的网名是"田间回望"。今天我把自己的故事分享给大家。我是一名普通的失独母亲，女儿是2016年7月7日在马来西亚旅游时遇到意外的。这突如其来的灭顶之灾，让我从天堂跌入了地狱。我一度对生活失去了信心。我将自己完全封闭起来，拒绝一切，删除了所有的电话号码，不出门，不见人，整日不想睁眼，浑浑噩噩地过着人不人鬼不鬼的日子。我就这样在家里封闭了一个月，极度绝望。当时的那种情形是无法用语言来描述的。在这一个月里，我也在思考：自己以后怎么办？后半生的路怎么走？

一个月后，我清楚地认识到，我内心的苦痛没有人帮得了，自己身上的伤口有多痛，别人永远都体会不到。家人和朋友的劝慰，只是在我的伤口上涂了一些消炎水而已。此时的我必须做出选择：是死，还是面对现实坚强地活下去？首先我想到的是，我还有兄弟姐妹，还有至亲至爱，还有太多的事没有去做。如果我这样走了，那我不是白来这人世间一回吗？天堂里的女儿是不会同意的。她的离去是迫不得已，不得不走。我只有面对现实，坚强地活下去，除此之外，别无选择。既然选择了活，该怎么活？就像现在这样吗？我整天以泪洗面，不下楼，不见人，还谈什么生活质量，不就是行尸走肉吗？我也不能像祥林嫂那样，我不需要别人的可怜和同情，我也不甘心就此沉沦。于是我寻找适合自己的方式开始新的生活。

有句话说得好：天上下雨地下滑，自己跌倒自己爬。一方面我咬紧牙关，咽下辛酸和委屈的泪水，开始上网寻找"同命人"。我在群里认识了网名叫"凝望天空"的姐姐。这位姐姐又把我拉进了几个失独群。我开始自救，并舔舐自己的伤口。另一方面我试着走出家门，与"同命人"相约去了北戴河，在那里认识了陌生而又胜似血亲的一群同命亲人。更有幸的是我进入了"上善暖心（3）群"，我结识了更多的未曾谋面的同命兄弟姐妹。我认为打开心门，让阳光进来，这一点很重要。只有你走出来，别人才能接近你。你融入得越多，品味才越高，你心头才越暖，笑声才越甜。人生有好多无奈，自己改变不了环境时，可以选择悄悄地改变自己；改变不了现实时，可以改变态度。我开始改变自己。2016年11月，"上善文苑天地"建群，我报名参加了第一期文苑天地诗歌朗诵会。我终于找到了朗诵这门最适合我的语言艺术。

2018年春节前夕，我荣幸地接受了毛老师的邀请，参与了"暖心音频"的收集、整理和筛选工作。我们音频制作小组的全体成员，在毛老师博爱的感召下，集思广益，克服时间紧、工作量大等困难，从"同命人"的精神需要出发，帮助更多的"同命人"从痛苦中顿悟。

> **评论**
>
> 人类有一种天生的抗挫力。这种抗挫力能使人类在无穷的苦难中站起来，包括冲破孤独的牢笼。关怀者从这个案例中可以看到在人的抗挫力被激发起来之后，失独后的孤独是可以被战胜的。

三、如何缓解愤怒

"有一股火一直在我心里烧着。我老是感到愤怒。什么事情都能够让我发火。我的亲戚和朋友们都躲避我。这让我生气。现在我尤其讨厌我的丈夫。无论他做什么事情我都看不顺眼。我准备和他离婚。不知为什么我一直无法控制这种愤怒的情绪，我一直想大声喊叫，又怕人家说我是神经病。"

陈艾丽(化名)激动地说着。她的儿子两年前在一场车祸中受了重伤。经过一周的抢救之后，儿子还是走了。他走得那天，离他25周岁的生日只差14天。在那场车祸中，两人轻伤。肇事司机没受伤，只被判了一年刑。"这实在是不公平啊！为什么会是我儿子？他那么善良，从不和人争吵，老天真是不长眼，让好人短命！"

愤怒是丧子父母常见的一种情绪。它是一种正常哀伤反应，但也需要调整和梳理。

（一） 不停燃烧的怒火

人有七情：喜、怒、哀、惧、爱、恶、欲。怒排第二。愤怒是人之常情。它也是哀伤反应中一种常见的情绪。心理学家伊丽莎白·库伯勒-罗斯（Elisabeth Kübler-Ross）在她的哀伤五阶段论中把愤怒作为哀伤的第二阶段。丧子父母在哀伤中可能会因为很多事情而愤怒。

> 他们可能会因为造成孩子死亡的人而愤怒。
> 他们可能会因为那些见死不救的人而愤怒。
> 他们可能会因为医生、护士不能救活孩子，或者因为他们冷漠的态度而愤怒。
> 他们可能会因为那个导致死亡的疾病而愤怒。
> 他们可能会因为孩子"决绝地抛弃"了他们而愤怒。
> 他们可能会因为自己的孩子的鲁莽行为而愤怒。
> 他们可能会因为自己没有能够保护好自己的孩子而愤怒。
> 他们可能会因为自己没有能够随同孩子一同离去而愤怒。
> 他们可能会因为对权力机构对孩子案件的判决不满而愤怒。
> 他们可能会因为朋友或家人没有向他们伸出援手而愤怒。
> 他们可能会因为世界没有因为他们的悲伤发生变化而愤怒。
> 他们可能会因为人们依然过着愉快的生活，丝毫不在意他们的感受而愤怒。
> 他们可能会因为自己的老朋友甚至连一个电话都没打来而愤怒。
> 他们可能会因为别人无法理解自己的痛苦而愤怒。

　　　　他们可能会因为他人一句安慰的话而愤怒，如"我理解你的痛苦"。
　　............

　　巨大的哀伤使愤怒就像一团火在心里不停地燃烧。即使一些平时不轻易动怒的人在这时候也会变得易怒和缺少宽容。怒火常常在哀伤的过程中，尤其在丧失事件的初期，紧紧地陪伴着丧子父母。

（二）　为什么哀伤会引发愤怒

　　美国心理学会官网载文指出，愤怒是人的一种本能。愤怒会激发起激烈的情绪和行为来保护自己和捍卫正义，它在一定程度上对人类的生存来说是必要的。此外，愤怒为生命提供了一种热情，谁也不能想象一个没有愤怒的世界。

　　为什么失去子女的哀伤也会引发愤怒呢？

　　美国心理学会官方载文指出，愤怒是一种哀伤情绪的转移，是一条逃避痛苦的通道。通过愤怒，人们可以暂时回避死亡的现实带来的打击。愤怒可以掩盖或替代由哀伤产生的极度痛苦的感觉，如恐惧、内疚、渴望、沮丧或绝望。

　　美国心理学家、教育家利昂·塞尔策(Leon F. Seltzer)博士说，愤怒实际上是对于自身的软弱无力的一种反抗方式。

　　愤怒还可以使人降低无助感，使人觉得依然对生活保持着某种控制感。对于丧子父母来说，子女的死亡剥夺了他们做父母的权利。愤怒所能提供的控制感是对巨大痛苦的一种缓冲和暂时的安慰。

　　哀伤使人处于绝望和荒凉的最低潮，而愤怒是一个重要的能量击发器。但它同时也在消耗巨大的能量。

　　在哀伤平复过程中，愤怒是需要释放出来的，就像悲哀的情绪需要宣泄一样。硬把愤怒压在心底就很可能会导致病理性哀伤。

（三）　愤怒的伤害

美国心理学会认为愤怒通常属于一种消极情绪，它是一种具有敌对性心理状态，并会伴随肌肉紧张、头痛和心跳加快。愤怒会使人出现喊叫、争吵、诅咒和讽刺挖苦等现象。愤怒也可能表现为紧紧握拳、向地上扔东西、折断铅笔或敲击墙壁。有时，愤怒并不通过肢体行为来表达，而是被闷在心里。

但是当愤怒失去控制时，人们感觉自己好像受到了一种不可预测的强大情绪的支配。这时候，愤怒就会变得具有破坏性。愤怒往往具有攻击性。愤怒使人行事鲁莽，对人待事失去公平；愤怒使人去做令自己后悔的事情，或说令自己后悔的话，并引发出更深的痛苦。愤怒可能导致一系列的问题，包括影响工作、人际关系以及生活的整体质量。

（1）愤怒可能会使人失去社会支持。一个充满愤怒的人很难从朋友或者社会中得到支持和帮助。愤怒会使他人误解自己。

（2）愤怒是婚姻的腐蚀剂。愤怒情绪的不当发泄，是丧子父母常见的婚姻离心剂，也常常是压垮夫妻关系的最后一根稻草。一位失独母亲说："我们几乎天天吵架。以前他还做点家务，现在他什么事也不做，成天看电视，到了晚上 12 点也不睡。他的脾气越来越大，我看他也越来越不顺眼，真不知道当初我怎么会嫁给他。"

（3）愤怒使同事间难以共事。"我的同事好像总是在躲着我。我身上又没有瘟疫，又不会传染，有什么好躲的。我那个老板也是的，哪怕没什么事，看到我也会绕着走。如果有事，就让别人来和我谈。我走进办公室看到这些人就心烦。"

（4）愤怒有害健康。经常愤怒的人在面对压力时，除了血压和胆固醇水平会升高以外，同型半胱氨酸水平也会升高。那是对心脏有害的一种氨基酸，会对心脏造成损伤。2002 年，美国一项有 12000 多人参加的研究显示，容易愤怒的人患心脏病的可能性是其他人的三倍。大量研究结果显示，哀伤使心脏病发作的概率大大提高。健康问题在本书第八章会有详细的讨论。

(5)转向内心的愤怒会造成心理问题。如果把愤怒压在心底，除了会增加溃疡、高血压以及心脏病的发作率，也容易导致焦虑症、抑郁症以及滥用酒精或毒品。

愤怒难以避免，它的能量不会消失，它必须被释放。心理学家利奥·马多(Leo Madow)说，愤怒是一种能量，它不能被破坏或遗忘，它必须被转换。

(四) 给关怀者的建议

关怀者需要知道，对于丧子父母来说，主要的问题并不在愤怒本身，而在于如何引导愤怒。美国心理学会的专家建议丧子父母需要用健康的方法来表达哀伤中的愤怒，尽量避免使用盲目的、仇恨的和恶意的话语对待他人。

美国心理学会建议用认知行为疗法来处理愤怒，因为愤怒和认知有关。愤怒也是一种道德情感，通常和"应该"的形式与正义导向的需求联系在一起。愤怒的人倾向于以自己所理解的公平方式做事，如果不能，就会感到伤害并转变为愤怒。这里面包含着认知成分。认知疗法就是要帮助愤怒的人重新审视他们对"应该"的认知，即他们的要求是否合理或适当。

另外，有时愤怒有着非常正当的理由。比如，一个酒驾的司机在车祸中撞死了孩子，但法庭却令人不可理解地从轻发落了他；没有防火措施的大楼里的一场大火夺去了无辜人的生命。这都是合理的愤怒的理由。但是很多时候，我们需要考虑的是，愤怒能解决问题吗？

美国心理学会建议，当你发现你不能改变已经发生的事的时候，你要更多地考虑改变自己。具体包括以下两个方面。

· 将愤怒从非理性状态调整到理性状态。用理性的态度考虑如何处理这些不公。一位美国母亲在孩子被酒驾司机夺去了生命之后，发起了"防酒驾妈妈协会"，致力于宣传安全行车。她把愤怒用另一种方式来表达，并得到了社会的大力支持。自 1980 年"防酒驾妈妈协会"成立至今，美国酒驾事故减少了 50%，37 万条生命免于酒驾之灾。

· 真的需要如此愤怒吗？有时候人们对一些事确实有理由愤怒，但你真的需要如此愤怒吗？我们需要认识到的是，在愤怒的后面，实际上是悲伤，所以处理好悲伤才是真正要做好的事情。

下面我们给关怀者提供梅奥诊疗中心对如何控制愤怒情绪的一部分建议。它们对于丧子父母也许会有帮助。

· 在情绪激动的时候，人很容易说出让自己后悔的话。这时候让自己停顿下来，不要让情绪迅速地爆发出去，以免伤害他人。

· 你在心情平静的时候，可以把让你感到愤怒的想法向合适的对象表达出来，听取他人的反馈。

· 如果你感到愤怒情绪在控制你，你可以去快步走路或者跑步，或花一些时间去做其他运动。

· 每天要给自己适当的休息时间。减少压力有利于情绪的稳定。

· 谈话技巧。使用"我"的语句来描述问题会减少冲突。比如，你可以说"我因你把东西放在过道上而很不高兴"，而不是"你总是把东西放在过道上"。

· 不要怀恨在心。宽恕是一种强大的工具。当失去了宽恕时，你可能会发现自己被痛苦或不公正的感觉吞没了。但如果你能原谅他人，你会感到平静。

· 用幽默来释放紧张感。幽默可以帮助化解愤怒，这是一种健康的表达愤怒的方式。它也有助于改变不切实际的期望。但是你要避免使用讽刺，因为它会伤害他人，并使关系变得更糟。

· 练习放松技巧。当你愤怒时，你可以学习使用放松技巧，尤其是深呼吸，想象一个轻松的场景，或重复一个平静的单词和短语(如放松)。你也可以找一把椅子坐下，让自己安静下来，深呼吸，专注于肌肉的自觉放松。此外，你也可以听音乐或写一些东西。

· 及时寻求帮助。当你发现你的愤怒正在趋于失控时，你一定要寻求帮助。咨询师可以为你提供安全的方法来表达愤怒，并帮助你用合理的方法来处理悲伤。

· 请你不要认为你在哀伤中的愤怒是"不正常的"。哀伤时的愤怒是正常的，也是允许的，但我们必须要用一个安全的、合适的方法来表达。

哀伤心理学家和丧子母亲桑迪·福克斯(Sandy Fox)说过："当你失去你所爱的人时，你的心中会积累愤怒。愤怒是正常的，但是不要让它把你领到另外一个层面，使你无法从那里返回。尽管人们难以理解你的痛苦，但请你不要把你的愤怒指向每个人和每件事。你最终会意识到，世界上没有人可以阻止那个悲剧的发生，因为它事实上已无可改变地发生了，所以请善待自己，宽容他人。"

（五） 案例

一位丧子的陈妈妈的愤怒情绪不断蔓延，并开始影响到了夫妻感情和亲友关系。她自己也意识到了这一点。她的妹妹认识另一位失独母亲李妈妈。李妈妈失去独生女儿已经十年了，但她一直在热心地帮助他人。妹妹希望请李妈妈来和陈妈妈聊一下。陈妈妈倒没有拒绝。

她们第一次见面谈到孩子时，都哭了。陈妈妈说："我就是一直想儿子，越想越难过。大家都说我脾气变坏了，我自己也觉得脾气变化很大。但是儿子走了以后，我高兴不起来。老公不和我说话。邻居看到我，点点头就走开，好像我是'扫把星'。一看到他们我就烦。我确实也容易发火。有一次我让老公去买青菜，他买了芹菜回来，不知为什么我就大发脾气，事后想想自己也没道理。"

李妈妈问道："你想儿子心里难过时，有没有和什么人谈过自己的心思？"陈妈妈说："找谁谈？人家根本听不懂。他们在背后还说我是祥林嫂，而且都还躲着我。"（注：陈妈妈哀伤情绪无处宣泄，在一切出口都被堵住时，哀伤便可能用另外一种形式，如发脾气来宣泄，根源还是在哀伤。）

李妈妈建议陈妈妈去加入一个失独微信群，并说明本地就有一个失独微信群。群友都是失独父母，在群里不需要用真名，可以用网名。在那里大家可以把不顺心的事都说出来，没人会说谁是祥林嫂。

于是陈妈妈加入了那个微信群。她看到有姐妹把孩子的照片放上去时，她也把儿子的照片放了上去。大家都说她儿子好帅，都来安慰她。有些失独十多年的"前辈"也来开导她。在群里，她还听了哀伤疗愈讲座。她意识到自己老爱发火是一种哀伤反应。她还听了李妈妈的建议，每天出去散步和练习深呼吸。渐渐地，她觉得压在心里面的那块大石头不那么重了。但是她想到儿子时，有时还是会哭。陈妈妈后来就不再那么容易发脾气了，夫妻关系也渐渐地恢复正常。

> **评论**
>
> 你用浑浊的黄河水把一个瓶子盛满，透过那瓶子，你看不到天，也看不到地，但是你若将那个瓶子安静地放置一会，待泥沙沉淀了，瓶子上部就全是清水。透过清水，你可以重新看到天、看到地。哀伤就像那泥沙，当它翻滚时，你看不清这个世界。发火只会使水更加浑浊，让人更加看不清自己和他人。采用适当的宣泄方式，适当地运动和调理身体以及适当地调整思想，哀伤的泥沙就可以在浑浊中沉淀。虽然哀伤依然沉淀在心底里，但它不会搅乱整个心境和让人用混沌的眼光去看待世界。
>
> 此外，浑浊湍急的黄河水一旦涌入大海，便会变得平静。大海的广袤和宽容可以包容泥沙，将浑浊变纯净。宽容可以平息愤怒。学会宽容是苦难中对自己最大的善举。请用宽容善待自己。

四、如何缓解愧疚感

"那天晚饭后，儿子跟我说他胸闷。那几天正是大考复习期间。我说：'考完试带你去检查一下。'第二天一早，儿子说还是感到胸闷，但那天是总复习，他又不想错过。我也没坚持让他休息。我下班回家时，看到他斜躺在沙发上。我问他感觉怎么样，他说还是感到胸闷。我让他继续躺着，就去做饭了。等我做好饭出来时，他已经没有知觉了。我马上打了120。在等待救护车时，我不停地摇他头，大声叫他的名字，但他没有反应。救护车终于来了，但已经晚了。救护人员说，他是突发性心律衰竭，如果当时马上做心肺复苏抢救，也许还可以救回来。7 年过去了，我无法原谅自己。我对不起儿子。如果我不让他去学校，或者当天一早马上送他去医院，或者懂得心肺复苏抢救的方法，儿子应该就不会走。全都是我不好。很长一段时间里，我真不想活了。我对不起他。我真不该活下来。"

陈晓玲(化名)眼睛直愣愣地望着窗外，像背书一样述说着 7 年前的那场悲剧。她无神的眼睛里已经没有泪水，只有悔恨。

丧子父母的愧疚感是一种常见的哀伤反应，也是一种需要处理的哀伤反应。

(一)　愧疚感重如大山

很多丧子父母对孩子都会有愧疚感。愧疚是哀伤中自然和常见的反应(Kübler-Ross & Kessler, 2005)。当心爱的对象死去时，只有人会去寻找缘由和解释，去考虑自己做了什么或者没做什么以及这与自己有什么关系。

愧疚与懊悔不同。愧疚是觉得亲人的离去是自己直接或间接造成的，懊悔则是觉得自己没去做什么而无法弥补。相对于懊悔，愧疚使丧子父母心理压力特别大，甚至会引发延长哀伤障碍(Stroebe M, Storebe W, Schoot, et al. , 2014)。

美国心理学家迈尔士和丹米在 1989 年对失去子女的母亲访谈研究

中发现，哀伤中常常会有 6 种愧疚感久久萦绕，令人难以释怀(Miles &
Demi，1986)。

1. 因果型愧疚

这也被称为责任型愧疚。丧子父母觉得孩子的死是因为自己做错
了某一件事。这种情况通常在丧失事件刚发生的时候表现得尤为强烈。
就像之前谈到的陈妈妈(陈晓玲)，她把孩子的死归咎于自己，理由是
她在得知孩子胸闷时，没有"不让他去学校"。

2. 父母角色型愧疚

父母角色型愧疚也被称为亏欠型愧疚。"我是他的父亲，所以无论
发生了什么事，我都是有责任的。"这种愧疚源于丧子父母相信自己可
以在自己的角色中发挥更大的作用以避免悲剧的发生。有研究显示，
母亲通常认为她们对逝去的孩子来说，本应该做得更好。

3. 道德型愧疚

"这是我因为过去做的错事而受到的惩罚。"丧子父母把丧失事件的
发生看成是对自己过去错误行为的一种惩罚，错误地把"善有善报，恶
有恶报"这种因果关系用在自己的丧失事件上。

4. 哀伤型愧疚

这种愧疚是指丧子父母因为觉得没有处理好自己的哀伤而感到羞
愧。丧子父母会想：我们哀伤是不是持续了太久？我们的哀伤反应有
没有令人不适？我们有没有把痛苦传给我们所爱的其他人？或者我们
因哀伤而产生的愤怒有没有造成对他人的伤害？

5. 恢复型愧疚

这是和哀伤型愧疚正好相反的一种愧疚。在《唐山大地震》这部电
影中，那个死里逃生、被人领养的女儿很多年后回去看望自己的生母。

她看到母亲依然住在一个破旧的房子里。她问母亲为什么不搬到新楼里去。母亲说："你不在了，我不能去享受生活。"有些父母会因为自己有愉快的感觉而感到愧疚。他们觉得这是因为对孩子的爱不够深，会觉得自己内心冷酷，并为此而感到愧疚。

6. 幸存者型愧疚

幸存者型愧疚是一种最令人痛苦的愧疚。"我最亲爱的孩子死了，为什么我还活着?"或者"死去的应该是我，而不是他。"

除了迈尔士和丹米所谈到的六种愧疚之外，在中国的文化传统下，我们还可以看到另一种愧疚，那就是传统观念型愧疚。很多中国失独父母背负着"不孝有三，无后为大"这种传统观念带来的愧疚，他们因为自己没有能够延续子嗣而感到愧疚。

（二）　为什么会有愧疚感

愧疚感是一种正常的哀伤反应，但它通常源于错误的认知，并会影响哀伤平复。

在哀伤中，人们经常容易犯的一个错误就是把自己的责任和实际的控制能力相混淆。虽然每个人对外界都会有一定的控制力，但这种控制力是有限的。如果丧子父母真的认为是自己想了或说了什么导致了孩子的死亡(如果他们真的认为自己有这么大的能量)，那么可以让他们试一下，重新想想或说说，看看能不能把孩子再带回来。其实丧子父母应该知道想什么或说什么并不是问题的关键。

保护孩子是每个父母的天性。从孩子出生的第一天起，他们就自然而本能地把保护孩子看作自己的一种天职。孩子离去之后，父母本能地会认为自己没有尽到这种保护的天职。

为孩子的幸福提供帮助，也是父母的一种天性。没有哪个父母不会为孩子的幸福操心。随着孩子的离去，父母突然觉得自己什么也不能为孩子做了，自然会觉得欠了孩子该做而不再有机会去做的事，这也会引发愧疚。

（三）　愧疚感的负面影响

当愧疚感变成了枷锁，它就会长久地锁住丧子父母的心，使他们被内心的痛苦吞噬，并导致病理性哀伤。2018 年，中外学者共同研究了内疚与复杂性哀伤和内疚与抑郁症之间关联的潜在差异。研究结果显示，内疚感的强烈程度与复杂性哀伤及抑郁症的严重程度有关。一年后的追踪调查结果显示，内疚感的强烈程度可以用来预测以后的复杂性哀伤和抑郁症。另外，与失去亲人相关的内疚感和复杂性哀伤的关系比它和抑郁症的关系更密切。研究还表明，在失去亲人的个体的心理健康方面，内疚起着极为重要的作用，甚至很可能是核心因素之一。因此，它对诊断病理性哀伤和抑郁症将有帮助。

（四）　给关怀者的建议

在这里认知行为疗法依然是应该选择的方法。因为这些问题都是和不合理的认知有关的。关怀者的工作是要先帮助丧子父母去调整认知上的错误。下面是关怀者可以和失独父母讨论的问题。

我们并不完美，就像每个人一样。完美是不现实的。我们不可能预先知道所有的事情。我们不可能出现在每一个地方，也不可能拥有掌控一切的能力。很多父母在面对孩子的死亡时，会希望自己能做到所有的这一切。这是不可能的。因此我们必须要接受不完美和局限性，没有必要因为自己的不完美而责备自己。

无论我们持有什么样的信仰，它们都会提供一些减少愧疚感的启发。宽恕和原谅极为重要。如果没有宽恕和原谅，我们永远也找不到希望，所以我们要经常不断地在反思中宽恕和原谅他人以及我们自己。

也许我们的不知情与孩子的死亡有关，但"不知情者不为罪"也是一句大家耳熟能详的老话了。如果你确信当你看到你的孩子有危险时，你会毫不犹豫地去救他，哪怕付出自己生命的代价，那么你就应该宽恕和原谅自己。在原谅的过程中，舒缓自己的哀伤情绪，这应该是对孩子的一种最大的爱和尊重。

关怀者要启发丧子父母重新审视"不孝有三，无后为大"这种陈旧的观点。孝顺是你对血缘先辈的尊敬、关爱，最重要的是你的内心。你的父母只会为你失去孩子而伤心，而不会指责你不孝顺。迄今为止，本书作者在对我国大量已发表的有关失独父母问题调查文献的查阅中，尚未看到有失独父母受到来自长辈的所谓不孝的指责，也没有其他任何人正面或侧面地指责他们不孝。在中国历史上，很多伟大的人物都没有子女，但他们并没有被人们说不孝。今天社会的观念事实上已经发生了巨大的变化。

我们无法改变过去。哀伤中有太多的痛苦。即便你真的做错了什么，你也要原谅自己。即使你认为那是巨大的错误，你也要从错误中吸取教训。同时，你还要去面对它。你没有权力将自己埋葬在愧疚的坟墓里。

放下愧疚的包袱并不等于放下你对孩子的爱。不要害怕放下愧疚就会丧失对孩子的爱。无论你做什么，爱永远都不会消失。

认知行为疗法提倡用理性的、客观的和多元化的方式去思考问题。以下是几位心理学家提出的一些方法（Baugher，2009；Nelissen，Rob，Zeelenberg，et al.，2009）。

（1）寻找一个能够聆听你的人，把你的想法和他交流。不要把愧疚感压在自己内心。

（2）认真地想一下：你心中的愧疚感是什么？你为什么要自责？你又是如何自责的？这种自责是否是理性的？你对自己的期望是否

合理？

(3)用理性的方法解释你的行为，注意你的良好动机。请你意识到，当不幸事件发生时，你在当时已经做到了你所能做的一切。

- 你并没有任何做伤害孩子的事的动机。
- 你所做的是尽你所能去爱孩子。
- 你无法控制所有的事情。
- 你并不是一个医生或者能未卜先知的人。即使医生也没有这种未卜先知的能力。
- 你不可能把孩子放在一个保险箱或暖棚里，处处保护着他。
- 你想象一下和孩子对话。你的孩子会希望看到你今后的生活是在痛苦中度过的吗？
- 写日记或者给你的孩子写信，告诉他你的懊悔，希望他能原谅你的不完美之处。
- 请考虑一下人们说些什么话可能会使你感到愧疚，并且你该如何对此做出反应。
- 把你的愧疚放置在一边，看一下自己会有什么感觉。想象一下，在将来的某一天，你不再用负面语言指责自己，会是怎样的感觉。
- 想象一下，如果你最要好的朋友有和你同样的愧疚感，你会对他说什么。
- 想象一下，你的自我惩罚对你的家人及关心你的人会有什么样的影响。想象一下，你是否可以放弃自我惩罚的行为。
- 从"我应该"或者"不应该"的死胡同中走出来，因为你不能改变过去。问一下自己，你从过去发生的事中学会了什么，今后应该怎样去做。
- 每当开始感到愧疚时，你就试着把注意力放在你和孩子有关的美好的回忆中。这些回忆会帮助你意识到，尽管悲剧已经发生，但你的孩子依然有过你给予的爱和很多美好的时光。

· 寻找到适当的方法，将愧疚感转变成一种积极的因素。比如，以你孩子的名义去做一些有意义的事情，包括参加帮助他人的公益活动。

· 参加一个"同命人"群体，群里会有不少曾经和你有同样想法的人，听听他们现在是怎么想的。他们的心路历程也许对你会有帮助。

· 如果你长期无法从愧疚中走出来，请寻求专业的帮助。

放下愧疚，只有从原谅自己开始。采用循序渐进的办法，让它从一个 500 斤的重担慢慢地变成 5 斤的担子。也许这个 5 斤的担子会终生伴随你，但是它绝不会压垮你。

最后，如果说愧疚感有什么积极意义的话，那么就是它让我们向更好的方向改变自己，让我们去做一个更有价值的人。

（五） 案例

本节开始谈到的陈晓玲后来的哀伤和自责情况越来越严重。在家人的建议下，她去寻求了心理关怀人员的帮助。关怀人员在仔细地了解了陈晓玲的情况后，注意到陈晓玲不正确的认知导致了严重的愧疚和自责。

关怀人员还和陈晓玲讨论了这个世界上有没有什么人能够事先看到以后会发生什么事，又有多少人学过人工呼吸或简易抢救等。通过讨论，陈晓玲也同意没人能事先想到会出那样的事情，尤其是儿子的身体看起来一直是挺健康的。渐渐地，她不再坚持都是自己不好。

陈晓玲后来又参加了失独群体的活动，看到很多失独父母都和她一样，曾经也有过自责，但后来也都从中走了出来。因为大家意识到人的能力是很有限的，不可能预见未来。自责实际上只会伤害自己，这也是孩子最不愿意看到的。

随着时间的慢慢流逝，陈晓玲一点点接受了事实，可以正常做家务，也能和社会接触了。

评论

自责是典型和常见的认知问题。人不是神，谁也不能预知未来。人世间有很多偶然因素会导致悲剧的发生。父母为失去子女而自责是常见的现象。关怀人员帮助调整认知可以有助于丧子父母客观地面对丧失事件，并为后面的哀伤工作清除掉第一块"绊脚石"。

五、如何缓解绝望感

"婚房都快装修好了。我们当时就希望孩子成家，可以见证他人生的幸福时光。但他怎么就突然走了？孩子一直是我生命中最宝贵的部分。我们虽是父子却如同朋友。不管多辛苦，只要看到充满阳光的孩子，我心里就会快乐。他就像一个光源，一个快乐的光源。他的未来是我最大的精神寄托。现在他走了，光没了，快乐没了，寄托也没了。人活着还有什么意思？我觉得自己就是浑浑噩噩的行尸走肉。我常问自己，我的未来在哪里？我的希望在哪里？"

陈力庆（化名）说。他的眼里充满了绝望。50多岁的他在孩子走后，一下子就白了头。

陈力庆的儿子毕业于一所名牌大学建筑系，事业很成功。就在准备结婚的前两个月，他不幸在建筑工地上因工伤事故死亡。当时他刚过了27岁的生日。

陈力庆说："我经常觉得很绝望，尤其是孩子刚走的时候。我觉得活着看不到希望，实在没什么意思。在将来的某一天，我自己结束自己的生命，应该是一个大概率的事件。"

绝望是一个可怕的陷阱，丧子父母唯有从中爬出来才能有未来。

（一）　绝望是无底的深渊

孩子的生命就是我们生命的延续。孩子没有了，我们的生命还能延续吗？

孩子就是我们的眼睛，通过他，我们可以看见充满希望的未来。那双美丽的眼睛永远地闭上了，我们看向未来的窗也永远关闭了。

在哪里，我们才可以安放我们愿意为之付出生命的对孩子的爱？

在哪里，我们才可以获得那种只有从孩子身上才能得到的特殊的子女之爱？

等我老了、病了，有谁会在我寂寞时给我打电话，有谁能把我送医院看病？

在我临终闭眼的那一刻，谁会在边上陪伴我？

今天我在孩子墓前放上一束鲜花，明天谁来为我安葬扫墓？

与孩子的生命相比，世上还有什么是更宝贵、更重要的吗？

　　对任何一个丧子父母来说，以上这些问题都时常会在脑海里盘旋。这种心如死灰、万劫不复的绝望感在丧子的初期尤为剧烈。

　　父母和孩子一起生活了么长的时间，看着孩子出生、学走路、学说话、上学……他们充满喜悦地看着孩子一天天长大。他们和孩子一起经历喜悦、困难甚至痛苦。

　　父母和孩子的生命是不可分割的。血缘这种特殊的关系使他们彼此紧紧相连。父母的未来、父母的生命价值都和孩子紧密地联系在一起。不管孩子怎样，多数父母都会无条件地爱他们，并从孩子对父母的爱中感受到无比的喜悦和幸福。这种喜悦和幸福是任何其他东西都替代不了的。血浓于水，它来自远古的生命传承，来自人类的最深层、最古老、最神秘也是最宝贵的本能。

　　孩子的离去是一种不可弥补、不可逆转的损失。这种损失剧烈地震撼了父母的心灵、价值观、人生观和世界观。它会改变父母对很多事物的看法，包括对自己的。丧子父母在沉重的哀伤中难以看到未来的希望和光明，绝望时常把他们压在无底的深渊。

　　对于我国的失独父母来说，这种绝望感将会更加严重。因为独生子女是整个家庭的中心，也是父母的未来。当失去独生的孩子时，他们整个生活和生活信念全都坍塌了。

　　绝望是一种难以描述的痛苦，是刻入骨髓、痛彻心扉的一剂毒药。绝望中的人仿佛在黑夜里迷失在了没有出路的原始森林中；仿佛深陷在没有丝毫生机的沼泽里，无望地等待着沼泥将自己吞噬。

（二）　心理专家谈绝望

　　长期以来，心理学界关于绝望的研究比较多地专注于绝望和抑郁症及绝望和自杀问题，并已经有较系统的理论和临床应用。但对于哀伤中的绝望问题则较多地关注于现象描述，这同样也反映在我国失独父母的研究文献中。本书作者在中国和美国的主要学术文献网上使用中、英文关键词"绝望、哀伤"和"绝望、丧亲"进行搜索，目前尚未能找到这方面的系统的学术研究文献。因此，我们先从绝望和抑郁症的研究入手讨论这个问题。因为它对丧子哀伤中有关绝望的认识和疗愈会有一定的启发。

心理学界很早就开始对绝望进行研究，并建立了较系统的有关绝望和抑郁及绝望和自杀的认知理论。认知行为疗法创始人贝克的绝望、抑郁症及自杀理论对近代的学术研究和临床实践都有很大影响，美国心理学家艾布拉姆森（Lyn Yronne Abramson）的抑郁无望理论（Hopeless Theory of Depression）在这方面也有很大的影响。

贝克在 1963 年提出，绝望是抑郁症的核心特征之一（Beck, 1963）。贝克在 1967 年进而又提出消极认知三联模型（Negative Cognitive Triad）。贝克认为消极认知三联模型是三种消极的和自我相关的信念：①对自我的负面看法（认为自己是有缺陷的、无能的和无价值的——自卑感）；②对世界的负面看法（对现实状况不满，并相信世界对他们不公平）；③对未来的负面看法（对未来能够实现期望的能力不抱希望——绝望感）。消极认知三联模型和抑郁症有密切关系，而绝望感是其中的重要部分（Beck，1967）。

贝克开发了测试绝望程度的量表（Beck, Weissman, Lester et al., 1974）。《贝克无望量表》可以检测人们对未来的负面预期的程度。分数为 0 到 3 分表示正常，分数为 4 到 8 分表示轻度绝望，分数为 9 到 14 分表示中度绝望，分数大于 14 分表示严重绝望。有关量表的具体信息见本书附录。

自贝克的量表问世后，心理学家用它广泛、深入地研究绝望和抑郁症及绝望和自杀之间的关系。学者们发现，绝望不仅是抑郁症的一个主要特征，还是抑郁症的一个重要预测因子（Håkansson, Soininen，

Winblad，et al.，2015）。此外，它还是导致自杀的冷酷的无形杀手。
1989 年，贝克和其他学者对有自杀倾向的人做了 5～10 年的追踪研究，
发现在无望量表得高分的人中最后真的有 90％的人不幸将自杀付诸了
行动（Beck，Brown ＆ Steer，1989）。

近年来，我国也有学者对绝望和自杀问题进行了研究。2013 年，
通过对山东和湖南地区青年自杀事件的研究，我国学者发现在导致自
杀的主要因素中，绝望的影响作用大于抑郁症。他们认为绝望很可能
是抑郁症和自杀的共因（Zhang ＆ Li，2013）。

1989 年，美国心理学家艾布拉姆森等人提出了抑郁无望理论。这
一理论直到今天依然深刻地影响着心理学界对绝望、抑郁和自杀问题
的研究。该理论对后来的相关研究具有很大影响。下面是学者们关于
抑郁无望理论的一些重要观点（Abramson，Metalsky ＆ Alloy，1989；
戴昶春，童张梦子，沈宏艳，等，2007）。

• 绝望感（无望感）。绝望感有两个基本特点：一是认为未来
不再会有自己所期望的美好，或者说未来只有不堪忍受的痛苦；
二是自己完全无法改变未来的痛苦。

• 绝望感（无望感）抑郁模型。绝望感（无望感）理论（Hopeless
Theory）认为，负面生活事件和负面认知是产生无望和抑郁的起始
点和间接原因。绝望感（无望感）则是导致无望和抑郁的必要和直
接的原因。凡对事物持负面推断的人，当面临重大负面生活事件
时，都会对事件的原因进行消极解释（负性归因），认为导致事件
的原因是稳定不变和普遍的，事件后果是糟糕的，事件的发生与
自身的问题有关。这种看法会导致个体形成绝望感（无望感），并
可能进而导致抑郁，严重的甚至会导致自杀。

• 绝望感（无望感）理论中有认知易感性（Cognitive Vulnerabil-
ity）因素。具有认知易感性的个体在认知方面有三个特征：①将负

面事件原因看作稳定不变和普遍的；②认为负性事件的结果将对整个生活产生不好的影响；③将负面事件归因指向自我，而不是外界。具有这类认知的人在遭遇负面事件后，会倾向于对其进行消极的归因。认知易感性因素与消极事件交互作用会产生绝望感（无望感），并极易引发抑郁。

• 绝望感（无望感）有多种症状：①缺乏主动反应，因为个体认为自己对改变消极的结果无能为力；②深陷于悲伤之中，对未来看不见希望；③有自杀倾向；④缺乏活力；⑤对一切冷漠；⑥缺乏心理上的积极动力；⑦有睡眠障碍；⑧注意力不集中；⑨心境消极认知，根据鲍尔（Bower）的心境情感认知观点，无望抑郁患者因感到持续的悲伤，所以对事物的认知也会更加消极；⑩自卑感，尤其是把负面事件归因于自我；⑪依赖感，依赖感与自卑有关。

（三） 绝望感对失独父母的消极影响

我们认为贝克提出的绝望认知三联模型以及它与抑郁症之间的关系，可以延伸到哀伤和绝望的关系中。

我们来看一下贝克提出的可能会导致抑郁症的绝望认知三联模型（见图 3-1）。相对应，我们列出可能会导致病理性哀伤的绝望认知三联模型（见图 3-2）。从图 3-1 中，我们可以看到可能导致抑郁症的负面认知在很大程度上是针对自己的；从图 3-2 中，我们可以看到可能导致病理性哀伤的负面认知显然是与逝去的孩子有关的。图 3-1 和图 3-2 都是三联模型，但细看可以发现它们的内容并不完全相同。从两者的不同中，我们也可以看到抑郁症和病理性哀伤的不同之处。对此我们在本书的第二章第二节有过讨论。

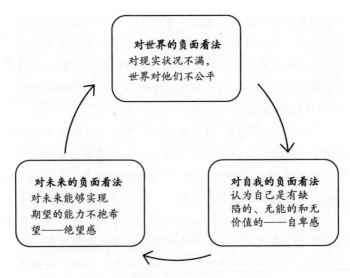

图 3-1　导致抑郁症的绝望认知三联模型

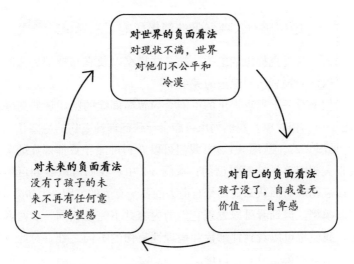

图 3-2　导致病理性哀伤的绝望认知三联模型

绝望认知会导致抑郁症和自杀，那么对于丧子父母来说，绝望认知同样也很有可能会导致病理性哀伤，并成为哀伤剧痛期自杀的预测因子。尽管我们还没有看到相关系统的学术研究，但这种假设应该有一定的合理性。因为事实上我国已有不少哀伤中的失独父母在子女死后选择了自杀。袁伟霞的一份调查显示，失独父母中有一半以上曾有过自杀倾向。

失独父母的绝望感是不容忽视的。它也是几乎所有丧子父母都会出现的一种哀伤反应。绝望感是死亡对宝贵生命的挑衅和威胁。如果丧子父母不能战胜绝望感，他们的心便会枯萎。走出绝望与哀伤平复和疗愈密切相关。

（四）　给关怀者的建议

关怀者在帮助丧子父母走出绝望时，首先要考虑的是如何从认知入手，帮助他们建立起新的生命意义。过去的一扇通往幸福的大门关上之后，我们需要思考一下是不是还有别的窗可以打开。不管那扇窗是否会像以前的那扇大门那样光明，只要它能照进一束能温暖你的光，你就要将它打开。弗兰克说过："绝望是你没有看到生命的意义。生命的意义是要去寻找的。"本书第四章专门讨论丧子父母生命意义重建的问题，目的就是要打开一扇新的窗户，让光重新照进被绝望乌云遮挡住的心。

正如以上所述，绝望感是一种与认知有关的意念和情绪。在无望理论的基础上，认知行为疗法会有助于调整人对未来的积极认知，使人在无路可走时，另辟蹊径走出遍地荆棘的荒野。本书将在第八章讨论认知行为疗法在哀伤疗愈中的使用。

下面还有一些具体建议可供关怀者向丧子父母提供。

　　•当你被巨大的绝望感笼罩且痛不欲生时，请不要认为你的余生将永远如此。这种令人窒息的绝望感其实是正常的，也并不是只有你一个人经历过它。在这个世界上，几乎每一个失去孩子的父母都会经历它。它也许会持续很长一段时间，如一年、两年或更长的时间。请相信，它最终会一点点减少。

· 请你依靠你的家人，感受一下亲情的存在。你要知道你的家人也在为你流泪。相对于朋友，家人的帮助可减少绝望感的效果更为明显。你会看到世界依然有爱和温暖。

· 你静静地想一下，在这个世界上，还有没有其他让你觉得有意义或有意思的事情。

· 你静静地想一下，除了为人父母需要承担的使命，你是不是还有其他使命。请你想想你的配偶、你的父母、你的好友以及你的工作。这个世界会有很多人需要你。

· 只要你还活着，你的孩子也就还活着。因为孩子是你生命的一部分。只要你活出笑容，你的孩子在你的心里和你的记忆里也会活出笑容。

· 你可以考虑以你的孩子的名义去做一些力所能及的事情，比如，做一些公益或者帮助别人。你会发现你在传递光明的时候，也正是你穿过绝望的黑暗隧道走向光明的时候。

· 你可以寻找和你有类似经历的"同命人"，和他们分享你的绝望感受，看他们是如何从绝望中走出来的，也许你会从中得到一些启发。

· 你可以向你信任的亲友说出你的痛苦和想法，听听他们给你的建议。请记住，当你能更多地表达出你的绝望时，更多的希望就会意外地展现在你的面前。

· 克服绝望感将是一个漫长的过程。你在今后生活中还会碰到新的困境，并可能会产生新的绝望感。但是请记住，只要你能够有自尊地活着，那就是一个最有意义的未来。

·请你把自己一点点放开。你可以通过一系列小的步骤来完成。每天提醒自己，把自己从绝望的枷锁中释放，从几分钟、十几分钟，到一小时……就这样，循序渐进地改变。

·如果你长时间陷在绝望感中并觉得活着毫无意义，那你就要及时去看专业医生。

六、如何缓解自卑感

"在孩子的葬礼以后，我们去向在我们最艰难的时候为我们提供大量帮助的朋友登门送礼致谢。有一位朋友的反应令我们很难过。记得我们按了门铃之后，他开了门，收下了礼物，却把我们拒在了大门之外，不让我们走进他家。当时我感到有点奇怪，因为这并不像是过去的他。很快我和妻子就意识到，在他的心中，也许我们是两个有晦气的人，或者是会将晦气传染给他的人。"

纪东（化名）说毕苦笑了一下。他的女儿在 21 岁时，因为一场车祸死亡。他说："再后来，差不多 3 年后，有一次在超市，我遇见了小学同学。他看到我时，眼神充满了怜悯，他问我过得好吗。我相信他是好意，但我感受到的是一种怜悯，一种令我低人一头的怜悯。"

（一） 自卑感是哀伤的阴影

自卑感是一种因自我否定而产生的自惭形秽的情绪体验，是一种认为自己不如他人的自我意识和自己瞧不起自己的消极心理。

丧子父母往往会有非常强烈的挫折感，这会改变他们对自己、对他人以及对世界的看法，这里包括看问题的方法和由此得出的结论。

巨大的挫折感，往往使他们难以躲过自卑的阴影。自卑的最可怕之处，就是它默默地躲在人们不易看见的角落，无声地噬咬着人的心灵。自卑的人会尽一切可能去隐藏它。很多时候，丧亲者在表面上摆出自信的样子，但回到家里摘下墨镜，又会流出眼泪来。

1. 内心萌生的自卑感

不少失去孩子的父母就像是在心理上被截肢的"残疾人"。他们没有外在残疾，但内心却有着不少深刻的自卑感。

在失去孩子的同时，很多丧子父母感到自己还失去了原来令自己骄傲的身份，那就是为人父母。孩子走了，他们多年的心血和所做的一切都付之东流了，他们已经不再被他们的孩子（他们最珍爱的生命）需要了，他们似乎突然间变得微不足道了。

在失去孩子的同时，很多丧子父母感到自己还失去了原来所拥有的对生活的安全感，焦虑和不自信深深地刻入了他们的内心。

在失去孩子的同时，很多丧子父母感到自己还失去了原来所拥有的对生活的控制能力。这会引发一种强烈的无助感。如果你无法保护好自己的孩子，你的控制自信从何而来？一个对生活控制能力缺乏自信的人，往往是一个对生活充满无助感的人。他们往往还会有一个共同特点，那就是自卑。

对丧子父母来说，愧疚和自责将会加深不自信和自卑。

我们在前面谈过，失去孩子的打击，往往会使丧子父母降低处理生活以及工作的能力，使他们的经济状况和健康状况每况愈下。这会使他们越发缺少自信，加深自卑感。

2. 社会造成的自卑感

社会对丧子父母存在着不同程度的有形和无形的歧视。这和旧的文化传统以及迷信想法有关，比如，无子便是不孝，丧子便是晦气，前世或现世罪孽的报应等。

某些媒体的宣传对于失独父母也带有一定程度标签化的解读。虽然很多解读反映出的不少失独父母的消沉状态是准确的，但这种解读无形中也会产生标签化的影响，反过来使失独父母更加自卑。

丧子父母由于哀伤会出现记忆下降、注意力难以集中以及抑郁等哀伤反应。这些反应容易使他们的工作效率下降及在职场上受到排挤。这也会引发自卑感。

社会中也有很多人会向他们表达同情，这种善意的表达，对于敏感的丧子父母来说，有时会加深他们是另类或特殊群体的感觉。这也会引发自卑感。

丧子父母自卑感的表现包括以下几个方面。

· 孤僻行为。由于感到处处不如别人，他们就会变得内向、冷漠、不合群、独往独来、离群索居。

· 人际恐惧症。他们害怕与人交往，不喜欢与人沟通，会尽可能地回避所有可以回避的人际交往，甚至远远离开家人、朋友或者社区，在社会交际中自我"流放"。

· 选择性交往。有一部分失独父母会选择与"同命人"群体交往，对其他人际交往持排斥态度。

· 否认现实。因为自己看不起自己，他们索性破罐子破摔，不去正面对待现实中的问题，甚至借酒浇愁或通过吸毒自我麻醉。

· 过于敏感。他们过度敏感，容易对外界事物进行负面猜测。他们经常琢磨别人对自己的看法。即使别人并无恶意，他们也往往会从消极方面去猜测。有时候一句玩笑话对他们来说可能就是一个致命的打击。

· 消极自我暗示。在新的环境中，因为自卑，消极心理暗示会造成心理负担。

·脾气暴躁。有些人无法排解自卑的压力，便会变得脾气暴躁，动辄发怒。即使因为鸡毛蒜皮的小事，他们也会大怒。他们会怨天尤人，认为天地之间难以容身，人海茫茫，唯他们多余。

·嫉妒心理。看到别人的孩子健康愉快地成长，他们心里会充满嫉妒。他们会想："凭什么别人可以有完整的家？可以比我过得更好？"

·依赖感。这是和拒绝与外界接触及拒绝外界关怀正好相反的一种表现。这种自卑感表现为对外界有过于强烈的依赖感。这里要注意，不要把合理的求助要求和依赖感混淆。这里的依赖是指不去做自己本来能做的事，而是希望让别人来替自己做自己能做的事。

（二） 心理专家论自卑感

心理学界对自卑感以及它和抑郁症的关系有不少研究。

美国心理学家的自我标签（Self-labeling）理论对理解哀伤中自卑感和抑郁症的关系有很大帮助（Thoits，1985）。自我标签理论认为自我的概念是从社会关系中产生的，并在社会关系中得到支持。一个人的自我认知的形成是从具体到广义的，即首先来自那些他们最接近的人，然后是更广泛的人群。在大多数的情况下，社会是排斥哀伤情绪的。这往往会导致丧子父母用自卑感来做自我标签。

马斯洛认为，人类对安全和社会归属的需求是人的生存需要的基础。当一个人在社会上受到排斥，感到被困住和无能为力时，自卑感便产生了。

很多心理学家都认为，绝望感和自卑感是一对引发抑郁症的孪生兄弟。这个观点在心理学理论研究和临床实证中都得到了广泛支持。

贝克的抑郁症认知行为模型指出，对事物不合理的认知信念是由于个体有易感性的心理素质(Vulnerability Diathesis)。当被巨大的事件(压力)激活时,持有这些不合理认知信念的人便会以消极和扭曲的方式解释事件。反过来,这些负面解释亦会导致个体对自己、对世界和对未来产生负面信念。我们在前面谈到的贝克消极认知三联模型中也包含着自卑感。贝克将这些信念称为消极认知三联体,并假设它们是各种类型抑郁症的核心特征。它还会引发抑郁症的其他反应,如生理紊乱(睡眠困难)、动机紊乱(被动和退缩)以及情感紊乱(强烈的悲伤)(Beck,Rush,Shaw,et al.,1979)。

(三) 自卑感对丧子父母的消极影响

对于丧子父母来说,自卑感是一种哀伤反应。自卑感与愧疚感不同。自卑感是对自己缺乏信心,因自己看不起自己而产生的痛苦感觉;愧疚感是因为对他人做了不当的事,或没做该去做的事而产生的痛苦感觉。

我国有一项心理调查显示,43.3%的失独父母有严重自卑心理(巫吴婧媛,2016)。美国2008年的一项对丧失配偶的调查显示,羞耻和自卑感会导致延长哀伤障碍(Dellmann,2018)。

自卑感对人最大的伤害在于它不仅仅让人感到孤独,而且让人感到自己在人际交往中受到了排斥,自己没能力改变这一切。这会加深绝望感。

自卑感还会导致嫉妒,让人总觉得其他人的生活完美。强烈的嫉妒可能是无意识的,但它和自卑感有关。嫉妒可能会让人希望看到被嫉妒的人受到伤害。这是一种有害的负面心态(Burgo,2013)。

(四) 给关怀者的建议

目前,认知行为疗法已经被应用在抑郁症疗愈中,并取得了令人瞩目的效果(Beck,1991)。认知行为疗法同样也被应用在哀伤疗愈中。

认知行为疗法可以帮助个体提升自信，克服自卑心理。近代心理学还有其他一些应对自卑感的方法，如自我效能（Self-efficacy）理论。自我效能理论注重提高自身功能，应对自卑感和消极情绪。

在这里，我们列举一些有益于在哀伤中克服自卑感的认知和行为方法，供关怀者向丧子父母建议。

1. 认知调整

以下是有助于克服自卑感的认知调整方面的建议。

• 正确评价自己。丧子父母不要因为失去了孩子，就觉得自己一无是处。每个人至少可以做一个善良和有自尊的人。我们都应该让自己成为自己最好的朋友。

• 独立精神。如果我们太注意他人对自己的评价，那么一定生活在一个痛苦的陷阱之中。我们必须要意识到，社会并不会对哀伤无条件、无止境地接纳，所以一些对哀伤父母的负面评论的产生是很难避免的。它不可避免，我们又无法改变它，所以我们所能做的就是用一种全新的方式对待它。就像一句名言所说，走自己的路，让别人说去吧。

• 拥有一颗感恩之心。感恩是生命中的大善、大智。伟大的科学家霍金说："我的一根手指还能活动，我的大脑还能思维；我有终身追求的理想，我有爱我和我爱着的亲人和朋友；对了，我还有一颗感恩的心。"感恩可以驱散自卑。

• "天无绝人之路"。这种信念可以减轻不安，增加信心。我们要相信，我们可以选择，可以分析，可以判断，也可以应对困难局面。

• "活好当下"。我们要把每一天都看作一份礼物，珍惜它，过好它。这样可以避免产生对往事的羞耻感和对未来的恐惧感。

　　•提高耐挫力。凡事既要往最好的方向努力，也要做好最坏的准备。

　　•接受自己。事无完事，人无完人。生活有时很困难。我们都想做得好，但我们也都会犯错误。我们必须要放弃自责，即便真的做错了什么。即使是做了不可挽回的事情，我们也要原谅自己，从错误中吸取教训，只有这样我们才能重建自信，不被自卑捆绑。

2. 行为调整
以下是有助于克服自卑感的行为调整方面的建议。

　　•把注意力放在生活中美好的和可以愉悦自己的地方。人的本能是寻找乐趣，而不是无趣。无论发生了什么，这种本能依然存在。如果不去关注它，我们便感受不到它。如果关注它，它反过来可以走进我们的心里。不要认为感受乐趣是对孩子的不爱。无论多么微小的愉悦，我们都要为自己能感受到它而高兴。

　　•确定力所能及的目标，做力所能及的事，可以增加自我成功感和增强自己的自信心。

　　•适当地补偿自己。补偿是人的天性。我们可以做一些让自己感到骄傲的事情来补偿自己。

　　•积极尝试新事物。与其日日忧心忡忡，独自烦恼，不如付诸行动，做点事情。积极尝试新事物可以消除生活中的单调，调整一蹶不振、灰心丧气的状态，使人重新掌握生活的主动权。

　　•和与自己有共同经历的个人或群体建立关系。和他们在一起，丧子父母不会有自卑心理，因为大家的心境、感受和状态是相似的。你可以向他们表达你的感受，并了解你所经历的情绪是否正常；讲述你的故事，回忆让你自豪的事情。我们要学会在消极的时候从强者那里获得力量和支持。

· 写一份自我肯定的清单。无论是想法还是行动，只要是积极的，就应该给予自己一个自我肯定。

· 人有避害趋利的本能。自己可以决定做对自己身心有益的事情，比如锻炼身体。当你能保持健康时，你会开始对自己感觉更好。

· 为有需要的人提供帮助，不仅能使被帮助的人得益，还有利于增强自己的自尊。自尊的恢复和建立是与不断提升自己的过程同步的。

· 保持健康的日常生活。通过健康饮食、适当运动和充足睡眠来保持健康。健康的身体是恢复健康的心灵的本钱。

· 做自己爱做的事情。丧子父母可以参加自己喜欢的活动，如烹饪、旅游等。

· 寻求更多社会资源的帮助。丧子父母只要不放弃与社会的连接，就更容易摆脱自卑感。

· 只有自己内心真正坚强、充盈起来，自卑感才会退却。

关怀者尤其需要注意以平等的心态对待丧子父母。他们在艰难中需要的支持、帮助和你在艰难时一样。

第四章
重建生命意义： 哀伤疗愈探索

第一节　意义疗法： 在苦难中寻求生命意义

　　韩生学在《中国失独家庭调查》中写了这样一个故事。NPO绿色生命组织理事长易解放的独子曾留学日本。2000年5月22日，她的儿子在前往中央大学上学的途中遭遇车祸，英年离世。易解放悲痛欲绝，万念俱灰，觉得生命突然变得毫无意义。她起初一直摆弄儿子的遗物，在泪水中度日。一天，她看到了儿子的红色记事本，里面记载着内蒙古沙漠化的详细资料。她想起和儿子生前的一次谈话，当时儿子谈到毕业后要去内蒙古沙漠植树以及想为阻止中国沙尘暴尽力的愿望。儿子的愿望点燃了妈妈生命中新的希望，她从绝望中看到了生命新的意义。

　　易解放辞掉了工作，丈夫关掉了诊所。他们成立了NPO绿色生命组织，全身心地投身到儿子生前所期望的植树治沙的公益事业中。他们计划要在10年里植树110万棵。易解放拿出了儿子的赔偿金和自己的积蓄，在炎热干旱的内蒙古通辽市库伦旗开始了植树造林。第一年，他们种活了1万棵。到了第五年，他们只种活了11万棵。积蓄耗尽，捐款不够。她便把家里的房子卖掉继续干。苍天不负有心人。她的故事终于从沙漠里传出，中日媒体广泛报道。各路捐款和志愿者纷纷到来。2010年，他们提前3年完成了种植110万棵树的承诺。她在日记里写道："孩子，谢谢你！你的存在，妈妈已经知足，因为你是上天恩赐的天使。天使终要归去，谢谢你！你的离去，妈妈已趋平静，因为在辽阔的内蒙古，总有生命替你活着！"

易妈妈和她的孩子的生命将在内蒙古葱绿的树林中永远焕发出生命的青春。绿色的生命可以战胜黑色的死亡。即使在最绝望的深渊中，人也可以找到活下去的意义。

一、意义疗法的历史沿革

人的生命有没有意义？什么是生命的意义？它对人来说有多重要？当人生充满无尽的苦难时，生命还有意义吗？如何才能找到意义？古往今来，人们纷纷从哲学、宗教、伦理学、自然科学及心理学等角度对其进行探讨。

维克多·弗兰克尔（Viktor Frankl），一位奥地利的犹太裔脑神经科及心理医生从心理学角度对此做了一种独特的诠释，并在此基础上创立了一个新的心理治疗理论学派。直到今天，它依然对世界心理学的发展有着重要的影响，包括哀伤研究及哀伤疗愈。

弗兰克尔的存在心理治疗法（Existential Psychotherapy）被称为继弗洛伊德的心理分析及阿德勒的个体心理学之后的维也纳第三心理治疗学派。弗兰克尔在心理学上的主要贡献是他靠自身体验创立的意义疗法（Logotherapy）。所谓意义疗法是指协助求治对象从生活中领悟自己生命的意义，进而面对现实，去努力追求和实现生命的意义，并在困境中积极乐观地生活下去。1946年，他在一次公开演讲中首次使用了意义疗法一词。

弗兰克尔早年就开始接受精神分析思想。他的心理学文章也被弗洛伊德推荐发表。第二次世界大战时期，他被囚禁于纳粹集中营。他的父母和妻子先后都死于集中营。在他被囚禁之前，他的思想就已初步形成。在集中营时期，他注意到有些人在苦难的高压下，能够坚强地生存下来，有些人会放弃生存下去的希望。他发现但凡能够勇敢生存下去的人都对生命意义有着积极的认识和追求。这使他早期的一些基本思想得到了深刻的检验，他也从中感受到了生命意义的强大。意义疗法在本质上是一种存在分析方法。它与精神分析的不同之处在于，它立足人性，深入探讨人生问题，并通过对人生问题的分析，帮助治疗对象思考和寻找人生的意义。

弗兰克尔认为，当人曾经拥有的人生目标全部都被摧毁后，唯一不会被摧毁的是人的"选择自由"。即使在逆境中，人依然拥有自由去选择用什么态度和方法面对现实，并给自己一个忍受痛苦的理由。如果人觉得自己的生命有着某种意义，那他就不会在苦难面前一味悲哀、绝望，相反，人会拥有面对和承受苦难的勇气和力量。弗兰克尔写道："除非失去了生命的意义，生活中没有什么是不能承受的。"他认为生命的意义并不是一种抽象的概念，它要非常明确而具体。唯此方能使"意义"具有真正的意义。

他在《活出生命的意义》一书中深刻地讨论这个理论。该书是他仅仅用了九天时间写成的，先后被印刷了九百多万册，并被翻译成三十多种语言。该书也曾多次被评为美国十本最具影响力的书籍之一。他的理论不仅对心理学有着巨大影响，而且对现代哲学的影响也意义深远。

在近代哀伤心理研究中，意义疗法在哀伤疗愈中的应用已经受到了广泛的关注。学者们在意义疗法的基础上，发展出意义中心哀伤疗法(Meaning-Centered Grief Therapy)，并应用到临床中。研究结果显示，它是一种有效的哀伤疗愈方法(Breitbart，2016)。本书作者认为，它对我国失独父母的哀伤疗愈来说也是一个极有价值的方法。

二、意义疗法理论简介

很多学者从不同角度去诠释意义疗法，本书作者认为，最清晰和扼要的诠释来自维克多·弗兰克尔意义疗法学院的官网对意义疗法的介绍。

> 维克多·弗兰克尔的意义疗法是基于这样一个前提：人类受寻求意义(Will To Meaning)驱动。它是一种在生活中寻找意义的内在动力。意义疗法有以下基本原则。
>
> 　1. 无论在什么情况下生活都是有意义的，即使是最悲惨的生活。
>
> 　2. 我们生活的主要动力是我们拥有在生活中寻找到意义的意愿。
>
> 　3. 我们拥有自由去寻找意义。它可以存在于我们所做的事和我们的经历中。当我们面对不可改变的痛苦状况时，我们依然有自由去选择采用什么态度和方式去应对。它本身也就是一种意义。

人不能从自身去寻找生命的意义，而必须从外部世界去寻找。尤其在最黑暗的时候，人更应该寻找对自己有积极作用的人生意义。它可以来自对家人或对某一个人的爱，可以是你所向往的爱或者生活，可以是想要做的事，也可以是一个政治理念、一种信仰，甚至求生的愿望。

三、意义疗法的近代引用

（一）　生命意义的定义

生命意义的定义是什么？弗兰克尔并没有对它给出特定的定义。他认为每个人的意义是不同的。中外学者从不同的角度去为它做了很多不同的定义，这里就不去一一陈述了。

本书作者认为，迄今比较全面的定义来自著名心理学家保罗·王(Paul T. P. Wong)的解释(Wong, 1998)。他认为个体的生命意义由以下三个元素组成。

认知元素。它是在文化环境和个人建构基础上建立的，是对生活的合理性、目的性及重要性认知。它和信仰及价值观有关。

动力元素。生命意义包含着对有价值的生活目标的追求。它具有目的性和激励性。它受认知元素影响并反映在行动上。

情绪元素。它同样受情绪元素的影响。人在追求的过程中获得积极感受和成就感；这些反过来又鼓励进一步的追求。

综合来说，个人的生命意义是在人们认知元素的影响下，选择行动的目的，设定生命目标，获得个人价值和成就感。三者关系可见图 4-1。

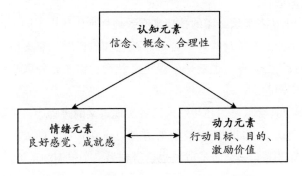

图 4-1 个体的生命意义三元素之间的关系

（二） 意义中心疗法

意义疗法的临床应用在过去的二十多年中有了很大发展。其中比较受人瞩目的主要有意义中心疗法（Meaning-centered counseling）（Wong，1998）。

弗兰克尔的意义疗法基本原则是意义中心疗法的基础。前者注重哲学和精神层面启发的方法，后者在前者基础上加以延伸和扩展，注重认知和心理治疗的方法。无论问题表现在认知、行为还是情感上，意义中心疗法认为它们与生命意义的认识都是有关的。它注重深刻了解现实存在的问题，建立一套可接受且可行的意义体系，去认识什么是人生有意义的事情。简单地说，它通常包括以下几个步骤。

（1）帮助来访者深刻了解他们问题的原因。这里的重点是寻找他们的核心价值观、内心的信念、对现实的考虑以及他们内心的想法。

（2）帮助来访者建立一套积极的生活意义，并在此基础上建立可以实现的且有成效的生活。他们将会去学习自身的价值以及了解他们在生命中到底需要什么东西，并把他们的梦想、激励因素转变为具体的任务和生活的目标。

（3）为来访者提供必需的技巧来有效地处理生活中不同的问题。当人们遇到不能改变的现状，如苦难、孤独和焦虑时，意义中心疗法强调的是寻找内心资源，也就是乐观主义和精神需求，并以此来应对生活中的现实问题。

（4）提供社会认可。在帮助来访者实现意义的过程中，咨询师不仅要提供社会认可，同时还要鼓励来访者去建立有意义的人际关系。通过这些人际关系，来访者的成长也会得到另一个层面的认可。

在这个过程中，咨询师不仅仅是一个被动的聆听者和一个平等的解决问题的合作者。咨询师的角色应该类似于教练，为来访者提供技术帮助和鼓励。

（三）　生命意义源

谈论生命意义，不可避免地就要考虑生命意义的来源，即生命意义源。

意义中心疗法临床专家布赖特巴特（Brietbart）博士把佛兰克的生命意义源做了以下归纳（Breitbart，2016）。

• 创造力：成就、事业、艺术、爱好和生活等，包括我们的职业、志愿者工作、参与的团体活动和社会事业等。

• 经验：把爱、人际关系、接触自然、艺术和幽默融入生活，如我们的家庭、亲人、大自然、园艺、海滩、博物馆和宠物等。

• 态度：面对生活的困境时，将个人悲剧转变为希望。在逆境中，变不可能为可能，如学习新的东西、应对经济压力、勇敢面对悲伤和损失、坚持不懈地恢复疗愈等。

• 历史：过去的生活痕迹、今天的和未来的生活，如生活经历中的故事，家族的历史，与我们名字相关的故事，值得骄傲的事以及希望为后人留下的东西。

学者也提出了其他一系列的生命意义源（Wong，1998）。它涵盖了基本的生物需求和高层次的心灵需求，其中包括：满足食物、住所和安全等基本需求；休闲活动或兴趣爱好；创造性工作；人际关系（家庭或朋友）；个人成就（教育或职业）；个人成长（智慧或成熟）；社会和政治活动；助人为乐；持久的价值观和理想（真理，善良，美好和正义）；传统和文化，包括文化遗产或民族文化组织；为子孙后代留下遗产和值得记忆的痕迹；宗教信仰。

以上这些生命意义源对于多数在正常生活环境中成长的人来说都具有一定的代表性。但是考虑到经受了丧子打击的父母，这些意义源的明确性和针对性需要进一步细化。

我国学者近年来针对失独父母的生命意义也开展了一定的研究。2016年，陈艺华等人采用《生命目的量表》对240位失独父母的生命意义感进行测量（陈艺华，叶一舵，黄凤南，2016）。该研究发现失独父母明显缺乏生命意义感。研究者进而又选取生命意义感得分较高、生活适应较好的14位失独父母作为访谈对象，并列出了这些失独父母对生命意义源的理解（见表4-1）。

表4-1　失独父母生命意义源的三级编码

失独父母生命意义源的三级编码			
三级编码 （节点参考点数）	二级编码	一级编码 （节点参考点数）	参考点举例 （节点参考点数）
生命意义源	亲情(12)	再生育(4)、抱养(3)、抚养孙辈(2)	再生育；抱养一个健康的小孩；抚养孙子、把孙女带大。
		夫妻相互抚慰(3)	老伴健在；夫妻相互抚慰。
	健康快乐(10)	自娱自乐(7)	自己的快乐自己找；听歌、跳舞；珍惜当下；享受生活。
		同质群体抱团取暖(3)	和"同命人"在一起做什么都开心。
	服务他人与社会(6)	同情别人(3)	看到汶川地震好多人失去孩子，别人也很苦，要去帮助比我们更苦的。
		回报社会(3)	帮助失独父母；资助贫困大学生；做义工；帮助和开导别人。
	宗教信仰(3)	信仰佛教(2)	拜佛；经常到寺庙走一走；学习佛学，积德行善。
		信仰基督教(1)	信仰基督教：孩子只是上帝送给我们保管的珍珠，早晚上帝都会收回；迟早会和儿子在天国相见。

　　路智鹏于2018年通过对4位失独父母访谈，发现失独父母的生命意义源可以分成内部和外部两个部分。来自内部的生命意义源有7个方面：祭奠孩子、工作、亲情、抱团取暖、亲社会行为、艺术创造和

宗教信仰；来自外部的生命意义源有 4 个方面：苦难归因、思考人生、益处发现和接纳命运。根据上述 11 个生命意义源，该研究进而归纳出 4 种不同的生命意义源：生活质量、苦难认知、情感体验和自我实现。路智鹏写道："保持生活质量是失独者对生命存在状态的一种本能化理解和实践过程，失独者会自然地关注自身的身体健康状况，探索未来的养老问题，并通过一系列的方式来保持生命的质量和水平。苦难认知是失独者对人生经历的各种磨难的理解及人生态度。情感体验是他们在日常生活经历或人际关系互动中获得的情感层面的心理资源。自我实现是他们在利用和发挥自身潜能的基础上，追求理想的人生目标，感受到自己对社会的存在价值和意义的积极心理体验的过程，并达到一种自我满足的境界。"（路智鹏，2018）

生命意义源研究的具体化和通俗化对我国哀伤者生命意义疗愈的工作将会有极大的帮助。

（四）　意义疗法对我国丧子父母的意义

孩子，特别是独生子女，在我国父母的心目中意义极大。很多父母几乎把自己全部的生命意义都放在了孩子身上。有一位失独母亲说："中国人活着就是为了一个孩子，孩子没了，还有什么活头？"她的话在失独父母中是具有一定代表意义的。所以对失独父母来说，重新建立新的生命意义显得尤为重要。目前我国有越来越多的学者注意到这个问题，也有不少相关的研究，但是这方面的研究，尤其是临床实践还有很多工作要做。

从易解放的故事中，我们可以看到失独父母在建立了明确的新的生活意义之后，便可以不被哀伤吞噬，并可以活出一种新的有价值的生命。他们在助人的同时也帮助了自己。

四、生命意义评估工具

在生命意义的研究中，心理学界开发了很多测量量表（Reker，2000）。我们在这里做部分介绍。

(1)《生命目的量表》（Purpose In Life Test，PIL）（Crumbaugh & Maholick，1964）。PIL 是测量生命意义和目的的量化工具。它的有效性得到了较广泛的实验数据的支持，但是，人们不喜欢它复杂的形式，因为在使用时被测试者常难以完成问卷。即便如此，它曾经仍是被广为使用的一种测量工具。

(2)《关注生命指标》（Life Regard Index，LRI）（Battista & Almond，1973）。LRI 是对积极的生活意义进行测量的工具。在不少研究中，这个测量工具获得了充分的肯定。但在后来的研究中，人们发现 LRI 的各维度相关性不佳。

(3)《生命态度量表》（Live Attitude Profile Revised，LAP-R）（Reker，1992）。它有 48 个条目和 6 个维度。它包括目标、相关性、选择和责任、接受死亡、存在空虚、寻求目标。它还包含了生命意义源：生活目标、相关性、生活的使命、方向感、逻辑关系和稳定的自我理解，理解他人和生活等。它可以用来预测心理健康、身体健康、情绪稳定、自我控制、生活满意度、自我超越价值以及抑郁和被孤立的感觉。它同样也融合了意义疗法的概念。

(4)《生命意义源简易量表》（Cources of Meaning Profile-Revised，COMP-R）（Reker，1996）。这是第一个测量生命意义源的量表。它包含 17 个条目，评估 4 种不同的意义源：自我超越，集体主义，个人主义和自我关注。在研究应用中，人们发现这个工具缺乏在不同文化和语言环境下的敏感度。

(5)《苦难意义量表》（Meaning In Suffering Test，MIST）（Starck，

1985)。这个测量工具用于测量人们在经历痛苦的时候寻找的意义的努力程度。它并不是一个常用的测量工具。

在过去的十多年里，随着对这个领域研究的重视，心理学界出现了更多的相关问卷。这里就不一一陈述。但有两个测量工具还需要提一下。

(1)《个体意义量表》(Personal Meaning Profile，PMP)(Wong，1998)。它有 57 个条目。首先测量人们对意义的理解，然后归类为 102 个子条目，再对它们做进一步归纳。其过程较复杂，但提高了准确性。

(2)《生命意义及意义来源》(The Source of Meaning and Meaning in Life-SoMe)。它包括 26 个来源，并把终极意义分为 4 个维度：自我超越，自我实现，秩序以及幸福和社区(McDonald，Wong & Gingras，2012)。

在这么多的测量工具中，本书作者认为，对丧子父母来说，《生命态度量表》(LAP-R)是一个值得考虑的工具。因为直到今天，它依然是最为普遍的工具之一。它曾被二十多种不同测量工具验证，显示出了可靠性(Talbot，2002)。目前心理学界唯一的一本以失去独生或全部子女的母亲的研究数据为基础的心理疗愈手册，就使用了 LAP-R，并同样具有很好的信效度。

五、案例

(一) 案例一

此案例是美国一个心理治疗团队的疗愈课程内容的简介(Lichtenthal & Breitbart，2015)。该团队的负责人是上面提到的布赖特巴特博士，该课程名为个人意义中心心理治疗(Individual Meaning-Centered Psychotherapy，IMCP)。其方法是让治疗对象将对自己身份的认知和生命意义相结合，从对自我身份的深入认识着手寻找生命的意义，并在困境中建立对生活的信心。这个课程的设计和实施最早是针对癌症晚期患者的。课程的目的是使用不同的意义源来帮助患者寻找适合自己的生活意义和生活目的。在这个过程中以下几点需要融入其中。

　　①介绍意义的概念。

　　②小组体验练习，以加强领会。

　　③咨询师引导讨论，使讨论注重如何把意义用于应对困境。

　　讨论注重以意义源为引导，同时也会适时讨论自由、责任、面对现实、真实性、克服内疚、应对困境等，但这要围绕意义中心治疗的理念进行。

"个人意义中心心理治疗"每周课程提纲

第一课

意义源的概念：介绍和概括。

课程目标：学习一些故事和介绍意义源的概念。

第二课

癌症及其意义：诊断出癌症前后的身份变化。

课程目标：对身份形成认识以及对癌症造成的影响有一个大致的了解。

第三课

往日生活的意义源：生命是一个不断变化的经历（过去、现在、未来）。

课程目标：通过对以上三种经历状态的探讨，理解自身经历的内涵。这里包括过去的生活经历，目前的生活经历以及未来将会有的经历。治疗对象要做对自身经历进行梳理的功课。

第四课

如何看待意义源：如何面对生命的局限性。

课程目标：探讨弗兰克尔的意义疗法的核心原则，我们最终拥有自由和能力去选择我们的态度来面对苦难和生命的局限性，并从我们的选择中寻得生命意义。

第五课

意义源的创造：将人的创造力和责任感投入生活。

课程目标：建立对创造力和责任感的认识，并视其为生命中重要的意义源。

第六课

体验生命意义源：把爱、大自然和幽默与生活联系起来。

课程目标：通过体验生命意义源来理解其对生命意义的重要性，特别是通过体验爱、大自然的美妙和幽默来理解。

第七课

转变：对未来的思考和期盼。

课程目标：重审意义源。重审关于经历的功课。对治疗课程和影响进行反思，讨论对未来的期望和如何把治疗课程中学到的内容运用到日常生活中。

课程共有120人参加，以小组为单位。结果显示该课程取得了很好的效果。虽然课程对象不是丧子父母，但其原理和方法可供参考。就像五阶段论一样，它起初是应用于晚期绝症病人，而不是丧亲者。由于篇幅关系，我们在此只列出了疗愈课程提纲。从本节的讨论，我们应该可以看到其方法的重点和特点。

（二） 案例二

安迪是一个很有主见的小伙子，他喜欢音乐、技术和他的一群好朋友。他的母亲叫苏珊，是一个"疯狂"爱他的母亲，尽管他俩时常会有一些争执。

在安迪15岁时被诊断出患有尤文氏恶性肿瘤后，他的爸妈就全身心地关怀和照顾他们的独生儿子。他们一直陪伴在安迪的病床边，直到安迪17岁时离世。苏珊随即辞去了一家工厂高层经理的工作。她感到自己的世界一片空虚。她封闭自我，感到难以融入社会。14个月后，苏珊依然深陷在哀伤剧痛中不能自拔，她开始接受治疗。

咨询师采用了意义中心哀伤疗法。他们首先关注的问题就是帮助苏珊寻找她生命中最有意义的经历。咨询师提供了一系列的意义源，并帮助苏珊寻找最有价值的个人身份。一点也不令人吃惊的是，苏珊把成为安迪的母亲放在了最高的位置。咨询师继续帮助苏珊使用不同的方法来保持这种身份感，如继续和安迪的两个最要好的朋友保持联系，与他们互发信息或者一起进餐。苏珊的自我价值定位也体现在工作方面，她曾经是一位优秀的企业管理人员。在咨询的过程中，咨询师和苏珊一起寻找新工作，如帮助那些深陷困境的非营利组织。苏珊决定使用在咨询中建立的理念去建立一个小型的有意义的慈善组织。这个慈善组织通过本地乐队的音乐会来募捐资金，去帮助患癌症的儿童。这也是苏珊的儿子安迪生前最期望做的事(Lichtenthal & Breitbart，2016)。

由于原书篇幅的限制，这个案例没有得到充分展开。它是一个提示。目前意义中心疗愈正受到哀伤心理研究者越来越多的重视。很多著名的学者都已参与到这项研究工作中。

> **评论**
>
> 本书作者认为，意义其实并不复杂。
>
> 当你心存善良和满怀着爱来珍惜自己历经磨难的生命的时候，你的生活就是有意义的。
>
> 当你心存善良和满怀着爱来看这个世界的时候，你的生活就是有意义的。
>
> 当你心存善良和满怀着爱来感受这个世界的时候，你的生活就是有意义的。
>
> 当你心存善良和满怀着爱为这个世界付出的时候，你的生活就是有意义的。
>
> 无论你做到了以上四者中的一个、两个、三个或全部，你的生活都是有意义的。
>
> 因为只有善良和爱才能真正给你灵魂深处带来平和的宁静和无声的喜悦，使你看似平凡或不平凡的生活变得多姿多彩和充满意义。

第二节 意义重建：从浑浊走向光明

韩生学在《中国失独家庭调查》中还写了一个故事，名叫《儿子留下的，就是我的事业》。它来自对北京尚善公益基金会理事长毛爱珍的采访。

毛爱珍的儿子尚宇博曾经是我国优秀的新生代演员，后因抑郁症跳楼身亡，时年 28 岁。当毛爱珍的丈夫告诉她这个噩耗时，她觉得天顿时塌了下来。为什么儿子会这样离去？毛爱珍带着剧痛四处寻问，探访名校专家。后来她终于得知是抑郁症这个无形杀手夺走儿子的生命。

儿子最喜爱做公益。除了演艺外，他把帮助有需要、有困难的人视为自己的另一个事业。就在他离世的前四天，他还和毛爱珍一起准备了两大纸箱的衣服捐助给尘肺患者。他还给一位叫赵文海的尘肺患者寄去了 2000 元。"我要帮助更多的人"是儿子留给这个世界最后的心愿。

毛爱珍在得知中国每年因抑郁症自杀的人高达 20 万后，她感受到了一种使命，找到了一种全新的生命意义，那就是帮助抑郁症患者。

在尚宇博去世一周年之际，毛爱珍成立了我国第一个以关注抑郁症为主要服务宗旨的公益组织北京尚善基金会，她担任理事长。在她的领导下，基金会为普及抑郁症知识和失独父母哀伤疗愈做了大量的工作。毛爱珍把对儿子的爱融入对更多受苦人的爱中，她用更广博的爱和奉献去实践自己新的生命意义——"儿子留下的，就是我的事业"。

毛爱珍的故事不仅令人敬佩，更给人一种启示：找到死亡事件的原因并从中得到积极的启发，是开启新的生命意义和战胜困境的一条艰难而宝贵的路。

本节所介绍的哀伤疗愈方法和毛爱珍的故事有某种本质上的不谋而合。

一、建构主义基础上的意义重建理论沿革

罗伯特·纳米尔是近代哀伤疗愈建构主义理论和实践中最受瞩目的领军学者。他不仅是一位建构主义心理疗愈理论家，同时也是一位经验丰富的临床心理实践家。他早期曾致力于如何面对死亡和自杀干预的学术研究，后来才延伸到丧亲哀伤领域。

他的学术方向和他提出的意义重建理论与他的个人经历有直接的关系。就在他十二岁生日的前两天，他父亲因不可治愈的眼疾而自杀。后来他的母亲日日以酒浇愁，又不时被自杀念头困扰。作为长子的他

早早结束了自己的童年，开始扮演起安慰母亲的咨询师角色。进入大学后，他的学习涉及不少领域，包括临终关怀和与死亡相关的学科，人生意义和应对焦虑及死亡的存在主义心理疗愈理论以及自杀干预等领域。在 2000 年的一段不长的时间里，他接连失去了母亲、岳父和最亲密的挚友，他更深切地体会到哀伤的痛苦。这一切似乎是偶然的经历却极大地触动了他，并改变了他的研究领域。他开始把研究重心转到丧亲后的心理疗愈领域。他的早期研究为他的意义重建理论及疗愈实践提供了扎实和重要的基础。

传统的哀伤理论偏重于关注不同阶段的哀伤情感反应或者是由哀伤引发的病理性问题。到了 20 世纪 80 年代，不少新理论的出现拓展了哀伤领域研究的领域。21 世纪初，纳米尔注意到建构主义概念和方法有助于哀伤研究和疗愈。他写道："我看到建构主义概念和方法可从一种不同却更具有建设性的角度去理解人类对哀伤的反应。"

2001 年，纳米尔提出了意义重建理论（Neimeyer，2001）。该理论很快受到了哀伤研究学者的广泛重视。

纳米尔最初的研究重点是生者在受到创伤性打击之后人生意义的失落和迷茫。哀伤会使生者对人生意义及自我价值持负面态度，使生者缺乏安全感以及无法把过去和今后的自我身份连续起来。纳米尔写道："在我们看来，创伤性损失扰乱了自我叙事结构的连续性，使人不能认识自己的身份。"纳米尔认为，人生意义是由一系列人生经历的故事组成，痛失亲人会使故事的连续性受到破坏。他用生活事件连接方法帮助来访者把故事串连起来，也就是让人把人生经历的重要事件及大起大落的事件一一列出并组织成序。后来，他提出不同形式的叙事模式和方法。他认为建构主义和叙事疗法的结合对哀伤疗愈有巨大的帮助。

在一项研究中，他的研究小组向 1000 多名丧亲者提出了更为开放的问题：他们失去亲人的感受；丧失事件是否给他们带来了任何积极的启示或生活教训；他们在失去亲人后自我身份的意识是增强了还是减弱了。在研究中，他注意到如果无法合理地理解丧失事件（Sense Making）和看到积极因素（Benefit Finding）就很可能导致延长哀伤障碍（Neimeyer，2011）。

纳米尔认为意义重建理论的形成得益于大量的临床实践。这些方法的临床成效推动了意义重建理论的发展。他曾在一个哀伤理论研讨大会上说："我们作为哀伤疗愈的专业人员终于有机会将我们的临床实践融入理论中。"

自从意义重建理论提出之后，已经有越来越多的学者参与了它的研究和发展。它在理论和临床实践中都取得了令人瞩目的成果。

二、意义重建理论介绍

（一）意义重建理论介绍

纳米尔认为，人不仅活在一个物质世界里，还活在一个精神世界里。这个精神世界包含着人生经历中的记忆、反思、希望、遗憾、信仰和价值观等。这一切可以被统称为生命意义。正是因为人类具有这种能力，他们才可以构建和生活在一个具有意义的世界里。

1. 建构主义和意义疗法

这里我们引用纳米尔的话来解释（Neimeyer，Burke，Mackay，et al.，2010）。

> 弗兰克尔指出"……追求意义是心理健康和人类繁荣的关键。"
> 建构主义是一种后现代心理学方法，它强调人们会将意义赋予他们的生活经历。建构主义的一个基本命题就是，人类有动力去建立和维持一个有意义的自我叙述。它可以定义为一种总体认

知—情感行为结构。它把微观叙事融入宏观叙事，并把日常生活经历变成一种稳定的自我认知。它以此为基础来建立我们独特的情感和目标，并指导我们在社会舞台上的表现。个人的身份基本上是自我叙述的产物，因为我们的自我认知的形成来自我们的经历及与他人的互动。

2. 丧失事件对意义的颠覆

现实世界往往与人们的想象不同，尤其在重大灾难和丧失发生后。比如，父母失去孩子这样的灾难具有巨大的毁坏性，直接挑战人对生命秩序的基本期望，即年轻人应该比年长的人活得更久。重大的丧失事件会动摇人对于生命意义的信念，这时就会出现意义危机。意义的基础（即自我叙事）将会被重新思考和被改变。同时新的生命意义需要被建构。新的生命意义可以是积极的，也可以是消极的。也有人无法找到任何意义。

3. 意义重建（Construction Of Meaning）的核心要素

（1）意义建构（Sense Making）。意义建构，也可称为合理理解，包括三个方面。第一，丧亲者从实际层面上理解死亡事件发生的具体过程和原因。正如本节开始所谈到的，毛爱珍一开始就是到处走访，寻求这么优秀的孩子会放弃生命的答案，直到她发现了抑郁症这个元凶。当人们从实际层面得到答案之后，合理理解便会扩展到第二层面，即有关自己的问题，如"我是谁？""我还是母亲吗？""这对我的今后会有什么影响？""它对我将意味着什么？"再往后，合理理解便会延伸到第三层面的问题，如"为什么会发生在我孩子的身上？""为什么苍天如此不公？"等。能否从这些问题中得到合理的答案对以后的意义重建工作至关重要。如果人们无法理解丧失事件，或者理解完全是负面的，如"世界不公""苍天不仁"等，愤怒、悲观、绝望就会给人造成很大的负面影响(Gillies，Neimeyer & Milman，2014)。

一项对1022名丧亲者的研究显示，在丧亲事件的早期，能否得到合理解释对以后的哀伤平复至关重要(Holland，Currier & Neimeyer，2006)。

(2)寻求益处(Benefit Finding)。这里的益处是指在丧失事件后，丧亲者寻求对自己的认知、情绪和行为有积极意义的结果和启示。下面我们列举部分常见的有积极意义的结果和启示。

- 个人品格方面的提高，如同情心、同理心的提高，增强对人的理解力。
- 更懂得感恩，不把得到的一切益处看作一种理所当然，对他人的帮助不仅会有感触而且会表达感恩。
- 个人社会行为的改进，比如，去做有益于社会的事情，尤其是去帮助那些正在经历着痛苦的人。
- 增强抗挫力，打不死的我，变得更加强大，增加应对困难的勇气和能力。
- 对新事物具有更开放和灵活的态度。
- 学习新的东西，接受新的教育，寻找新的事业。
- 与原有的一些朋友关系变得更好，又建立起新的人际关系。
- 改进生活方式，中断一些消极的人际关系。
- 为其他失去孩子的父母提供启发，如自己是如何应对艰难的过程的。
- 认识到人生真正有价值的东西，不被琐事牵引。
- 注重和选择更健康的生活方式。
- 能够更好地帮助别人，因为在悲哀的低谷中，人往往可以学会理解别人的痛苦。

• 用积极的方法去调整和逝者的关系。

（3）自我身份变化（Identity Change）。上述的两个关键过程将会有助于意义的重建。意义重建的过程也是自我身份重构的过程。这包括个体如何看待和评价自己，如何看待他人是如何评价自己的以及自己在生活、工作及社会中的角色。它也可以理解成一种自我叙事的结果。

自我身份的变化还包含着与逝者的关系的变化。意义重建理论并不赞同生者要忘却逝者。相反，它鼓励生者要与逝者建立起一种新的联结关系（持续性联结），并把这种新的联结关系看成生命意义重建的基础之一。有关持续性联结的问题，我们将在后面的章节里进行更深的讨论。

意义重建的三要素与叙事的关系极为重要。因为只有通过完整的叙事，才能建立对事件本身及其后面故事的认识，同时建立起过去、现在和未来意义的连贯性。图 4-2 展示了丧亲后意义重建的过程（董贝贝，2018）。

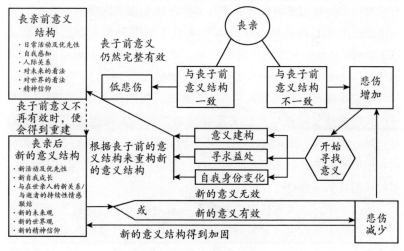

图 4-2　丧亲后意义重建模型图

（二）　意义重建对哀伤疗愈的影响

意义重建对丧子父母的未来极为重要。比如，毛爱珍在哀伤的过程中，没有被哀伤压倒；在巨大的打击中，她一直不停地积极寻求；并终于知道了死亡的原因及背后的故事，进而升华了自己的生命意义。她把自己对儿子的爱融入大爱之中，去帮助更多的在困境中挣扎的人。哀伤没有压倒她，相反使她更坚强地站了起来。

美国一项关于丧子父母的研究显示，能否理解丧失事件是延长哀伤障碍的最主要的预测因子，其显著性超过了紧接其后其他因子的4～5倍。该研究发现近一半的父母无法找到合理解释，30％的父母认为完全不能理解，17％的父母认为稍有理解。在这些人中，33％的人失去了亲人长达5年或更久（Keesee，Currier & Neimeyer，2008）。

非正常死亡（自杀，被杀，致命事故）则更容易导致延长哀伤障碍。有研究显示，经历这类丧失事件的父母在孩子逝去六年后，有45％的人无法理解死亡的发生，有20％的人看不到有任何有益的积极因素（Unsought Benefit）（个人生命的成长，更为坚强和在压力面前更富有弹性）（Lichtenthal，Currier，Neimeyer，et al.，2010）。

意义重建对于我国失独父母尤为重要。我国学者在一项研究中发现，我国失独父母对生命意义持有负面态度的人高达94％（陈艺华，叶一舵，黄凤南，2016）。失独父母和尚有其他子女生存的丧子父母相比，他们所面临的打击更具有毁灭性。这与我国的社会文化传统有关，对此我们在第一章已经讨论过。

通过本节对意义重建理论和前面一节对意义中心疗愈的介绍，我们可以看到对我国失独父母重新建立积极的生命态度极为重要的心理疗愈方法。纳米尔认为，意义重建不是一种个体行为，它需要社会的参与和帮助，包括亲友及其他社会资源的介入（Neimeyer，Klass & Dennis，2014）。另外，它也需要一定技巧。下面我们将较详细地介绍它在临床使用中的技巧。

三、专业人员在哀伤疗愈中的任务

（一）　工作与目的

纳米尔给哀伤过程的定义是：哀伤是丧亲者在巨大丧失的挑战面前对世界观进行重新确定和重新构建的过程。专业人员的任务是要帮助丧亲者通过调整，逐步适应逝者已逝的新世界和新生活，帮助他们从急性哀伤转变为整合性哀伤。

1. 剧痛期或急性期哀伤的工作

这个阶段专业人员的任务主要有以下两项。

第一，帮助丧亲者理解和整理丧失事件以及认识到它对今后的生活意味着什么。

第二，帮助丧亲者思考和整理丧失事件的背后故事，与逝者重建新的联结关系，并处理好哀伤事件中尚未处理好的心理问题。

2. 整合性哀伤

整合性哀伤是将丧失事件和逝者整合进个人生活经历的自传记忆系统。丧亲者在这时要能够做到以下几点。

第一，完全接受丧失事件的真实性而不是回避丧失事件的客观存在。这里需要丧亲者对丧失事件的真实性完成理性和感情上的理解和认知，并能够适应新的生活。

第二，调整好与逝者的关系。面对逝者已逝的实事，丧亲者开始新的生活，并可以有一种平静感。

第三，建立和形成与丧失事件有关的叙事（故事）。这时候生活目标发生了变化。这个叙事包含着苦难、喜乐，还有希望。丧亲者能够用积极的态度去面对过去和未来。

（二） 引导叙事的方法

引导叙事，即通过叙事来帮助形成完整的人生故事，是意义建构疗愈的关键之处。下面我们将介绍几个比较关键的方法。

1. 三种叙事角度（可交替使用）

第一种是客观叙事，这是从客观的见证人的角度来描述故事。"在孩子即将离去的晚上，我和我丈夫坐在她的床边，她脸色和嘴唇苍白，呼吸极其微弱。她双眼紧闭，就像是在熟睡，心脏起搏器的绿色线条缓慢地跳动着。我们握着她的手，她的手冰凉无力。最后那根绿色的线条一点点变成了一条直线。我们知道那颗心脏停止了跳动。白血病就这样把她带走了。"

第二种是内心叙事，这是反应自身情绪的故事。"孩子的离去，令我悲痛欲绝。我失去了孩子也就失去了我人生的一切，我没想到我的命运会这么惨。"

第三种是反思叙事，这是一种意义导向的叙事。"以后我该怎么生活？我还有什么事可以为孩子去做？让他的在天之灵会感到欣慰。"

2. 两种叙事维度

第一，完成事件故事。努力寻找其意义以及它对今后生活的影响。

第二，看到背后故事。厘清与逝者的关系，从而重新建立安全的联结关系，并处理好与逝者有关的遗留问题。

3. 事件重述在创伤性疗愈小组（Restorative Retelling）的应用

第一，支持（Bracing），注意控制情绪和调整。

第二，节奏（Pacing），节奏不能太快。在询问具体场景、谁在场、当时的感觉等时，要注意谈话的"剂量"和丧亲者的承受能力。在时间控制上，要和丧亲者讨论叙事所需要的时间并尊重对方的意见。

第三，面对(Facing)，这是一个核心部分，丧亲者需要面对而不是回避死亡事件。

（三）　有助于引导叙事的问题

以下一些问题有助于启发叙事的展开(Neimeyer & Thompson，2014)。

1. 引导事件故事的隐性问题

- "从丧失事件中我该如何找到合理的解释，我现在的生活意义是什么？"
- "我的身体和情感告诉我，现在我需要什么？"
- "从过去到今后，我的角色和责任是什么？"
- "人们对死亡事件或多或少有什么参与，包括有意、无意或错误的行为？"
- "我的人生信仰或生活(哲学)理念是如何帮助我适应这种生活的转变以及结果是什么？"
- "我如何在丧失后去适应世界的公义性、可预测性及同情性？"
- "哪些信念可以包容丧失？或哪些不能包容？"
- "因为丧失，我现在及今后是谁？这个经历是如何改变了我生命中的重大故事？"
- "在我的生活中，谁可以接受这场灾难对我产生的后果？"
- "关于我对丧失的意义认识，谁最能够接受，谁最不能够接受？对后者，有什么办法可以帮助沟通？"

2. 引导背后故事的隐性问题

·"我如何才能和失去的亲人恢复或重建一种可持续的关系，即使他在生理意义上已经不存在了？"

·"我该如何及在哪里为我的挚爱在我身上及情感上保留我的哀伤，它会如何对我内心深处与逝者持续性联结产生某种疗愈效果？"

·"在我们的关系中，有哪些记忆会引起痛苦、内疚（负罪）或哀伤，现在需要用什么形式来调整，并让我从中寻到可能的自我宽恕？"

·"在我们的关系中，有哪些记忆可以引起快乐、安全或自豪，并在今天依然可以令人喜悦和怀念？如何才能更多地回想和品味这些回忆？"

·"在我们的生活中，他有哪些时刻是最令人骄傲的，人们又是如何评价他的优点及宝贵品格的？"

·"在我和他共同生活时，我学到了什么？我在失去他时又学到了什么？"

·"我逝去的亲人将如何看我，对我度过这艰难时期的能力是否能够放心？"

·"我失去的亲人将会如何开导我，我该如何把他的话和智慧用于我今后的生活？"

·"关于我和逝去的亲人的持续性依恋关系，什么人会有最大和最微不足道的干扰，我们该如何在一个共处的世界里去营造一个安全的空间以保存这种关系？"

·"谁能提供帮助使我逝去的亲人的故事生生不息？"

意义建构十分重视疗愈方法的循序渐进，要把由丧失事件破坏了的、无序的和不为人注意的失落叙事（故事）引导进主导叙事，使支离破碎的、混乱的叙事组织成完整的叙事（故事）。

四、意义重建评估工具

研究者在意义重建理论发展过程中开发了一系列的评估工具。下面介绍一些主要的评估工具。

(1)《压力生活经验整合量表》(Integration Of Stressful Life Experiences Scale，ISLES)(Holland，Currier，Coleman，et al.，2010)。这个评估工具侧重于评估丧亲者把丧失融入生命意义的程度。注重对世界的理解是它的基础。它有 16 个问题，如"自从丧失之后，我再也不知道我是谁"。2014 年，该评估工具有了 ISLES 的精缩板，只有 6 个问题，更适合临床应用。ISLES 有助于对丧亲者做风险评估，因为无法从丧失中看到有助于建立新生活的意义会导致病理性哀伤。

(2)《哀伤和意义重建问卷》(Grief And The Meaning Reconstruction Inventory，GMRI)(Gillies，Neimeyer & Milman，2015)。这个评估工具主要不是注重于丧失事件的合理性解释，而是注重于意义重建。它一共有 29 个问题，如"在丧失事件之后，自我反省能力是否有一定的提高"。问卷被分为五个方面，即持续性联结、个人成长、平静的感觉、虚无和毫无意义以及生命的价值。GMRI 提供了一个很方便的方法从不同的意义源去评估丧亲者对丧失事件后生活的适应性和不适应性。

(3)《复杂性信仰哀伤问卷》(The Inventory Of Complicated Spiritual Grief，ICSG)(Burke & Neimeyer，2016)。ICSG 注重评估有宗教信仰的丧亲者对自己心中的神的认识和变化。它评估信仰给人提供的安全感以及丧亲者是否在宗教活动方面出现冲突甚至中断。它反映出丧亲者对信仰和与宗教团体的关系变化。这个评估工具通常适合有宗教信仰的丧亲人群。

(4)《丧失意义的注释》(The Meaning Of Loss Codebook，MLC)(Gillies，Neimeyer & Milman，2014)。这个评估工具有 30 个问题，通过这些问题可以看出丧亲者是如何解释他们的丧失事件的。它包含了正面和负面的问题。正面问题包括同情心是否有所增加，对死亡事件是否能够接受和承认等；负面问题包括消极影响，悔恨，自我身份的丧失等。它也被称为第二代的评估工具，因为它不仅可以使咨询师能够对丧亲者进行更为具体的临床评估，同时也为相关的理论研究提供了一个很好的评估工具。

五、案例

大约在 3 年前，54 岁的瑞克和他的妻子一起前来做心理咨询。他们唯一的孩子杰森在 15 岁时病故。后来瑞克自己单独过来。他说，他对未来感到迷茫，他怕会忘记孩子。他说，他曾经并不是很想要孩子，但在抚养孩子的过程中，他为父亲的角色感到非常自豪，并成了一个很好的父亲。孩子得病以后，他把自己从事的数据管理工作辞去了，全心照顾孩子。孩子离去后，他一直没有回去工作，但依然积极地参加社区活动和工作。只是对于未来，他一直感到非常困惑。

在第 5 次门诊之前，咨询师给他布置了一项家庭作业，让他谈一下"我是谁?"他这样描述自己："在孩子生病以前，我是一个支撑家庭经济来源的专业人士、一个社区领袖、一个富有爱心的丈夫和父亲。"咨询师注意到他的回答只涉及角色名称，并没有谈到实质性内容和特征。于是，咨询师请他分享在这每一个角色中他需要如何发挥他的特长和价值，才使他能够成为一个独特的"他"。他说，这需要解决问题的能力、忠诚和爱。咨询师特别强调了意义源问题，这里包含了他的家庭、社区以及帮助他人，这一切都是和他自我身份认识紧密相连的。

在练习中，瑞克说，在孩子生病的时候，他不只是一个有爱心的父亲，还是一个关怀者、医学研究者和医疗监察人。尽管他当时辞职了，但除了照顾孩子，他还保持着其他角色。当他们转移话题到瑞克对目前自我身份的认知上时，他流着泪说，他不知道自己该做什么，因为孩子曾经在他的生活中占据了重要的位置。咨询师告诉他，我们现在所做的工作就是要知道如何才能在今后继续保持他和孩子的关系，这是他所能掌控的。瑞克说他现在还有一个身份：一个"哀伤的父亲"。正是这个角色使他立刻寻求丧子父母群体的帮助，也使他积极参与当地的丧子父母互助活动。咨询师告诉他，积极帮助他人一直存在于他的身份和角色中，其中包括了孩子的监护人、社区活动者以及为其他丧子父母提供帮助者。

关于今后应该成为什么样的人，瑞克表示他希望能够记住自己的孩子，并和其他知道他的孩子并依然认为他是"杰森父亲"的人保持联系。他还说，他希望能够通过一种有意义的工作在经济上支持自己的家庭，尽管他还不清楚这会是一个什么样的工作。咨询师和瑞克一起认真考虑了瑞克的特点：善于解决问题，爱帮助人以及在孩子生病过程他意识到自己对医学信息有一种天然的理解能力。咨询师问他有没有考虑过在医疗单位做一个关注病人权益的社会工作者并帮助病人。他说他并不知道有这样的职业。他具备了这份工作所需的素质。他认为这个工作具有极大的吸引力，并感到他非常适合。通过瑞克在这些练习中所提供的信息，咨询师帮助他完成了一个具有连贯性的自我叙事，其中融合了瑞克的核心特征和价值观。显然他的潜力使他非常适合从事为病人服务的社会工作，这使他可以在未来继续保持和孩子的关系。(Lichtenthal & Breitbart，2016)

> **评论**
> 　　生命的长河是由无数的溪流组成的，人生的故事是由无数的经历组成的。重大丧失是一条苦涩的溪流，是一个悲剧的故事，但它是生命长河和人生故事的一部分。我们不能把生命永久地驻足于一场悲剧之中。想要适应丧失后的新生活，那就必须把它融入人生的故事之中。只有通过理解它、融入它、整合它，甚至从中领会出积极的启示，才能清楚地定位自己新的身份，才能重新调整与逝者的关系，才能在废墟中重建新的人生意义，并继续有意义地生活下去。这就是生命重建理论的核心思想。

第三节　双程模型：哀伤中的震荡

　　"在孩子走后的头两个星期，我一直待在家里，每天看到孩子的东西和照片，就觉得心碎。后来我把孩子的照片全部从墙上取下，但无论我睁着眼还是闭着眼，那些照片都在眼前像放幻灯片一样地不断出现。这实在太让我痛苦了。所以我决定尽快回公司上班。在公司繁忙的工作中，我可以从痛苦中得到一点短暂的休息和一些轻松感。在上班的时间里，脑子也会回到儿子身上，但比待在家里要好。因为工作会把我从过去拉回到现在。我的脑子停不下来，不停地摆动在过去和现在的两个世界里。我无法在任何一个世界里停下。一开始，我每天会上千次地在两个世界之间移动，而且剧痛是如此地令人难以忍受。随着时间的流逝，摆动的频率一点点降低，痛苦感也一点点降低。十年过去了，我依然在两个世界移动，但感受已和以前不同。现在我想起儿子的时候，已经不单是痛，还有温暖的感觉。"

辛柯岩（化名）在访谈时回忆了他失去儿子后最艰难的经历。辛柯岩的独生子是在 16 岁的时候因心脏病突发猝死的。他说："当时孩子刚刚完成学校的大考。他是一个优秀、温暖且富有幽默感的孩子。学校的同学们专门为他组织了校园烛光追思会。手工小组的同学还为他打造了长椅，安放在他过去课间休息时最爱去的天井里。同学们还种植了两棵枫树来纪念他。小树从当时的 1.5 米已经长到 8 米了。"

在痛苦的世界和正常的生活工作的世界里来回摆动，是很多丧子父母都会经历的。它是哀伤过程的重要的一部分。能否处理好这个摆动直接影响到他们的心理健康。下面我们将对此做更深一层的讨论。

一、双程模型的历史沿革

心理学家玛格丽特·施特勒贝和罕克·斯肖特（Henk Shut）于 1999 年提出了双程模型（Duel Process Model，DPM）（Schut，1999）。DPM 是建立在压力理论（Stress Theory）和当时很多不同哀伤理论基础之上的，它保留了当时一些优秀理论的长处，同时又减少了那些理论的局限性，因此显示出较大的灵活性。DPM 的提出很快引起了哀伤研究学者的重视。

20 世纪末，在 DPM 还未提出之前，学术界就有各种不同的哀伤理论：沃登的四任务理论以及各种不同的阶段理论，如库伯勒-罗斯的五阶段论，鲍比尔与派克的四阶段论和施奈德的八阶段论等。

施特勒贝认为这些传统理论都有缺陷。第一，在哀伤应对方法上任务论相对来说比较单调；第二，多数理论在处理哀伤的过程中表现得比较被动；第三，有些理论没有充分考虑到哀伤处理过程中的"剂量"问题；第四，有些理论没有把"回避"看作处理哀伤的策略之一；第五，哀伤工作的重点过多地放在了失去亲人的痛苦和自身的悲痛上，忽略了来自其他方面的压力，如影响着当前和今后的生活、经济、人际、婚姻等的压力。另外，从自身的哀伤治疗工作中，他们亲身感受到了那些传统方法的局限性。每种方法似乎只适合某一类的哀伤问题。于是变革是一种必需。正如施特勒贝等人在 DPM 问世十周年的专题约稿论文中所写："我们的结论是，哀伤工作模型需要改进，根据对象和时间来决定采用什么方法才最为有效。这就是提出 DPM 的原因。"（Stroebe & Schut，2010）DPM 的另一大特征就是融入了不同哀伤理论中有用的内容，如联结理论、认知压力理论、持续性联结、意义重建等。

一方面，DPM 的提出吸引了大量学者参与论证性研究，另一方面，新的哀伤疗愈理论也同样可以很好地汇入 DPM 之中，并丰富它的内容。DPM 不是一种按部就班式的哀伤疗愈方法，它具有极大的灵活性和动态性。正如原作者所说，它会灵活地考虑对象、时间和方法。

二、双程模型的理论介绍

简单来说双程模型的核心就是两个导向和一个振荡。该理论第一次把丧亲之痛所承受的不同压力源分成两类：丧失导向和恢复导向，并提出丧亲者的哀伤过程会在这两个导向之间来回振荡，或者说来回摆动。就好像本节一开始写到的辛柯岩，他在两个世界之间来回摆动：当他在痛苦地思念孩子时，他就是在丧失导向的维度里；当他埋头拼命工作时，他就是在恢复导向的维度里。摆动是他应对痛苦的哀伤过程的重要方法。

（一）　丧失导向和恢复导向

1. 丧失导向

丧失导向与丧失事件本身直接相关。当父母在失去孩子之后，尤其是在失去孩子的初期，丧子父母会深陷于痛苦之中。他们每天都会苦苦回忆有关孩子的一切。从孩子出生到成长，无数的回忆会无数次地以不同形式在脑海中出现。各种哀伤反应会以不同形式表现出来，如哭泣、不停地向人哭诉、片刻不离地守着孩子的照片或遗物、拒绝去面对和考虑与孩子无关的事情以及不愿或不敢去考虑今后没有孩子的生活和外部世界。人们会不停地问："为什么是我""为什么是我的孩子"，还会苦苦思索孩子现在在哪儿。同时他们还会出现恐惧、悲哀、绝望、焦虑等。这些日常体验也被称为第一级压力源。它们密切围绕着丧失事件本身，故被称为丧失导向。

2. 恢复导向

人并不是生活在真空中，无论多么悲伤、多么思念逝者，人还是摆脱不了现实。现实生活会把人从上面的丧失导向的世界中"拉"出来，去面对外部世界和当前及未来的日常生活的种种压力和挑战，也就是要进入恢复导向的世界。

恢复导向中的种种压力是和丧失事件发生后的日常生活经历有关的，而并非丧失事件本身。这里的恢复，并不是说丧亲者要恢复到丧失事件发生之前的状态。它是指随着日常生活的继续，丧子父母不得不去应对那个逝者已逝的另一种生活及外部世界。恢复更准确地说，应该是适应。丧子父母需要去做新的事情。比如，过去很多时间用在照顾自己的孩子上，在孩子离去后，时间和精力将会被用于别处。丧子父母要去面对日常的经济压力、健康问题、工作、人际关系等。这时候丧子父母还要去考虑和应对自己在今后的家庭及社会中的角色，比如，"我们还是父母吗？""人活着有意思吗？"等。还有一种比较极端的状态，那就是躲避对悲伤事件的思考，或否认悲伤事件的真实性，并表现出麻木。在恢复导向中的这些压力源也被称为二级或洐生压力源。这些压力处理得不好同样会引发病理性哀伤。

3. 两种导向压力的应对

两种导向并不仅仅只是在谈两种压力源，还涉及面对这些压力源的应对办法。而后者恰恰是人们在谈 DPM 时往往会忽略的一个重要方面。

认知压力理论注重于情绪调整，这是哀伤疗愈必需的部分。所以，在面对两个导向的压力源时，很多传统的情绪中心应对策略和问题中心应对策略是可以使用的。此外，DPM 除了考虑使用传统的应对策略和方法之外，它还强调面对—回避策略。很多哀伤理论把回避策略看作一种消极的应对策略，而 DPM 则认为回避是极重要的哀伤疗愈策略之一。当丧子父母在丧失导向的压力下痛苦得喘不过气来时，就应该回避，转向其他方面，如有人会选择工作或旅游。面对—回避也就是我们在前面所说的振荡或摆动。下面作者将展开讨论这个问题。

（二）振荡

振荡也可被称为摆动，它是双程模型的重要部分。它也是双程模型和认知压力理论的一个重要差别，后者没有摆动的概念。摆动是指丧子父母在哀伤的日常生活体验中，会在两种导向之间来回摆动。比如，失独父母会从丧失导向中的"这灾难为什么会是我？"摆动到恢复导向中的"以后我还是妈妈吗？"；从伤心痛哭摆动到把注意力放到别的事情上（工作或家务）。然后丧子父母会再从第二导向又摆回到第一导向。这种摆动每天都会发生且不会停止（见图4-3）。

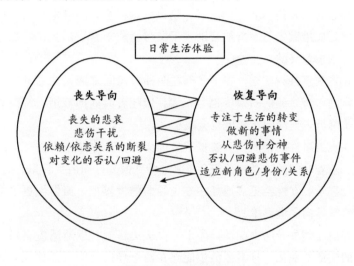

图4-3　双程模型图示

　　在丧失事件发生的初期，丧子父母较多地处在丧失导向中并感到极度痛苦。随着时间的推移，丧子父母会更多地处在恢复导向中。但是来回摆动并不会停止。就算丧子父母已经渐渐习惯了新的世界和生活，他们依然会摆动到原先的悲哀之中。有一位失去孩子的母亲，在孩子离去四十年后，心态已进入平静，但每每到了孩子的生日，她依然会感到哀伤，只是她不会一味只沉浸在哀伤中，她会放飞一个写着生日快乐的气球来寄托自己的哀思。

　　上述两种导向都有积极和消极的应对方法。在丧失导向中，丧子父母会通过和他人谈论来宣泄哀伤，这是走出哀伤的必要过程。没有这个过程，丧子父母的哀伤较难缓解。所以与他人谈论哀伤是具有积极的意义的。但长期一味地沉浸在哀伤中或不停地谈论失去的孩子而不能自拔，则会有消极的影响，它很可能会导致病理性哀伤。同样在恢复导向中，如果丧子父母一味回避哀伤情绪，只专注于做新的事情，使压在心底的哀伤不能得到疏解，伤口就难以愈合。这也会有消极影响。但是如果做新的事情能帮助丧子父母适应新常态的生活，那它就还是有积极意义的。

在丧失事件的初期，丧子父母在两种导向间来回振荡的频率往往会非常高，情绪起伏的幅度也会很大。但随着时间的流逝，振荡频率会逐步降低，情绪起伏幅度也会减小。

在丧失事件的初期，多数丧子父母会较多地停滞在丧失导向的世界里。随着时间的流逝，他们会更多地转到恢复导向的世界里。另外，有研究显示，女性会更多地处在丧失导向的世界里，而男性更多地会处在恢复导向的世界里。

如何在两种导向中摆动，决定了丧子父母能否逐渐适应哀伤事件造成的生活的变化。日常生活中能够在两个导向之间灵活摆动，属于正常哀伤。反之若没有摆动的发生，或长期滞留在丧失导向中或恢复导向中任何一方，都有可能导致病理性哀伤。

三、双程模型和哀伤疗愈

在丧失事件发生后，关怀者可以根据丧子父母的特殊情况采用不同的疗愈方法。我们可以从两个角度来考虑和判断用什么方法来帮助丧子父母。我们需要从摆动特征来考虑疗愈方法，另外，我们还可以从丧子父母和逝者的联结关系来考虑疗愈方法。

（一）　关于摆动特征的考虑

丧子父母在丧失导向和恢复导向之间来回游移或摆动时，会有不同的状态出现。

1. 灵活摆动型

灵活摆动型表现为丧子父母可以在两种导向中正常摆动。比如，当丧子父母在丧失导向中，觉得哀伤沉思的压力大得令人喘不过气时，就会回避一下，摆动到恢复导向中，多想想如何适应当下和未来的生活。回避是人的一种自我保护。丧子父母如果可以在这两种导向中灵活而正常地摆动，那么哀伤便属于正常哀伤。具有灵活摆动型的丧子父母即使在丧失导向中，也可以从正面来评估丧失经历，可以与逝者建立新的情感联结，在这种联结中使哀伤的剧痛逐步减弱，使对现实生活的适应逐步好转，并在哀伤疗愈的艰难路途中逐步向前。

这时候他们最需要的是理解和情感的支持。家人、朋友和"同命人"团体的帮助显得尤为重要，有助于顺其自然地应对哀伤工作。

2. 丧失导向型

丧子父母全身心地专注于丧失事件的消极体验，每天沉湎于丧失的哀伤，苦思孩子的灵魂上哪去了，想再也见不到孩子的苦楚，对以后的生活充满绝望，不去思考，也不想去尝试新的事情。久而久之，丧子父母就有可能出现病理性哀伤。

对这样的丧子父母，关怀者要引导他们向恢复导向摆动，从过去看未来，从今天看明天。必要的话，丧子父母尝试着尽量少接触会令他们触景生情的东西，比如，让他们少去孩子的墓地，把孩子的照片暂时从墙上摘下。关怀者要告诉他们这不是要去忘记孩子，正相反，这是要在痛苦的恢复中和孩子平静地对视，并建立起一种新的联结关系。这时候关怀者要鼓励和帮助他们接触外界，接触新的人和事。

关怀者也可以提醒他们，不要忘记他们年迈的父母。风烛残年的老人也需要他们的帮助。在照顾父母或者和父母一起的时光中，让他们看到自己在新生活中的作用和责任。

关怀者还可以引导他们把注意力放到新的兴趣爱好中，去交新的朋友，如失独群体。在那里，他们会得到过来人的帮助，也可以参加不同的失独父母活动。

3. 恢复导向型

人们往往会觉得恢复导向是积极的生活体验。但事实并非完全如此，恢复导向同样也是一种压力源，也会有消极因素。比如，在恢复导向的体验中，失独父母会给自己一个未来身份定位。"我现在还是爸爸或妈妈吗?"这是个令人十分痛苦而难答的问题。苦苦纠缠在一系列的这类问题中而得不到令人可接受的答案，同样也可能会引发病理性哀伤。此外，把自己完全隐遁在丧失导向之外，不去面对哀伤事件的现实性，不去在哀伤过程中做该做的功课，也会导致病理性哀伤。就好像在汶川地震后，有人在丧失家人和孩子后，全心投入救灾工作。繁忙的工作暂时转移了丧亲的哀痛，但长期的繁忙工作并不会使人真正恢复。"未完成的哀伤工作"就是埋在内心深处的心理创伤，最终还是爆发了出来，并直接导致了当事人最后自杀身亡的悲剧。

当丧子父母回避面对丧失事件，或对丧失事件表现出麻木和无动于衷时，关怀者需要特别小心和警觉。这种麻木会给以后埋下隐患，如创伤后应激障碍。面对这样的丧子父母，关怀者要给他们一些独立的空间和属于自己的时间，使他们有机会去思考丧失事件。关怀者还要引导丧子父母一点点开启回忆的阀门，让丧失事件重新呈现出来，并让他们完成哀伤工作。在这里"剂量"的控制尤为重要。猛挖伤口是雪上加霜，只会使丧子父母的消极回避倾向更加强烈。

4. 摆动紊乱型

摆动紊乱型是指不能很好地接纳丧失，也不能有效地进行应对。他们对逝者的离去既回避又焦虑，同时也担忧自己，心神不安。他们需要更多的倾诉，以更好地接纳事实，从而更好地整合自我。

（二）　从联结关系决定疗愈方法

丧子父母和逝者的联结关系与哀伤疗愈方法的选择也有着密切的关系。不同的关系可能会产生不同的结果，所以需要用不同的方法去处理（Neimeyer，2015）。

1. 焦虑型联结（Attachment Related Anxiety）

焦虑型联结是指丧子父母对逝者有着巨大的依赖性，并且对失去这种关系有很强的焦虑。他们会深陷于丧失导向中，并从负面来解读丧失事件。他们会一直沉浸在哀伤中。有研究显示，这样的联结关系很容易导致病理性哀伤。

对这样的丧子父母，关怀者要设法帮助他们适当放松和逝者关系，引导他们关注如何重新安置逝者在自己心中的位置，并建立一种更具有独立性的生活方式。

2. 回避型联结（Dismissive）

丧子父母和逝者的关系似乎并不亲密。丧子父母对丧失事件持忽视的态度，或者把注意力放在别处，并回避任何痛苦感受。这种关系往往会导致严重的创伤后应激反应和使健康受损，尤其当死亡事件突然发生时。对于这样的丧子父母，关怀者要引导他们更多地投入丧失导向的工作，如回忆逝者，继续保持和他们的联结，用有意义的方法将逝者继续保留在内心。

3. 混乱或恐惧型回避(Disorganized Or Fearfully Avoidant)

丧子父母表现出很强的联结倾向，但又怕会遭到拒绝。他们很难相信对方。他们希望亲密的关系，但是又害怕失去这种关系。从理论上说，他们在哀伤反应中的摆动是最为混乱的。他们会有很强的焦虑、忧郁、应激反应、哀伤反应和生理反应。对于他们，关怀者要注意引导面对而不是回避，要帮助他们保持持续性联结关系，并建立起关于逝者的一个完整的认知，包括与逝者关系的意义等。

综上所述，无论采用哪种方法，最重要的是注意灵活性，比如，当丧子父母在剧痛期深深地沉浸在丧失导向时，用强制性方法把丧子父母与逝者的遗物分开只会导致更深的痛苦。就像我们下面将谈到的一个案例那样，一个家庭的亲属为了让失独母亲走出来，就把孩子的遗物从那位母亲手里夺了出来，投入火中焚烧。那是有巨大伤害性的。

另外有研究显示，对于丧子父母来说，如果两人都表现出严重的丧失导向，彼此就会形成负面影响。这时社会和亲友的支持将尤为重要。该研究还显示，如果丧子父母同时在丧失导向和恢复导向表现出过强的倾向性，那么，他们罹患延长哀伤障碍的可能性往往更大(Albuquerque，Buyukan-Tetik，Stroebe，et al.，2017)。

哀伤疗愈要密切的关注丧子父母的状态，在双程模型的基础上，关怀者要辅助以心理教育、认知行为引导、联结理论和意义重建的启发等。另外关怀者要能够帮助丧子父母在哀伤过程中的自我成长、自我增能。所有这一切中，灵活性是关键。下面我们将用一个简单的案例来说明如何灵活地使用DPM。

四、案例

此案例取自泽赫的论文(Zech，2016)。

艾斯塔的大儿子汤姆五年前在一场车祸中丧生，时年 18 岁。在那场车祸中，艾斯塔夫妻、女儿索苏娅（16 岁）和小儿子吉米（8 岁）幸免于难。悲剧发生后，他们夫妻彼此帮助，一点点适应了失去儿子的哀伤。但在 18 个月后，女儿索苏娅和朋友出去旅游，在大海中游泳时，不幸溺水身亡。这一新的打击把艾斯塔重新拉回绝望中，而且更为深重。在短短的一年半内，艾斯塔失去了一对儿女。葬礼之后，她开始每天晚上在女儿的房间里睡觉。她说，女儿小时候最爱妈妈来陪她睡觉，从现在开始起，她每天都要陪她睡觉。任凭家里人如何劝说，她都不愿搬出来，她觉得这样才可以让女儿知道妈妈一直伴随着她。她把大儿子的照片也拿到了女儿的房间。自女儿去世后，她不再去上班。6 个多月过去了，巨大的哀伤压得她喘不过来气。她开始感到心脏疼痛，但医院也检查不出什么问题。

在家人的多次劝说下，她同意来看心理医生。

对情况做了详细了解之后，咨询师看到，艾斯塔完全沉浸在对往事的哀伤之中，也就是完全置身于丧失导向的压力下，而且是在用一种消极的方式来应对哀伤的压力。正常的哀伤应该在丧失导向和恢复导向之间来回摆动，也就是说在应对丧失压力的同时，还要考虑如何应对未来生活的挑战，否则她会被哀伤压垮。

咨询师并没有像家人那样劝艾斯塔她搬出女儿房间，并表示完全可以理解。咨询师首先着手把艾斯塔的注意力更多地聚焦在小儿子吉米身上。他们花很多时间谈论吉米的反应。

艾斯塔说到吉米时，哭了。她说吉米现在很少笑，他一直害怕妈妈会不会也死掉。

咨询师说，对过去感到哀伤是正常的，但还要想到吉米，他的人生才刚开始，他需要关心和爱。如果父母一直沉浸在过去的哀伤中，吉米怎么能看到未来的幸福？

艾斯塔同意她不去想未来是不对的。

六个星期的咨询之后，艾斯塔开始有了变化。她搬出了女儿的房间，每天把更多的时间放在吉米身上。至少在吉米面前她不会哭泣。她说，她失去了两个孩子，她一定要保护好吉米。她开始一点点振作起来，还主动参加吉米学校上学和放学维持交通的家长值班。

艾斯塔开始把注意力转向未来，她依然因为逝去的子女感到哀伤，但她开始用行动应对新生活的挑战。后来，她心脏疼痛的症状也一点点消失了。

> **评论**
>
> 当代著名哀伤研究学者希尔（Shear）曾经写过一篇精彩的论文，名为《哀伤就是爱》。父爱和母爱具有不可思议的力量。虽然这种爱有时会让父母心碎而死，但它也可以引导父母在哀伤中关注未来。用爱的启示呼唤对未来的责任，是连接过去和未来、丧失和恢复的桥梁。哀伤咨询不只是一门技术，它还需要考虑、感受和启示人性中的爱。

第四节　持续性联结：永恒的爱

韩生学在他的书中还写了一个感人的故事。

2005 年 10 月 17 日，谭菲妈妈在网上为她病逝的女儿谭菲建立了"花样年华——纪念谭菲"馆。此后，她把一切的痛苦、思念和对女儿的疼爱、关怀，以信的形式，不间断"寄"给女儿。

谭菲妈妈十五年如一日，如此执着而坚定地爱着自己离世的女儿。短短几年间，"花样年华——纪念谭菲"馆的访问量达到387700多人次。

到底还有多少失独父母在为天堂里的孩子写信，写了多少？谁也无从考证。

借助现代传媒，我在互联网上搜索到了这样一组数据：搜索"写给天堂儿子的信"，其结果为643万封，搜索写给"天堂女儿的信"，其结果为572万封，合计为1215万封。而通过中国清明网、中国思念网、天堂在线等各类网上纪念地代为转发的信件更是多达3200万封。

据学术界统计，约50％的丧亲者会和逝去的亲人保持心灵的联结。而对丧子父母来说，他们几乎100％地会在精神和情感上和逝去的孩子保持密切的持续性联结（依恋）。这种无可中断的联结来自父爱和母爱，它们是人类最古老、最原始、最深沉和最神圣的情感，是人类不管在何等的严酷环境下依然能够得以繁衍的渊源。

一、持续性联结理论的历史沿革

弗洛伊德、林德曼（Lindemann）和鲍尔比（Bowlby）为哀伤理论的早期开拓做出了巨大的贡献。他们的理论影响了早期哀伤理论。1917年，弗洛伊德在他的开创性论文《哀伤和抑郁》一文中提出，哀伤是失去亲人的正常反应，不需要专业干预。他认为，丧亲者在完全确认逝者已逝时，在情感上应该"脱离对死者的依恋"。哀伤工作的完成，就是丧亲者完成与逝者精神情感的分离，这样丧亲者便能"再次变得自由和不受约束"（Freud，1959）。弗洛伊德关于脱离与逝者联结的理论曾经在哀伤疗愈领域独领风骚长达半个多世纪。

　　林德曼是第一个对急性哀伤进行实证研究的学者。1942 年，波士顿夜总会椰树林酒吧的火灾导致了 492 人死亡的惨剧。通过对死者家属的哀伤研究，他提出了与弗洛伊德哀伤自然痊愈理论不同的观点（Lindemann，1944）。他认为急性哀伤可能导致病理性哀伤反应，甚至出现抑郁症、自杀。他认为通过专业干预，可以使急性哀伤转变为正常哀伤。但在另一方面，他支持弗洛伊德的理论，即切断与逝者的联结是哀伤工作要完成的任务。早期把哀伤工作阶段化、线性化以及最终脱离对死者依恋的理论在很长时间里影响了后来的一些学者，包括鲍比尔和派克的四阶段论、库伯勒-罗斯的五阶段论及沃登早期的四任务论理论等。

　　直到 20 世纪 80 年代，哀伤心理学开始了一场深刻的变革。这与英国精神分析学家和心理学家约翰·鲍尔比贡献有关。鲍尔比提出了系统的依恋理论（Attachment Theory），也被翻译为联结理论（Bowlby，2008）。他认为依恋是一种深刻、持久、跨越时空的情感联结。通过对母亲和孩子的联结及情感依恋的研究，他为依恋理论提供了合理的基础：第一，婴儿和母亲的依恋关系是如何建立的；第二，当和母亲分开后，婴儿会出现焦虑；第三，婴儿和母亲永久分离则会导致哀伤。他还通过实验证明了不只是人类会有情感依恋，一些灵长类哺乳动物也会有情感依恋，这是生存所必需的。当依恋关系受到破坏时，挣扎或者痛苦在所难免。依恋对象的死亡则会引发哀伤反应。鲍尔比把依恋理论引入哀伤领域。他提出哀伤过程有四个阶段：震惊和麻木；抗议、思念和寻找；分离和绝望；重新组合。

　　与弗洛伊德和林德曼不同，鲍尔比反对把持续性联结看作评估病理性哀伤的指标。但他还是赞同丧亲者需要切断与逝者的联结，以重组丧亲后的生活和适应新的生活。

鲍尔比提出的哀伤的阶段论后来受到了挑战，因为它无法得到可靠的实验支持(Weiss，2011)。此外，它没有揭示出丧亲者与逝者联结关系在哀伤过程中的复杂性(何丽，唐信峰，朱志勇，等，2016)，比如，如何判断依恋联结与病理性哀伤的关系。但不容置疑的是，鲍尔比的联结理论是近代心理学发展的重要基石之一，他的依恋理论很好地发展了精神分析理论，并为以后的依恋理论实践和发展提供了理论框架。1989年，鲍尔比获得了美国心理学会颁发的杰出科学贡献奖。

联结理论并未到此止步。1996年，心理学家丹尼斯·克拉斯(Dennis Klass)与其他两位学者合作编辑出版了《持续性联结：重新理解哀伤》一书，他们第一次提出了持续性联结这个明确而清晰的术语(Klass，Silverman & Nickman，1996)。他们如此写道：

> 本书对这样一种观点提出挑战，即哀伤的目的是要割断与逝者的联结，并以此使生者获得自由、建立新的联结和重建新的身份。尽管本书的作者们提供了不同的信息，但它们有着共同之处，即哀伤的释缓包含了生者和逝者的持续性联结，并且持续性联结可以是生者日后生活的一个健康的部分。

克拉斯等人的研究结果证明了有很多的丧亲者会与逝者保持持续性联结。其实弗洛伊德自身的生活经历也说明了，把丧亲者和逝者的联结进行分割有时是不可能的。弗洛伊德在他的女儿索菲娅死去后，受到了巨大打击。随后紧接着的一轮打击是他外孙在4岁时死去。他的朋友写道，面对外孙的死亡，他第一次看到弗洛伊德流泪。丧女丧孙使弗洛伊德得了严重抑郁症，他接着得了癌症。弗洛伊德在给朋友的信中写道，孩子的死亡之痛远重过于自己的癌症之痛。

克拉斯等人明确地提出丧亲者在亲人去世后，与逝者的联结是自然且正常的，它不应被视为是一种病态。这种联结的持续性是有意识的、动态的和变化的。不仅如此，持续性联结还会有助于丧亲者更好地适应逝者已逝的生活(Klass & Gitterman，2014)。

在持续性联结理论问世后，它也受到了挑战。有不少研究显示，在很多情况下，比如，丧亲者和逝者的关系特别亲密(父母和子女的关系)，持续性联结关系往往会使丧子父母极度痛苦并导致病理性哀伤。也有研究显示，如果丧亲者能够重新安置好与逝者的关系，持续性联结则会有助于丧亲者更好地适应逝者已逝的新的生活。所以，一概而论地评判持续性联结理论是不合实际的。

持续性联结理论依然对哀伤研究有革命性的影响。它从根本上改变了弗洛伊德哀伤理论中一个影响许久的误区。持续性联结理论的主要观点在哀伤研究领域获得了广泛认可，并被认为是可以用来帮助丧亲者适应新生活的重要方法之一。该理论自问世之后，深刻地影响了哀伤理论和临床疗愈方法。美国著名哀伤疗愈教科书著者沃登在《哀伤咨询和疗愈》(第四版)(2001年)中写道，"在写此书第一版时，我把哀伤工作的第四个任务写为'撤回对逝者的情感能量，并将它投入到别的关系中'，这个观点源于弗洛伊德……现在我们知道人们不会和逝者分开，而是用别的方法建立起'持续性联结'。"基于持续性联结理论，沃登在《哀伤咨询和治愈》(第四版)中将哀伤工作的第四个任务写为"把对逝者的情感重新安置并带着它继续生活"(Worden，2008)。

二、持续性联结理论介绍

(一) 持续性联结的表现形式

在亲人逝去之后，丧亲者会保持对逝者的怀念、回忆、盼望和关爱等。这就是丧亲者对逝者的持续性联结。持续性联结可以有很多不同的表现形式和表现层面。以下是一些常见的表现形式。

整理和保留逝者遗物，珍藏逝者的照片，去墓地看望逝者，清理墓地，重返与逝者曾一同去过的地方，给逝者写信，在网上发文，参加网络纪念平台，写关于逝者的故事，感到逝者与自己同在，与逝者对话，梦见逝者，出现关于逝者的闯入性场景，保持与逝者有关的记忆，按照逝者的期待去生活，把逝者作为自己心中的道德模范，把逝者的价值观内化，感到逝者在影响着自己的生活，做逝者生前感兴趣的事情，在做重大决定的时候寻求逝者的指导，想象未来可以和逝者在另一个世界或未知的维度空间相逢，感受到逝者的灵魂依然陪伴自己并与自己沟通，用不同的方式或仪式纪念逝者，体验到逝者依然存在等。

（二） 持续性联结的类型

持续性联结是一种复杂的关系，它的形式和结果因人而异。学者们后来将持续性联结加以分类，以帮助判断不同的联结类型可能产生的结果。

研究者在 2009 年提出了外在化联结（Externalized Continued Bond）和内在化联结（Internalized Continued Bond）（Field & Filanosky, 2009）。

外在化联结是指丧亲者产生与逝者有关的幻觉或错觉等，并拒绝接受逝者离世的事实，这种联结具有消极作用。有一对失独父母在失去孩子后把孩子的房间几乎做成了灵堂，他们认为"如果变了，他就不会回来了"。他们把联结过度寄托于外在的形式和幻想。

内在化联结是把逝者作为鼓励自己和感到安全的基础，比如，将逝者作为道德准则来指引自己的人生道路，这种联结注重积极的心理接触。"我儿子热爱做公益和帮助别人，我该继续做他想做但没能做完的事情——投身公益，帮助他人。"

（三） 依恋理论和持续性联结

施特勒贝等人对依恋理论和持续性联结的关系做过以下归纳（Stroebe, Schut & Boerner, 2010）。

鲍尔比认为内在的心理表征在依恋发展过程中会逐渐形成。内在的心理表征即内部工作模型，主要包含两部分：一是关于自身的认识；二是关于依恋对象的认识，也包括人际互动中的具体事件和与之相关的情感体验。有学者根据鲍尔比内部工作模型把依恋类型分为安全型和不安全型两大类。其中不安全型又分为占有型、回避型和恐惧型。不同的依恋类型会影响新联结的持续性与丧亲后对新生活的适应性。

（1）安全依恋型。丧亲者会呈现出正常的哀悼过程，他们一方面能维持和逝者的联结，另一方面能逐渐放手，重新安置逝者在自己内心的位置，他们能将逝者作为自己生活的指引，在追忆中获得安慰，并倾向使用更加积极的意义建构。

（2）占有依恋型。丧亲者对逝者怀有极强烈的依恋，并表现出极度的思念。他们倾向于将逝者理想化，对逝者的联结也会表现得更强。他们容易出现病理性哀伤。

（3）回避依恋型。丧亲者可能会贬低逝者，否认保持联结的需要，试图保持独立，回避和逝者有关的想法及提醒物。他们容易出现延迟、抑制性哀伤。

（4）恐惧依恋型。这是一种最复杂类型。丧亲者一方面想用联结作为指引，另一方面想放弃联结。他们无法做出明确的决定。他们容易出现病理性哀伤和创伤后应激障碍。

因此，持续性联结对安全型个体来说是适应性的，对不安全型个体来说则会导致不适应。占有型的个体需要松开一些联结；回避型的个体需要面对丧失，重新建立与逝者的联结；恐惧型的个体则需要找到联结的稳定性和一致性。

（四）　分辨持续性联结健康和不健康的表现方式

持续性联结的表现方式可分为健康和不健康两种。健康的方式可以帮助丧亲者逐步适应生命中的巨大丧失，而不健康的方式的结果正好相反。下面是一些主要的表现方式（Field，Gao & Paderna，2005；Stroebe，Hansson，Schut，et al.，2008）。

1. 逝者对丧亲者做重大决定的影响

健康的持续性联结：丧亲者在做决定时会主动考虑如果逝者活着的话，他可能会如何做，并以此作为自己做决定的参考。

不健康的持续性联结：丧亲者在做决定时会被迫性地想象逝者如果活着的话将会如何做，并感到逝者对自己有一种难言的控制力，而自己必须要遵照假设的逝者意愿行事。

2. 处理遗物的方式

健康的表现：丧亲者合理地保留遗物，以此连接往昔岁月，并赋予自己有意义、有价值的启发。

不健康的表现：丧亲者回避看到或触碰遗物，或把遗物永久性地像生前那样放置。

3. 回忆逝者时的反应

健康的表现：当回忆起逝者时，丧亲者会有不同程度的悲哀，但也还会有温暖、愉悦或者幽默的感觉。

不健康的表现：丧亲者被哀伤压倒，内心充满绝望，感受不到丝毫的温暖和愉悦。

4. 在遇到困难时的反应

健康的表现：丧亲者用逝者来鼓舞和坚定自己的信心。

不健康的表现：丧亲者引发出对逝者的消极的回忆及信息，并使自己更痛苦。

5. 体验到逝者的存在

健康的表现：在体验到逝者的存在时，丧亲者感到的是鼓励和温暖。

不健康的表现：丧亲者沉湎于不真实的幻觉和幻想。

6. 面对没有逝者的新生活

健康的表现：丧亲者清楚地意识到逝者已逝，会从丧失事件和逝者那里获取能让日后生活依然有意义的信息，并积极地面对生活。丧亲者有意识地自我调整以适应一个不再有逝者实体相伴的生活。

不健康的表现：丧亲者感到逝者依然有类似于活着时的种种需求，并要自己提供帮助，这也被称为"未解决的丧失"。丧亲者去寻找逝者，不断出现幻觉和幻想。丧亲者从丧失事件和逝者那里得到负面信息，并无法用积极的态度去调整自己和适应新的生活。

（五） 持续性联结的其他影响因素

施特勒贝在一系列量化研究中，注意到一些持续性联结对丧亲者适应新生活可能具有一定负面影响（Stroebe，Abakoumkin，Stroebe，et al.，2012）。

• 丧亲者和逝者关系。如果关系异常亲密，持续性联结使丧亲者更加难以摆脱痛苦。

• 逝者的死亡方式。突发性死亡容易产生负面影响。

• 上述两者同时发生时，丧亲者的持续性联结会在适应新生活中有较大负面影响。

• 死亡是有准备的。丧亲者和逝者关系非常亲密，但如果丧亲者对逝者的死亡是有准备的，在死亡事件发生的初期，持续性联结在调整适应新生活会有负面影响，但随着时间的推移，负面影响会有一定程度减弱。

• 丧亲者和逝者关系并不亲密。持续性联结负面影响会较小，死亡事件形式对哀伤也没什么影响。

纳米尔的研究显示，持续性联结是意义重建的重要部分，如果能够在意义重建方面取得积极效果，持续性联结对丧亲者适应新生活会有积极的影响（Albuquerque，Buyukcan-Tetik，Stroebe，et al.，2017）。

我们还需要指出的是，寻找相关的持续性联结（Search-related Continuing Bond）也就是全心专注于逝者，在丧失事件发生不久时通常是正常的，但六个月之后或一直持续这样，则是不健康的。

综上所述，持续性联结在哀伤疗愈中是一个极为重要的部分。如何合理、灵活地让它帮助丧亲者更好地应对哀伤和适应新生活才是关键问题。

三、持续性联结的测量工具

2000 年以前几乎没有关于持续性联结的量化研究，也没有成型的测量工具。随着研究的开展，研究者开始开发一些测量工具。目前发表出来的测量工具大多是由国外研究者编制的。最近几年，国内研究者开始陆续修订国外的测量工具。然而，从目前发表的研究来看，国内还没有本土化的测量工具。本书作者王建平团队曾对此做过较细致的研究并发表了论文。下面的量表的介绍摘自该文（何丽，唐信峰，朱志勇，等，2016）。

（1）《持续性联结量表》（11 题）（Continuing Bonds Scale，CBS-11）。

CBS-11最初是由菲尔德(Field)等人于2003年为丧偶者研究所编制的，包括11个题目，测量了11个持续性联结的不同表现。量表采用了李克特5级评分，1分表示一点也不符合，5分表示非常符合。CBS-11具有良好的信效度。其中的题目包括："我常常保留着一些与我的配偶有密切关系的物品，这些物品会让我回想起他/她""我常常在心中和我的配偶进行对话，以寻求他的安慰和意见"。

　　(2)《持续性联结访谈》(Continuing Bonds Interview，CBI)。持续性联结访谈是一个半结构式的访谈，用来测量丧子父母的持续性联结的表现和相关经验。访谈包括了14个涉及不同方面的问题。①逝者遗物的处理：父母是如何处理孩子的遗物。②闯入性症状：父母的注意力完全放在逝去的孩子身上，常常听到孩子的声音。③故地重游：回到一些与孩子有关的地点和场景中去。④回忆孩子的生平。⑤做与孩子有关的梦。⑥日常的选择、决定和偏好会受到孩子的影响。⑦想与孩子在天堂重聚。⑧将孩子的积极品质内化。⑨对逝者认同，把孩子作为道德模范。⑩逝者的遗愿：父母尝试去实现孩子的遗愿，或者把孩子作为自己的生活指导。⑪通过灵性的方式与孩子保持联系。⑫建立纪念碑或者通过一些特别的形式吊唁孩子。⑬与孩子对话。⑭体验到和孩子持续联结感。

　　(3)《持续性联结量表》(16题)(Continuing Bonds Scale，CBS-16)。CBS-16是由菲尔德和菲拉诺斯凯(Filanosky)编制的。他们最初编制了47个题目，经过探索性因素分析，最终保留了16个题目，量表采用李克特4级评分，1分表示完全没有，4分表示经常、或者几乎每天。量表包括外在化联结(6题)和内在化联结(10题)两个维度。香港学者将未经过信效度检验的CBS-16初始问卷(47题)在香港丧亲者群中进行修订，修订后的问卷共19题，其中内在化联结14题，外在化联结5题。李梅等人(2015)对国外最终版的CBS问卷(16题)在中国丧亲者中进行修订，结果证实了二因素的结构。

四、持续性联结在咨询疗愈中的应用

哀伤疗愈应注重让持续性联结发挥健康的作用，以帮助丧子父母能用有益和健康的方式与逝者保持联系。

（一）　告诉丧子父母持续性联结是正常的

本书作者曾经访谈过上海市的一位心理咨询师，她说她经常会听患者提出一些相类似的问题，比如，"我每天都想去我孩子的墓地，去看他。如果不去，我就好像失去了什么。我家人说我有毛病。""我经常感到孩子就在我身边。虽然我看不到他，但我可以感觉到他的存在。我是不是有精神病？""我一想到孩子，心里就难受，但我又不能不去想他。我怎样才能不去想他？"

针对这些常见的关于持续性联结的误解，咨询师需要提供科普性解释。不少人把持续性联结视为病态的是不科学的。尤其对失独父母来说，出现持续性联结的表现是很正常的。相反，没有持续性联结倒是不正常的。所以丧子父母不要害怕别人说，更不用担心自己的持续性联结有什么不合适。

（二）　判断持续性联结表现形式是否健康

咨询师对丧子父母的持续性联结表现进行评估。评估方法可以是测量和谈话。本文在上一节中也列出了一些测量方法。咨询师从丧子父母的持续性联结表现来决定是否需要调整以及如何进行调整。

（三）　帮助丧子父母合理使用和调整持续性联结

咨询师可以帮助丧子父母找到一些方法与孩子建立健康的持续性

联结，具体包括以下一些技巧。

• 和逝去的孩子交流是许多丧子父母会做的事，在想念孩子的时候，交流可以带来安慰。丧子父母可以和孩子有声或在心里说话，写信或写纪念文章等。

• 丧子父母可以用照片和录像与孩子保持联系，记住那些美好的时光。

• 丧子父母可以将孩子融入特殊的日子和某些活动。在一些重要日子和活动中，让他们也来象征性地参与活动，如可以在餐桌边上留下一把空椅子来纪念他们。

• 当需要做艰难的决定时，丧子父母可以想象一下与孩子对话，想象一下他们会说些什么以及他们可能给出的建议。这会有助于做出更好的选择。

• 丧子父母可以选择孩子会为你而骄傲的方式生活。丧子父母可以想一想做哪些事情你的孩子会为你感到骄傲和高兴。丧子父母通过做这些事去感到安慰。这可以提醒他们如何继续与逝者联系。

• 保留孩子的遗物。如果不能保留所有东西，那就保留一些特别有意义的东西，比如，孩子的奖状、孩子送给你的礼物等。

• 丧子父母可以体验孩子的存在。它可能只是一种感觉，但它有时可以帮助减轻哀伤。

五、案例

金海敏（化名）的小儿子在 4 年前一场意外的车祸中丧生。自从小儿子逝去之后，她一直不同意对小儿子房间做任何变动。孩子的床铺、被褥、衣服、照片、家具、墙上的装饰，甚至写字台上的电脑都原封不动的，没有做过任何改变。家人曾多次劝她把遗物处理一下，但是她坚决不同意。现在他们夫妻俩都退休了，他们的大女儿希望他们搬到她的城市去住。所以他们要把原来的家卖掉。金海敏既想搬到大女儿居住的城市，又不想卖房子。她一想到小儿子房间里的东西要被处理掉，就会不停哭泣，表现出忧郁。后来大女儿请了心理关怀人员来和金海敏谈谈。

金海敏告诉关怀人员，这些东西都是自己的孩子用过的，只要看到它们，就觉得儿子曾经在这个世界上生活过。如果把它们搬走，那么他就好像从来都没有来到过这个世界。人们很快就会把他给忘掉。一想到这里，她心里就受不了。

关怀人员向金海敏介绍了哀伤反应的知识，特别介绍了持续性联结的特点，并告诉金海敏，她的行为并不是特别异常。那是丧亲者对逝者的常见的持续性联结的一种表现方式。关怀人员还介绍了不同的持续性联结的方法，如把照片整理成相册，或者配上小儿子生前喜欢的音乐。另外现在还有很多网上纪念的方式，比如，开一个网上纪念馆，把孩子的照片和信息，还有自己想说的话都放上去。这样亲友也可以一起来分享关于孩子的回忆。

金海敏对此表示感兴趣，并愿意尝试一下。她的大女儿很快建立了一个网上纪念馆。网站上有很多逝者生前的照片，包括他卧室里的照片、他的床铺的照片、电脑的照片、各种装饰摆件的照片。网站上还有视频。亲友对网站也表示关注并做了点评。金海敏最喜欢看到的就是亲友的点评。自从有了网站之后，她不再那么害怕人们会把她的儿子忘掉，而且她也经常在网上写一些纪念儿子的文章。后来他们把儿子遗物处理了，只保留下一些珍贵的东西，如照片、奖状、纪念品等。再后来，他们把房子卖掉了，搬去了大女儿生活的城市。

> **评论**
>
> 　　死亡可以带走肉体，但带不走血脉相连的爱。只要有爱，只要你活着，孩子就永远活在你的心中。首次提出持续性联结在哀伤中有积极意义的克拉斯等人在他们书的序言中引用了一位失去孩子母亲的诗：
>
> 　　你能原谅我吗？我还活在世上
>
> 　　在这尘世之旅，你不能与我为伴
>
> 　　那么，你能否永居我的心间，为我祝福

第五节　认知行为疗法：　打开认知之窗

　　莫莉的父母都是第二次世界大战时期集中营幸存下来的生者。莫莉是一位坚强的女性。当她得知大儿子在服兵役时意外死亡时，她决定要去坚强地去面对它，不哭泣。因为她认为哭泣是一种羞愧和懦弱的行为。半年后，她感到保持这种坚强对她来说变得越来越艰难，而且令她感到越来越痛苦。此外，她还会刻意回避和逝去的儿子有关的东西，甚至不去他的墓地。她觉得，这样做一方面让她感到儿子还活着，另一方面也可以帮助她保持坚强。

　　6个月过去了，她感到自己痛苦非但没有减轻，反而更加重了。这使她的情绪和身体都开始出现问题，如果继续发展下去，就很可能出现病理性哀伤。那么，她的问题出在哪儿呢？怎样才能改变她的问题呢？本节所要介绍的认知行为疗法将会为我们给出答案。

一、认知行为疗法的由来简述

认知行为疗法（Cognitive Behavior Treatment，CBT）是一种心理治疗法，用于帮助人们改变导致他们出现问题的思想、感受和行为。心理学家要求患者尝试不同的情境应对技巧，调整认识，然后改变那些有问题的思想、感受和行为。认知行为疗法使用了认知疗法和行为疗法来处理认知障碍和行为障碍。

我们可以用一个简单的例子来说一下认知障碍是什么。我国有一个几乎人人皆知成语叫杯弓蛇影。这个成语说的是公元前战国时期，应郴请杜宣饮酒。挂在墙上的弓映在酒杯里，杜宣以为酒杯里有蛇，疑心中了蛇毒，就生病了。应郴知道后，又把杜宣请到原处喝酒，杯中又出现了蛇影，应郴对杜宣说：“这是墙上弓的影子。”真相大白之后，杜宣的病就好了。在这个故事中，杜宣疑心中毒是他的认知出了错，恐惧和生病是他认知错误导致的负面情绪和行为结果。应郴在这里扮演了认知行为咨询师的角色，他帮助杜宣调整错误认知，自然而然地缓解了杜宣的恐惧情绪，并使杜宣的身体很快康复了。

在西方，认知行为疗法基本理念的根源可以一直追溯到古希腊斯多葛学派哲学家爱比克泰德（Epictetus）。爱比克泰德认为：“人们不是因为事情而被打扰，而是因为他们对事情的看法而被打扰。”基于这个理念，造成人们困惑或痛苦的往往不是事件本身，而是人们对事件的认知、理解、想法、判断及由此而来的感受和结果。

认知行为疗法中的行为疗法是从 20 世纪初开始发展起来的，如巴甫洛夫的条件反射理论。它注重解决人们的行为问题。

阿尔伯特·艾莉斯（Albert Ellis）被人们称为认知行为疗法之父。他于 20 世纪 50 年代中期提出合理情绪行为疗法（Rational-Emotive Behavior Therapy，REBT），来代替耗时、低效的精神分析治疗。该理论认为引起人们情绪困扰的并不是外界发生的事件，而是人们对事件的态度、看法、评价等认知内容。因此要改变情绪困扰不是要改变外界事件，而是要改变认知，并通过改变认知，进而改变情绪。

阿仑·贝克(Aaron Beck)于 20 世纪 60 年代提出了更为完整的认知行为疗法理论，并用于抑郁症临床治疗。贝克发现抑郁症患者会自发涌现消极想法。他将这些认知称为自动思想。这些自动思想可分为三类：对自己、世界和未来。这些认知相互关联，三位一体。频繁出现的自动思想可以揭示一个人的核心信念。核心信念是在长期的生活经历中形成的。人们往往无法真正确认这些信念的正确性，而只是感觉这些信念是真实的、正确的。贝克在临床中帮助患者识别和评估这些认知想法。通过这个过程，患者能够更加客观地、现实地认识和思考问题，这使他们的情绪和行为有了很大的改善。贝克认为，无论什么类型的心理障碍，都与扭曲的思维对行为产生负面影响有关；而成功的干预可以帮助一个人识别并意识到他们扭曲的思维，并去挑战其负面影响。由于对认知行为疗法的巨大贡献，贝克于 2006 年获得拉斯克奖，这是生物医学界的诺贝尔奖。他在 20 世纪最具影响力的医生中名列第四位。

自 20 世纪 60 年代起，认知行为疗法的研究和应用以极快的速度发展。目前它已被广泛地应用于精神疾病的临床治疗，如抑郁症、创伤后应激障碍、情感性疾患、焦虑性疾患、人格疾患、厌食症、强迫症、药物滥用、病理性哀伤等。

二、认知行为疗法理论介绍

(一) 认知行为疗法三元素

认知行为疗法注重患者面临的具体问题，分析和改变人的错误认知，调整人的错误行为和情绪。

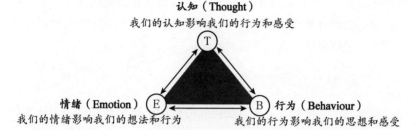

图 4-4　认知行为图

（二）　认知行为疗法基本假设

每个人都会对发生的事件形成自己独特的认知和理解，并从中得出不同的结论。认知行为疗法有四个基本假设(Stroebe & Schut，2001)。

(1)认知、行为和情绪三者相互联结、互相影响。

(2)认知是可以被识别和辨认出来的，当然这并不是说所有的认知都可以被意识到并能被控制。但在正确的指导下，人们可以知道自己在认知上对信息处理是否有错误。

(3)在这里，认知的改变是核心，任何行为或感觉的改变一定与认知改变相关。

(4)此外，还有一个重要假设是关于认知功能的层次，它有三个层次：

- 认知内容和自动思维；
- 认知和信息处理方法；
- 认知结构或基模。

在特定情况下，自动思维会很快出现。认知处理方式和基模会相互影响，并可能产生错误信息。比如，一个人在一次考试中没考好，自动思维应该是"我知道这次没考好"。但是在有误的认知结构和基模下，信息会被处理成"我是一个失败者"。认知行为疗法就是要纠正这种夸大、过度概括、自我责备的错误认知。

（三） 认知行为疗法简单介绍

认知行为疗法包括很多方法，我们在这里简单地介绍一下认知行为疗法的基本方法 ABC 法。通过它，我们可以对认知行为疗法有一个比较直观的认识。

A 指激发情感和行为的事件（Activating Events）；B 指信念和想法（Beliefs），包括理性或非理性的信念；C 指与事件有关的情感反应和行为反应结果（Consequences）。

当一个事件（A）发生后，事件（A）必然会对人产生影响，同时人会出现反应结果（C）。但是面对同一事件不同人对它的反应结果往往会大相径庭。之所以会如此，是因为在事件（A）和反应结果（C）之间有一个中介因素（B），即信念和想法。简单来说，一个事件发生后，不同人会根据自身的信念和想法对事件形成不同的认知，由于不同的认知，因此会产生不同的反应，这些反应就是情感和行为的结果。显然信念和想法在这里起着决定性作用。

用一个简单的例子来说明，在看完一部电影之后，有人觉得非常欣赏，产生了愉快的反应；有人觉得没什么意思，没有产生愉快感，也不觉得厌恶；还有一些人看了觉得反感或厌恶。电影是事件（A），但引起的反应结果（C）各不相同。这是由于人们对电影的认知（B）不同。

认知评估或信念对情绪反应和行为反应至关重要。积极或消极的情感和行为皆源于认知评估或信念。不健康的情绪和错误的行为往往来自非理性或错误认知，而不是事件本身。认知行为疗法就是要通过帮助人们调整非理性或错误认知，来调整人们的情感和行为。

三、认知行为疗法和哀伤疗愈

（一）　ABC法的应用

1. ABC法关于哀伤的认知问题

ABC法是著名的以色列哀伤认知心理学家和咨询师露丝·马尔金森（Ruth Malkinson）在哀伤疗愈中所使用的方法。

在哀伤疗愈方面，A指创伤性事件（Adverse Events）；B指认知或信念（Beliefs）；C指后果（Consequences），包括情绪和行为。ABC法是说不幸事件的发生会影响认知，进而产生相应后果。这三者相互关联。

在哀伤疗愈中，ABC法的基础是几个重要假设。第一，因死亡而来的丧失不幸且不可逆转，人们用不同方法去评估和理解丧失事件。第二，这些方法包含了合理的与不合理的方法，不合理的方法是有可能被合理方法取代和调整的。第三，事件、认知和情绪三者相互作用，并与评估理解相关；认知与情绪密切相关，不合理的认知是导致负面情绪的关键。第四，ABC模型可以区分出健康和不健康的哀伤反应。

合理的认知可以产生合理的哀伤反应，并大大减少抑郁、绝望、恐惧和自我贬低，同时可以提高自信和对丧失的接受程度。不合理认知则会导致相反的结果。合理与不合理的哀伤认知特征见表 4-2（Malkinson，2010）。

表 4-2　合理与不合理的哀伤认知特征

合理哀伤	不合理哀伤
健康、有效的看法和积极、健康的情绪反应。	不健康的、功能紊乱的看法和消极的、不健康的情绪反应。
悲伤：生活已经永远地改变了。	抑郁：我的生活毫无价值。

合理哀伤	不合理哀伤
合理的愤怒：他没有考虑到后果。	**伤害性愤怒**：他怎么能对我做出这种事。
面对痛苦时，对挫折有较高的忍受力：每当想到再也见不到他了，我就很难受。	**面对痛苦时，对挫折的忍受力较低**（焦虑）：这太痛苦了，我不愿去想他，我不能忍受这种痛苦。
关注点：对于他我没有做很多事情，我十分想念他。	**负罪感**：都是我的错，我希望死的人是我。
不断寻找生命的意义：我用不同方法去保留关于他的记忆。	**生命已被"冰封"并失去意义**：生活毫无意义。

ABC 干预方法旨在促进哀伤过程中的悲伤、痛苦和挫败感与正面积极的反应相融合，以达到一种平衡的状态。

2. ABC 法干预过程

具体来说，ABC 法包括以下干预过程。

（1）咨询师和来访者彼此熟悉和信任，对来访者做认知评估（包括合理与不合理的认知）和背景评估，并和来访者确定双方认可的治疗方案。

（2）咨询师向来访者提供有关哀伤、哀伤过程等与哀伤相关的信息，解释哀伤中的情绪和行为是正常的哀伤反应（"在经历了这么大的创伤时，这些情绪反应是正常的"），解释哀伤时间的长短和对世界有破碎感都是正常的。

（3）咨询师帮助来访者识别出不合理信念（指向自己、他人和外界的绝对化要求）和不适应性情绪（如焦虑）、行为（如回避）和生理的后果（如呼吸困难、心悸）。咨询师帮助来访者识别导致行为和功能失调的非理性信念以及它对情绪和身体所造成的影响，并提出一些假设。

(4)咨询师解释和教授 ABC 模型，解释信念(B)和结果(C)的关系。

(5)咨询师教授和练习适应性理性思维和由它而来的功能性情绪和行为。通过探索新的合理评估来修正不合理的信念和与之相关的不当情绪结果。咨询师帮助来访者识别障碍情绪反应的元认知(对原有认知的认知)，如"我绝对不能这么想，这太痛苦了"。

(6)咨询师帮助来访者在逝者已逝的现实中重组生活，并与逝者继续保持健康的联结关系(如回忆、纪念品)。

(7)通过两次咨询之间的作业，来访者可以练习合理反应及其适应性结果来增强效果。

(8)咨询师准备咨询收尾和随访检查。通过来访者对事件评估方面的认知改变，咨询师预测他在哀伤过程中能否有合理的反应，并努力维持这种改变。咨询师和来访者要做好症状可能会反复的准备，尤其是在逝者的忌日、生日以及遇到其他与逝者相关的情况时。

这里需要提醒的是 ABC 法在哀伤疗愈中的应用比较适合丧失事件初发时期且情绪波动较大的丧亲者。对严重的延长哀伤障碍者来说，则需要使用其他的认知行为疗法或综合的哀伤治疗方法。

(二)　认知行为疗法对延长哀伤障碍的疗效

1. 对延长哀伤障碍的分析

研究者提出了延长哀伤障碍认知—行为概念模型(Boelen，2006；Derleme，2017)。该模型认为，延长哀伤障碍可由三个认知形成的过程解释：不能将丧失亲人的经历和自己自传信息库(关于对自己的过去、现在和未来的认知)充分整合；对世界持有负面信念并对哀伤反应持有错误解释；患者采用焦虑和抑郁的回避策略，不去面对现实。这三个过程之间的交互作用对延长哀伤障碍有着关键的影响。

第一个过程源于创伤后应激障碍的认知理论。患者并不认为死亡事件是真实的，对自我、逝者、外部世界和死亡事实的心理表征不协调。这种原有心理表征和死亡事实之间的矛盾会让患者产生更多的闯入性想法和关注死亡事件。有研究揭示延长哀伤障碍患者对死亡相关词语的命名需要花费更长时间，对丧失存在注意偏向。另一些研究证明延长哀伤障碍患者的自传体记忆存在损伤。患者会更倾向于回忆与丧失相关的内容，在负面提示下则更为明显。此外，在形式上，患者的目标特异性较低，对实现目标的控制感减少，并认为目标实现的可能性更小。在内容上，患者的目标更关注丧失和情感状态，而有关工作或学业、人际亲密关系的内容则较少。同时，延长哀伤障碍患者也表现出更低的自我概念的清晰度。

第二个过程指的是死亡事件的发生激活了患者原有的对自我、生活和未来的负面信念，并让患者觉得这些信念得到了证实。

第三个过程包含行为和认知两部分。焦虑症的回避策略在行为上表现为回避一切会使患者感到痛苦的诱发因素；在认知上表现为压抑和专注于丧失事件本身以及沉浸于很多不现实的"如果"，而不是如何处理现实问题，并以此避免承认死亡事件和躲避与之相关的痛苦情绪。抑郁症的回避策略在行为上表现为退缩和限制活动，在认知上则表现为用负面期待去看事件影响和自身处理能力。两者虽然都是回避策略，但前者主要是处理与丧失相关的内部情绪体验，指向过去和丧失；而后者主要是逃离丧失相关的外部环境，指向未来和适应。

一项追踪研究选取了丧亲不超过 5 个月的丧亲者作为追踪对象，并在 6 个月和 9 个月后进行随访和测查，结果发现上面提到的大部分负面认知和回避策略都可以预测延长哀伤障碍的症状水平。

该模型注意到延长哀伤障碍的形成还会受到其他因素的影响，如个体易感因素（如先入信念、智力受损）、丧失经历特征（如与死者的关系、死亡方式）、丧失的后续问题（如社会环境的反应、二级丧失）等。但这些因素需要经过 3 个核心加工过程的中介才能起作用。

2. 认知行为疗法的哀伤疗愈效果统计

研究者于 2007 年采用随机抽样的方式对认知行为疗法和支持性咨询这两种方法进行比较分析。后者注重倾听。结果显示，认知行为疗法对患者的症状改进为 50%，但支持性咨询对患者的治疗效果为 0（Boelen，Keijser，Hout，et al.，2007）。

研究者于 2011 年用随机对照试验（RCT）对经过治疗的患者进行了跟踪研究。这项研究注重使用认知行为疗法来改变消极认知和回避行为，并由此来治疗延长哀伤障碍。研究结果显示，改变错误认知和回避行为可以显著减少延长哀伤障碍症状。但其有效性还分别与其他因素有关，比如，对自我、未来和生活的认知及对灾难性事件的理解。研究还显示，认知行为疗法对文化程度偏高和能积极配合的患者疗效更好（Boelen，Keijser，Hout，et al.，2011）。

罗斯纳等人于 2014 年设计了治疗延长哀伤障碍的认知行为疗法模型，并用随机对照试验来测试认知行为疗法干预的有效性。测试结果表明，认知行为疗法干预对减缓哀伤非常有效。此外，针对治疗延长哀伤障碍的认知行为疗法（PG-CBT）组合方法对抑郁症状的疗效好过于对照群体（Rosner，Pfoh，Kotoučová，et al.，2014）。

罗斯纳等人于 2015 年对患者在经过 PG-CBT 组合方法治疗 1.5 年后进行追踪随访。研究结果证明，经过治疗的对象依然可以保持最初的治疗效果（Rosner，Bartl，Pfoh，et al.，2015）。

在此期间还有不少学者使用不同的量化或质性方法对认知行为疗法的哀伤疗愈效果进行研究，结果显示认知行为疗法对延长哀伤障碍的疗效是比较好的(Enez，2017)。

需要指出的是，认知行为疗法引导人们使用合理的认知去应对哀伤，它不能使人没有痛苦，但却能减轻痛苦可能会造成的伤害。

认知行为疗法的临床方法有很多，但通常需要咨询师和接受治疗的患者彼此沟通和协调。在治疗中患者要不断练习治疗师布置的作业，并在日常生活中运用学到的方法来有意识地调整特定认知上存在的问题，这样才能使效果更好。

另外，传统的一对一、面对面的认知行为疗法治疗需要耗费大量资源和时间，现在出现了利用网络技术做认知行为疗法疗愈，也被称为 ICBT 或 CCBT，如采用视频、网聊、邮件等。研究显示其效果也很不错(Wagner，Knaevelsrud & Maercker，2006)。我们在本书后面将对它加以讨论。

（三） 常见的认知问题和调整

综上所述，错误认知往往是导致延长哀伤障碍的主要原因。认知行为疗法正是要从认知入手，通过认知、情绪和行为的互动机制，来调整负面认知以及其带来的负面情绪和行为问题，从而达到哀伤疗愈的效果。学者认为有五方面常见的认知问题(Kubany，1998；Stroebe，Hansson，Stroebe，et al. ，2001)，同时它们也是我国丧子后容易导致延长哀伤障碍的常见的认知问题。

1. 核心信念(Core Believe)的颠覆

核心信念是人们对自己、外部世界和未来的看法。丧子后的巨大打击和痛苦往往会对丧子父母的核心信念产生颠覆性和摧毁性影响。有些丧子父母会觉得这个曾经充满温暖的世界不再温暖，不再安全，不再合理，也不再值得人去爱；有些丧子父母会觉得自己美好的人生彻底破灭，人生变得毫无意义，未来只有痛苦没有欢乐，只有绝望没有希望；有些丧子父母曾经把自身价值都寄托在孩子的身上，丧子后他们觉得自己不再有任何价值。当看不到世界的温暖，看不到自己的未来和希望，看不到自身的价值时，他们怎么会不陷入绝望中呢？一个深陷在绝望中的人又如何能从哀伤中解脱出来呢？

丧子父母但凡要从哀伤中振作起来，就必须要完成自己核心信念的调整。有些丧子父母在生命意义重建的过程中，成就了令人瞩目的爱心事业。也有很多丧子父母，默默地找到了属于自身生命的价值。尽管后者平凡无声，但这二者都能有助于防止和治疗延长哀伤障碍。

对核心信念的调整正是认知行为疗法要处理的一个重要部分。认知行为疗法需要帮助患者从非此即彼的两个极端中建立连续点，或采用"逐渐改变计划"的方式帮助患者从消极的极端信念一步步走向积极的信念。信念的调整不能只依靠咨询师，它还需要丧子父母自己去面对社会以及关怀者的帮助。

2. 违背事实思维（Counterfactual Thinking）

有的丧子父母会对丧失事件出现违背事实的思维，也就是对所发生的事件有不切实际的想象。最典型的表现就是老在想"如果……就……"比如，"如果我没让他出去玩，他就不会掉入河中""如果我没让他学开车，他就不会出车祸"。然后他们就会陷入内疚和自我责备中，以至于无法走出哀伤并出现精神障碍。

这种违背事实思维在丧失事件发生后是普遍存在的。有一项研究显示，在车祸中失去子女或配偶后的 4～7 年内，48% 的丧亲者会被这种"如果……就……"思维萦绕。

违背事实思维的"如果"后面有一个认知上的错误，那就是人们希望自己可以控制随机事件。认知行为疗法所要做的就是帮助患者对丧失事件摆脱"如果"的纠缠，建立符合现实的认知，从而走出自我责备的阴影。

3. 错误的因果推论（Casual Inference）

错误的因果推论来自三方面的错误认知。

第一，丧子父母没有把导致丧失的各种因素都考虑进去，而只在自己身上找原因。

第二，丧子父母错误地专注于丧失事件"本来是可以避免的"。

第三，丧子父母不能区分责任感和自己对事件本身该负的责任。

有研究显示，即使父母与子女的死亡完全无关，丧子父母依然会责备自己没有能保护好孩子，甚至觉得孩子的死因是自己没有尽到父母的责任。也有丧子父母会责备自己没有事先预见到悲剧会发生并采取可以挽救的行动。

认知行为疗法需要帮助患者扭转错误的因果推论认知。任何灾难的原因都是多方面的，有可识别或不可辨识的必然性，也有随机因素的干扰。保护孩子的责任感并不等于自己对在孩子身上发生的每一件事情都负有责任。父母为孩子提供的帮助和保护是有限的，因为人的能力是有限的。丧子父母不能把责任感扩大到自己必须承担起一切责任。挑起如此重负既不可能也不现实。

4. 违背事实的谬误（Counterfactual Fallacy）

这种错误认知认为：如果不幸事件是有可能被避免的，那么它就"应该"被避免，尽管它是不可预测的。这种错误认知会使丧子父母失去对他人及自己的正确判断，并且多数时候，它会针对自己。丧子父母有时会被这种念头纠缠，并指责自己而不能自拔。

这也是认知行为疗法需要识别和解决的认知障碍问题。

5. 回避

回避与错误的哀伤认知有关。回避可以表现为情景回避，如回避会勾起哀伤的地方、人和事件；也可以表现为认知回避，如压抑一些回忆。

　　回避的出现有不同原因。一个原因是丧子父母对自己的哀伤反应有错误的认识，觉得如果不回避的话，自己会疯掉或痛不欲生。另一个原因是丧子父母无法承受触景生情或者回忆引发的剧痛。回避只会使丧子父母无法适应和接受丧失这个现实，长期不去面对现实则很容易导致延长哀伤障碍。

　　针对回避问题，有学者建议可以采用认知行为疗法系列的程序来帮助患者：①找出什么是错误的认知，什么是刺激物，什么是患者所恐惧的后果；②寻找清晰的新的目标认知，也就是如果面对具体的刺激物，会有什么后果；③在此基础上找出可替代的认知，也就是对应刺激物，找到可替代的结果，这个结果应更温和和现实；④还要进行行为实验，也就是设定具体的行为作业，在过程中收集信息，来评估导致回避的恐惧与实际面对的结果是否一致；⑤这是一个循序渐进的过程，要一点点去接触回避的刺激物。

（四）　失独相关的文化因素

　　北京师范大学王建平临床心理实验室为我国失独父母开发了《失独文化信念问卷》(Shi，Wen，Xu，et al.，2019)，此问卷可以对失独父母的失独文化信念进行评估，详见附录。

　　该问卷包含了 9 道条目，测量的是中国传统文化背景下失独父母对于失独事件的文化特异性信念。丧亲后消极的认知会引起情绪问题。由于哀伤认知可能会受到中国传统文化观念（如孝道文化）的影响，因此中国的失独父母可能对自己或世界持有文化特异性哀伤信念。这种信念可能会阻碍他们的康复。《失独文化信念问卷》是第一个测量失独文化信念的有效工具，可以应用于未来的失独研究。

　　该问卷的每个条目有 6 个目前与被试相符的描述（得分为 1～6 分），总分范围是 9～54 分，分数越高代表失独文化信念越强。该量表包括 3 个因子(计总分)：

- 孝道文化：第 2 题、第 3 题和第 8 题；
- 命运信念：第 1 题、第 6 题和第 7 题；
- 歧视知觉：第 4 题、第 5 题和第 9 题。

该问卷的总测试样本为 313 名 50 及 50 岁以上的失独老人，其中男性 130 名，女性 183 名。问卷信效度指标：内部一致性信度在 0.76～0.95(孝道文化的内部一致性信度为 0.95，命运信念的内部一致性信度为 0.79，歧视知觉的内部一致性信度为 0.77，总问卷的内部一致性信度为 0.76)；重测信度在 0.69～0.91 (孝道文化的重测信度为 0.91，命运信念的重测信度为 0.69，歧视知觉的重测信度为 0.78，总问卷的重测信度为 0.88)。以《哀伤认知问卷》(Grief Cognitions Questionnaire)(Boelen & Lensvelt-Mulders，2005)作为聚合效度的指标，聚合效度在0.50～0.64。以《延长哀伤障碍量表》(Prolonged Grief Disorder Scale)(Prigerson，Horowitz，Jacobs，et al.，2009)作为区分效度的指标，延长哀伤障碍组被试的失独文化信念得分显著大于非延长哀伤障碍组，$t=3.936$，$p<.001$(Shi，Wen，Xu，et al.，2019)。

四、案例

在本节开始，我们谈到了莫莉对大儿子服兵役时意外死亡的哀伤反应，她一开始决定"坚强"地去面对它、不哭泣。因为她认为哭泣是一种羞愧和懦弱的行为。但她感到这种"坚强"变得越来越困难，而且令她越来越痛苦。于是她便去寻求咨询师的帮助。她把自己的压力和痛苦告诉了咨询师。

在对情况了解了之后，咨询师给莫莉介绍了 ABC 模式，向她解释了什么是正常的哀伤反应和过程以及什么是不正常的。咨询师还和她讨论了死亡事件发生后什么样的信念是合理和不合理的以及不同信念可能导致什么样的后果。

咨询师接下来对莫莉的信念做了评估，发现她的信念存在着不合理的因素，如"我必须坚强，如果我失败了，我就是一个懦弱的人"；莫莉把哭泣看作懦弱者的表现，并为之羞愧；她把不哭泣看作坚强。

咨询师接下来帮助莫莉用一个新的合理信念来替代原来不合理信念。莫莉当时想到的替代想法是，我不用强制自己不哭，而是提醒自己尽量不哭。这里的变化是从不许哭到尽量不哭。经过练习，咨询师让莫莉体会自己改变想法后的情绪。莫莉说，她感到情绪压力有了一定的缓解。

咨询师进一步帮助莫莉调整信念，哭泣不是懦弱，更不用为之感到羞愧，哭泣是因为哀伤，哀伤是因为爱，那是正常的。这样，一个新的信念(B)建立起来了，它直接影响结果(C)，这也就是 ABC 模型中新的 B—C 关系的建立。由于信念的改变，莫莉不再一味地压抑哭泣，也不再认为哭泣是懦弱的并为之感到羞愧，她的压力得到了某种缓解。

在这个过程中，每次咨询谈话之间咨询师还要布置一些作业让莫莉去练习 ABC 哀伤疗愈方法，并以此来强化结果。

在接下来的治疗中，莫莉说，她会回避和死去的儿子有关的东西，比如，不去提他的名字，不翻他的照片以及回避从他的墓园旁边经过。

经过进一步谈话，这种行为背后的不合理信念被识别出来了，那就是如果"我这样做，我就可以避免去面对儿子已经死了这个可怕的事实，而且这样我就可以让我的孩子继续活着。我不愿意去想我的儿子已经死了"。这种不合理信念在某种程度上和她对懦弱的认知有关。

咨询师帮助她学习呼吸训练，并帮助调整她的错误信念"我不去碰儿子的东西，我可以觉得他依然活着"。这里首先是莫莉要接受死亡的现实，不碰逝者的东西并不能改变逝者已逝的现实。咨询师帮助莫莉建立一种合理的认知去接受死亡的现实。

六个月后，治疗接近了尾声。莫莉已经可以去做以前令她感到痛苦的事情，比如，做儿子生前喜欢的食物、和家庭成员谈论儿子和儿子对音乐的热爱。她还出版了一本汇集了他的信件的小册子。

通过 ABC 模式的疗愈，随着信念的改变，莫莉从回避转变为积极面对，用积极的方法来保持与逝者的持续性联结，并逐步适应新的生活。

评论

在巨大的苦难和挑战面前，甘地说过："保持你的思想积极，因为你的想法成为你的语言。保持你的言语积极，因为你的言语成为你的行为。保持你的行为积极，因为你的行为成为你的习惯。保持你的习惯积极，因为你的习惯成为你的价值观。保持你的价值观积极，因为你的价值观成为你的命运。"甘地的话永远值得回味。积极的认知是改变一切的起点，这同样也适用于哀伤疗愈。

第六节　四任务模型：　光明在险峰

一、四任务模型的回顾

1967 年，威廉·沃登（William Worden）教授在波士顿大学任教时，就开始和哈佛大学的学者合作研究死亡和自杀问题。在以后的几年中，他在哈佛大学任教，并开始研究丧偶的哀伤问题。这也使他开始关注到哀伤这个极为普遍的现象。当时的哀伤临床咨询还十分薄弱，一切尚处在摸索的阶段中。他后来教授临终和死亡的课程。在学校的建议下，他开始做哀伤咨询疗愈的讲座。第一次讲座计划招收一百名学生，结果登记人数远远超出了计划。在讲课中，沃登注意到学生们认真做笔记，后来他把讲义进行系统整理和完善，并写成了书。1982 年，沃登出版了《哀伤咨询和疗愈：心理健康应用手册》。这是第一本专注于哀伤疗愈咨询的手册。此书之后又有五版修订本陆续完成出版，并被翻译成不同国家的文字。它被广泛地应用在哀伤临床治疗中。沃登的书比提出五阶段论的库伯勒-罗斯的书晚了 14 年，但是在理论结构上沃登有其鲜明的特色。沃登没有把哀伤分成阶段，而是向咨询师和哀伤人说明：哀伤疗愈的任务是什么、需要做的是什么以及需要注意的是什么。

在该书的第一版中，他提出了应对哀伤的四个任务：第一，接受丧失亲人的事实；第二，处理哀伤痛苦；第三，适应没有逝者的环境；第四，从逝者那里撤出情感能量并投入新的人际关系中。在第四版中，他把持续性联结理论融进了自己的理论，并把第四项任务修改为重新安置对逝者的情感，并带着它继续生活。

虽然有不少学者依然把沃登的理论归类于阶段论，但他并不同意这样的划分。他认为自己提出的理论并不是一个线性过程，而是一个可以反复的过程。此外，他认为施特勒贝的双程模型和自己的哀伤四个任务没有什么冲突的地方。施特勒贝在双程模型问世十周年的一份专刊上特地把双程模型和四任务模型做了讨论，指出双程模型在很多方面打破了四任务模型的原有的局限性（Stroebe & Schut，2010）。

直到今天，四任务模型在美国依然被大量使用在哀伤疗愈的临床实践中。

二、四任务模型的简述

下面我们首先介绍四任务模型中的四个任务（Worden，2008）的具体含义。

（一）任务一：接受丧失亲人的事实

接受丧失亲人这个事实，是丧亲者在经历丧失事件后的第一项要面临和完成的任务。丧子父母要明确知道逝者已逝，并不再能够返回。

但在现实生活中与此相反的状况时常会发生，有些丧子父母会用不同的形式拒绝或回避去面对现实。拒绝面对现实的表现可以是并不严重的失真表述，也可以是严重的幻觉。更多的表现是把逝者生前用的物品原状保留，仿佛逝者会随时归来去使用这些物品。有的丧子父母甚至会把孩子屋子里的一切都保持原状，多年不变。也有的丧子父母为躲避痛苦，采用选择性忘记。

丧子父母拒绝接受现实的表现更容易出现于突然和意外的死亡事件后。拒绝接受现实的表现在丧失亲人的前几个月内是正常的，但长时间持续下去就可能成为病理性问题。

　　接受失去亲人的事实包括两个方面：理性上接受和情感上接受。理性上接受是指真实地相信死亡事件发生了，丧失是永久而不可逆转的。理性上接受并不等于情感上接受。比如，一位失去孩子的母亲经常会觉得孩子还活着，但冷静下来一想，又会意识到孩子不可能再回来了。

　　为了能使丧子父母更好地接受丧失亲人的事实，葬礼、追悼会和追思会是重要的方法。

（二）　任务二：处理哀伤痛苦

　　哀伤过程的第二个任务就是处理巨大的哀伤痛苦。这种痛苦会表现在心理反应和生理反应上，比如，焦虑、愤怒、孤独、负罪感等。社会对丧子父母处理哀伤痛苦的影响极大。一些负面的社会影响往往会使这项任务变得尤为艰巨，比如，本书所谈过的来自社会方面的第二次伤害。

　　有的丧子父母选择不去面对这种感受，如远离曾经与逝者共同居住的地方，但它们并不会因此而消失。它们只是被"存储"了起来，并且在日后会经常出现，甚至引起创伤后应激障碍和抑郁症。第二项任务的拖延往往会使哀伤平复工作在以后更加困难。

　　承认和谈论这些痛苦有助于丧子父母理解它们。虽然哀伤的痛苦令人难以忍受，尤其是在丧亲的初期，但对多数人来说，痛苦是会随着时间的推移而减弱的。此外，通过对痛苦的经历，丧子父母可以在应对生活中更大的困难时更好地自我控制。

　　第二项任务还包括了一系列的情绪调整，如焦虑、愤怒、孤独、负罪感和忧郁等。

　　在这里，需要强调的是，这里谈的是"任务"而不是"阶段"。

（三） 任务三：适应没有逝者的环境

适应意味着调整，包括与外部世界关系的调整和内心世界的调整。

1. 与外部世界关系的调整

对于丧子父母来说，调整自己去适应一个没有逝者的外部世界是艰难的，尤其在失去亲人的前三四个月。能否处理好调整，在很大程度上取决于逝者曾经承担的角色以及与丧子父母的关系。

失去了孩子令丧子父母极其痛苦，但外部世界还是会按着往日的节奏继续向前。丧子父母不得不带着痛去面对不断向前的外部世界。他们至少要维系自己的日常生活和保证经济上的来源。有些丧子父母会感到与照顾曾经在疾病中的逝者相比，失去亲人的痛苦更加令人难以忍受。

他们会发现失去了一些昔日的朋友，但又结交了一些新的朋友。

丧子父母所要完成的任务就是逐渐适应这个逝者已逝的外部世界。但这是一项极为困难的任务。尤其对于丧子失独父母来说，更是如此。无法完成这样的调整，会将自己和世界隔绝，并将导致病理性哀伤。

2. 内心世界的调整

对内心世界的调整涉及自我身份定义、自尊和自我功能感。

首先，自我身份定义。比如，有些失独父母在失去孩子以后，会对自己的身份出现极大的困惑。他们自问"我还是爸爸吗?"或"我还是妈妈吗?"还有父母把自己的身份和逝者过于紧密地联系在了一起，当孩子死去后，他们也失去了自己。

其次，自尊。丧失事件发生后，丧子父母的自尊往往也会发生变化。一位母亲曾经为自己的儿子感到特别自豪，觉得自己一生最大的成就就是抚育了一个优秀的儿子。她逢人总爱夸自己的孩子。后来孩子因事故身亡。她的自豪和骄傲一下子一落千丈。她感到无所适从。

最后，自我功能感。丧失孩子使父母对自己的能力产生怀疑。保护好孩子是父母的天职和天性，也是父母通常所具有的对自身能力的自信。但孩子的逝去，父母会觉得无助、不称职、缺乏能力，甚至觉得是"人生的破产"。这在另一方面会进一步降低自尊。

所以对丧子父母来说，内心世界调整的任务涉及对几个关键问题的考虑，比如，"我是谁?""我对逝者的爱变化了吗?"丧子父母通常都会经历负面思维。他们只有转向正面思维，才能逐步完成这项任务，并真正适应逝者已逝的新世界。

3. 信念的调整

失去亲人的打击会颠覆人们对世界和生命价值的信念。这些信念来自家庭、教育和生活经历。它通常包括三个方面：世界是有温暖的；世界是合理运行的；自己是有价值的。丧失亲人，尤其是丧失孩子，通常会使人改变这些看法，并会感到失去了人生的方向。丧子父母需要去寻找意义。曾经信上帝、佛祖、神仙的人不再信了，曾经不信上帝、佛祖、神仙的人却开始信了。有人认为这是"因果报应"，有人认为这是"宿命"，有人迷惑、彷徨，也有人看到了积极的意义。

第三项任务在很大程度上和本章谈过的意义重建是相似的。丧子父母需要为自己找到新的人生定位和意义。尽管这对丧子父母来说具有极大的挑战性，但是如果不能完成这个任务，他们将陷入困境难以自拔。

（四） 任务四：重新安置对逝者的情感，并带着它继续生活

第四项任务简单地说就是：在情感上重新定位逝者。它意味着要从丧失和对往日极度思念的剧痛中走出来。丧子父母需要意识到逝者已经真实地从物质世界中永远离去，但是关于逝者的一切美好记忆依然可

以永远地保留在心中，并可以成为生活的一部分。丧子父母可以带着它，在逝者已逝的世界上继续生活下去，并依然能体会到生命的美好。

第四项任务的最大障碍通常不是建立起新的关系，而是无法适当地安置过去的关系。这也使得第四项任务的完成尤为艰难。

四任务论最容易让人产生误解的地方是，人们往往会用阶段论的眼光来看它。事实上，这些任务与阶段无关，它们也不存在先后顺序，它们可以同时进行，也可以反反复复。

沃登在第四版中特别指出，双程模型认为，丧亲者不能同时处于丧失导向和恢复导向。他认为哀伤方式具有多样性，不应该设置这样的定论。沃登还认为，双程模型与四任务论有很多相似之处，尤其是任务三和恢复导向的内容几乎完全相同。当然，施特勒贝并不同意这些说法，并在一篇论文中专门对此做过讨论。在此我们就不再赘述，读者有兴趣可以查阅原文进一步阅读。

三、四任务的原则、技巧和小组咨询

沃登把哀伤工作分成两个部分：第一是咨询师性质的工作，第二是治疗师性质的工作。前者的工作对象是任何经历了巨大哀伤的群体，如丧子失独父母；后者是已经罹患病理性障碍的患者。此外，他的实践经验证明，前者可以采用小组形式，后者则要一对一地进行。本书将注重介绍前者咨询师性质的工作。后者涉及很多复杂的技术，因篇幅的考虑，我们就不在本书过多讨论。为了帮助咨询师在临床中解决具体问题，沃登给咨询师提供了十项原则和九种技巧。接下来，我们就分别讨论一下原则、技巧和小组咨询。

（一）十项原则

(1)咨询师要帮助丧亲者面对现实。在面对第一项任务时，咨询师要允许和鼓励丧亲者谈论逝者及丧失事件。咨询师可以在适当的时候提一些具体的问题，比如，死亡事件是如何发生的，在哪儿发生的，你是如何得知这个消息，葬礼是如何举行的等。要注意，这并不是要无休止地让丧亲者反复挖伤口。若丧亲者对丧失事件的真实性十分清楚，就不需要重复这个过程。

(2)咨询师帮助丧亲者识别和经历不同的哀伤感受。这些感受包括愤怒、内疚、焦虑、恐惧、无助和悲伤等。(这部分内容在本书的其他章节有更具体的讨论，在此就略过。)在哀伤工作中，咨询师要注意聚焦于任务需要实现的目标是什么。

(3)咨询师帮助丧亲者适应逝者离去后的新生活。这要求咨询师帮助丧亲者学会适应没有逝者的生活。对刚刚失去亲人的丧亲者来说，咨询师要提醒他们不要在这时去做重大决定。

(4)咨询师帮助丧亲者寻找丧失的意义。咨询师的一个重要任务就是帮助丧亲者寻找亲人死亡的意义。对失去子女的父母来说，通常以孩子的名义或因为孩子的逝去而为他人服务，他们都可以获得某种意义感。当然并不仅限于此，还有很多其他事可以做。丧亲者勿以善小而不为。

(5)咨询师帮助丧亲者在心里重新安置逝者的位置。有些失去孩子的父母不愿重新生养或领养孩子，因为他们觉得这是对自己死去的孩子的背叛。咨询师要帮助他们认识到，尽管逝者是唯一而不可替代的，但这不应该影响他们在生活中接受新生命。当然也有相反的例子，有的丧亲者迫不及待地想要生养或领养另一个孩子。在哀伤情绪没有经过充分调整时就这样做，有时会有相反的结果。咨询师要酌情给予必要的引导。

(6)咨询师帮助丧亲者让哀伤缓缓流动。咨询师不仅要向丧亲者解释哀伤是需要时间的，也要向丧亲者的亲友解释这一点。沃登特别强调两点：周围人不能催促或期待哀伤很快消失；第一个忌日时，咨询师一定要联系丧亲者。咨询师要在日历上写下记号，然后可以联系丧亲者。还有就是咨询师要帮助丧亲者做好特殊日子的准备。

(7)咨询师解释什么是"正常"行为。有些没经历过失去亲人巨大打击的丧亲者，在事发初期，会出现幻视、幻听和幻想。他们会担心自己是否是疯了。咨询师要向他们解释这些是正常的。

(8)咨询师帮助丧亲者接受差异性。有一位失独母亲，在孩子死去后，每天都要去墓前守在那里。她问别人，自己是不是疯了。也有失独母亲，在孩子落葬后，一次都没去过孩子的墓地。这并不是说她们一个爱子深切，另一个不爱。她们是在用不同的方式表现爱。沃登特别强调了父亲和母亲失去孩子的表现方式是不同的。这也是咨询师所要解释的。

(9)咨询师检查防御和应对方式。在咨询师和丧亲者建立了彼此充分的信任之后，这项工作会较易进行。这里的关键是要检查丧亲者是否有用酒精甚至毒品来麻醉自己。如有此倾向，其他的针对性咨询服务将是必要的。

(10)咨询师检测病理性哀伤。检测和评判病理性哀伤是一个综合的过程。对病理性哀伤治疗方式也不同。在这里就不赘述了。如果咨询师发现丧亲者有病理性哀伤，那咨询师就需要采用不同的方法加以治疗。

(二) 九个技巧

(1)唤醒语言。咨询师使用提醒性语言，如"你儿子死去了"，而不是"你儿子不在了"。在这里，我们需要强调的是，这个方式不是很适合我国文化。中国文化里强调死者为大，尊重逝者以及含蓄在我国哀伤咨询疗愈中是一定要考虑的。

(2)使用象征物。咨询师鼓励丧亲者带上逝者的照片，或其他纪念物，这有助于咨询谈话中心围绕逝者。

（3）写下文字。咨询师鼓励丧亲者写下自己的感受，使用日记、随笔的形式都可以。

（4）画图。画图可以使人在表述自己想法和情绪时，没有更多的压力，也可以揭示一些自己也不十分明确的内心想法。

（5）角色扮演。让丧亲者思考不同情况下，该用什么方式去应对。咨询师也可以参与其中，帮助这个扮演顺利进行，或树立一个模范角色。

（6）认知行为疗法。认知行为疗法有助于找出认知上的问题，从而通过改变认知调整情绪和行为。

（7）记录回忆。丧亲者可以制作回忆手册，将逝者的故事记录下来。

（8）直接想象。让丧亲者闭上眼睛，或面对一张空椅子，想象逝者就在面前，并对想象逝者说想说的话。

（9）隐语。隐语技术可以帮助丧亲者不必使用会令自己过于痛苦的语言来表达自己对死亡事件的想法。一些片段和幻想同样可以反映出丧亲者的想法。

沃登建议在哀伤初期不要轻易使用抗抑郁药，因为抗抑郁药对哀伤初期的剧痛往往无效。但需要的话，适当的安眠药或某些可以同时抗焦虑和失眠的药可以考虑，但一定要去医院找专业人员听取专业建议。

（三）　小组咨询

小组咨询是沃登推荐的一种咨询方法。

（1）小组的组成。在组成小组时，咨询师必须要进行挑选。小组一般以 7～10 人为宜。除了咨询师，小组需要一个负责人。小组成员最好是有类似经历，包括相似的逝者的死亡原因。此外丧亲时间长短也比较接近为好。

(2)设定工作目标。小组首先要让成员表述他们想要达到的目标，然后确定大家都认可的共同的工作目标。如果有人的目标和大家相距甚远，那他就不适合进这个小组，需要考虑去别的小组。

(3)设置工作规矩。首先由小组负责人提议基本的工作规矩，比如，要让每个人都有说话的机会，避免一言堂式的"独脚戏"。以下是一些常用的小组规则：成员要尽量按时参加；组内分享的信息不能跟别人谈论；每个人都可以畅所欲言；不要轻易提供"你必须""你一定"这类建议。

(4)小组负责人的功能：帮助小组成员互相熟悉；注意需要咨询师的支持和帮助；必要的时候，可以由副组长帮助协调。

(5)考虑个人想法。新成员往往会有三种想法："这个小组适合我吗？""我对这个小组会有什么影响或别人会对我有什么影响？""人们会彼此关照吗？"只有这些问题的答案是可以接受的，小组成员才会积极参加活动。

(6)注意常见的冲突。小组活动有时可能会有冲突，导致冲突的原因很多。比如，"我比你更苦"；在没受到邀请时，提出命令式的建议；"发号施令"而不是委婉的建议；不发言(这要在小组活动一开始时就要注意解决)；小组活动时不谈，小组活动结束后，找咨询师谈(咨询师的正确的回答是留到下次小组活动再谈)；令大家不适的言行(要请他说出为何如此)；跑题(要及时引导回正题)；一人占用太多时间(需要给大家都有分享的机会)；挑战或批评小组负责人(小组负责人要注意回应方式，咨询师要给予帮助)。对这些可能出现的问题，咨询师要有预期并事先准备应对方法。

沃登根据自己的临床经验和研究对哀伤咨询做了效果分析。他指出，哀伤咨询对一些特定丧亲者能够有较好的效果，特定丧亲者包括：年纪较轻、丧亲期不是太短、女性、经历了突发性丧失事件、有不严重的慢性哀伤症状、有严重哀伤障碍（需要用不同治疗方法）、高风险人群（尤其是年老的丧偶者和失去子女的父母）和积极寻求心理帮助的丧亲者。

评论

　　哀伤适应过程极为复杂，每个人的情况都不一样。没有一个统一的公式和标准的答案。所以咨询师需要运用不同的方法来处理不同的"任务"。此外，"任务"也不是一劳永逸的，会反复不断地出现。正如前面谈到的，双程模型需要在临床中被充分地使用。

第七节　五阶段论：哀伤之路各不相同

在对失独父母访谈时，几位父母说了不同的感受。

·"我的孩子是在大学三年级那年的暑假出去旅游时，出了车祸。当我接到她同学的电话的时候，我都不敢相信。甚至在葬礼结束以后，我总会恍恍惚惚地看到她。一到周末我总想着她会给我打电话。有一次，我上街，看到一个女孩的背影非常像我的孩子。我就跑到那个女孩的前面去看她，弄得大家都不好意思。回到家我就大哭了一场。"

·"孩子还在读大学时，要我们给他买一辆汽车。我不同意，因为觉得不安全。我说等工作以后再买吧，但是他爸爸说没有关系。车子才买了一个月，孩子就出了交通事故，人没了。他爸爸不肯听我的话，才导致了今天的结果。我们现在已经离婚了。"

• "一连好几天下班回到家里，我总是看到孩子躺在沙发上。他说自己很累，脸色和胃口也非常不好。这并没有使我警觉起来。我也没去量一下他的体温。当时，我认为过一阵，一切就会好起来。我没想到，几周之后的一个早上，他再也没有醒来。我总在想如果我那几天给他量一下体温，或及时带他去看医生，也许问题就可以及时被发现了。有时我也会想，如果他能告诉我，他有多么不舒服，我也会带他去看医生。"

• "我的孩子是得白血病走的。在医院治疗的那段时间，我很哀伤、很难过、很累。但是那时候我有一种干劲，那就是要做一切我能做的事去救我的孩子，尽管我知道这些努力最终也是白费的。孩子走了以后，我依然哀伤，但这种哀伤和以前的不一样。我感到无比的空虚，浑身上下没有一点力气。每天早上，看到阳光照进房间，我连起床的力气都没有。我没有一点食欲，一直不停地哭。我觉得活着真是一点意思都没有。有时我真想和孩子一起走，去陪伴他。"

• "我的孩子走了，我的心里一直像是压了一个巨大的石头，喘不过气来。我知道自己一直这样下去也不行。我母亲看我这样，她很心痛。我要想办法让自己振作起来。"

以上感受和著名的哀伤五阶段论所表述的特征十分相似。

一、五阶段论的产生

五阶段论是由瑞士裔美国心理学家库伯勒-罗斯提出的。1965 年，库伯勒-罗斯在芝加哥大学担任讲师时，和一群学生对垂危病人进行了一系列的访谈心理研究。根据这项研究工作中获得的大量垂危病人心理活动信息资料以及深入的研究，库伯勒-罗斯于 1969 年出版了《濒危和死亡》。她第一次提出了大多数绝症患者在走向生命尽头时，常常会经历的五个阶段：拒绝、愤怒、讨价还价、抑郁和接受。

1969年11月，美国《生活》杂志刊登了一篇介绍库伯勒-罗斯的文章。她的理论立刻引起了医学界以及社会大众的关注，并引起巨大的反响。这也改变了她的生活轨迹。库伯勒-罗斯停止了教学工作，全心致力于晚期疾病患者的临终关怀服务及学术研究。

后来五阶段论被用于任何形式的灾难性个人损失，不仅包括工作、收入和自由的损失，也包括重大的生活事件，如亲人死亡、离婚、吸毒成瘾、疾病或慢性疾病的发作、不孕症以及许多悲剧和灾难。

五阶段模型被引入了哀伤研究领域，被称为哀伤五阶段论。因其通俗易懂，加上媒体介绍，哀伤五阶段论很快被广大民众和很多心理专业人员接受，并被写入教学讲义，在课堂里被广为传授，甚至延续到今天。库伯勒-罗斯当时奔波于世界很多大学，为上万心理专业人员做培训。1999年，时代杂志将库伯勒－罗斯主评为20世纪"100位最重要的思想家"之一；2007年，她被追授入美国女子名人堂。

但是，五阶段论是建立在访谈基础之上的，很长时间都没有人对它进行量化的统计分析以获得更为科学的数据支持。后来有学者开始用量化统计方法对其进行验证，研究发现多数丧亲人的哀伤过程并不沿着五阶段顺序进行。对多数人来说，有些阶段甚至完全没有出现。2007年，耶鲁大学学者也对哀伤五阶段论做了量化统计分析，结果基本上是支持五阶段论的。但耶鲁大学的论文本身也提到五阶段论所得到的数据支持是很有限的。就在同期的那本杂志上，还发表了几篇针对耶鲁大学的研究结果提出了不同意见的论文。五阶段论受到了质疑。2007年，美国政府的癌症研究院官方网站也登载了耶鲁大学介绍五阶段论的文章。但是2018年本书作者查看该网时，五阶段论已经没有了。当然也有一些学者依然认为五阶段理论利大于弊。因为其最终指向基本上符合多数丧亲者的哀伤过程。

2005 年 5 月，库伯勒-罗斯和大卫·凯斯勒出版了《哀伤与哀痛》。这本书对五阶段论做了新的、更系统的阐述。"五阶段——拒绝、愤怒、讨价还价、抑郁和接受——是我们学会逝者已逝、生者适存的过程的一个部分。它不是局限我们该如何认同我们感受的工具，更不是哀伤过程中线性化的驻脚点。不是每个人都会经历它们或者有序可寻。"

目前在我国的哀伤疗愈理论和临床里，五阶段论仍然被比较普遍的接纳。其原因也许是五阶段论中所列举的一些哀伤反应与部分实际情况有某种相似性，但需要指出的是，近代哀伤研究领域对五阶段论基础上是持否定态度的。

二、五阶段论的简述

库伯勒-罗斯把哀伤过程分为五个阶段：拒绝，愤怒，讨价还价，抑郁和接受(Kübler-Ross & Kessler, 2005)。

(一) 拒绝

"这不可能发生。""这不可能发生在我身上。"当丧失子女的悲剧发生时，很多父母的第一反应就是拒绝。本节开始的第一种表述就是拒绝。虽然在多数时候人们在理性上都会清楚地意识到丧失事件是真实且不可否认的，但他们在情感上和潜意识里都会努力抵制对这个事件真实性的认可。

还有一些丧子父母会一遍又一遍地向其他人叙述自己孩子是如何走的。他们仿佛像局外人一样叙述着别人的故事，甚至流不出眼泪。他们有时感到生活如同梦游，完全没有真实感。他们把自己置身事外。这些反应都可以归类为拒绝，尽管它们的形式表面上看起来并不一样。

拒绝通常是发生在丧失事件的初期。人们无法立刻承受如此巨大的痛苦，拒绝可以转移注意力，以避免被巨大的哀伤彻底击毁。时间会让哀伤的疼痛一点点释放出来。拒绝只是第一时间经历锥心之痛时的缓冲剂。无论人们用什么方法来拒绝，他们迟早会进入下个阶段。

（二）　愤怒

"为什么是我？这不公平！""这怎么会发生在我身上？""谁该负责？"在这个阶段，丧子父母已经接受了丧失事件的事实，并开始感到愤怒。愤怒可以有明确原因，也可以没有任何逻辑或者因果关系的引导。愤怒就是一种不可抑制的情绪在内心躁动，它有时也可以表现为嫉妒。本节开始的第二种表述就是一个例子。

有时候愤怒可以是针对自己的家人，比如，有的夫妻之间互相指责；有的人将愤怒指向自己，责怪自己没有照顾好孩子；有的人责怪医生和医院没有医治好自己的孩子；有的人指责孩子，怨孩子没有照顾好自己；有的人指责导致事故的肇事者；有人指责不公平的苍天、没有出席葬礼的朋友、没有打来电话的亲友，等等。当愤怒指向自己的时候，人就会有很强的愧疚感或者负罪感。

其实愤怒同样也是难以承受的巨大哀痛的缓冲剂。它是哀伤情绪的另一种方式的宣泄。在正常的社会环境中，愤怒情绪会一天天减弱。

（三）　讨价还价

在这个阶段，人们时常会感到迷失。会不断想象如果自己做了什么（或者没做什么），悲剧就不会发生。"如果……然后……"的幻想，使人着迷。本节开始的第三种表述就是这种状况。

不少丧子父母会幻想用自己的命去换孩子的命，然后认为那将会是上苍最公平的安排。

如前两阶段一样，"如果……然后……"实际上是一种暂时的痛苦解脱。在幻想中人们感觉自己能有控制的能力，并能避免灾难的发生。但是，"如果……然后……"也会产生误导，使人对自己产生不必要的责怪。如此做只会加重人的痛苦，而不是减轻。多数人最终还是会从"如果"之中一点点走出来去面对现实。尽管现实无比残酷和让人痛苦，但也是无可躲避的现实。

（四）　抑郁

在这个阶段，人们会感到整个世界是一个深不见底的黑洞，所有的光、温度、感情、欲望、喜乐都被那个黑洞所吞噬。未来没有丝毫的光明和希望，生活没有丝毫的意义和乐趣。人会变得沉默，不想做任何事情，并拒绝访客。思念的悲伤弥漫着整个心灵。本节开始的第四种表述是个很好的例子。

有些丧子父母会长期被抑郁纠缠而无法脱身，也有人会选择自杀。在抑郁这个阶段，丧子父母已经明确看到所发生的一切是真真实实且不可逆转的。这种从理性到感性没有任何遮挡的认识，使丧子父母感到活着只是受苦。孤独不只来自听不到孩子的声音，还来自一道挡住了与往日知心的亲朋好友的交流沟通的墙。他们难以理解或体会到自己的痛苦。

抑郁是哀伤过程中不可避免的一个阶段，也会是一个非常漫长而且极其痛苦的经历。

（五）　接受

随着时间的流逝，丧子父母不再怀疑丧失事件的真实性，也意识到整个世界与自己以往所熟悉、所生活过的世界已经完全不再相同了。因为在这个世界上，自己生命中最宝贵的孩子已经不在了。但人们会去寻找让自己生活下去的理由，会用不同的方法寻找一种新的生活态度和生活方式，以适应这个熟悉但又陌生的世界。求生本能会让人们努力去将哀伤之痛的负荷一点点减轻下来。

请千万不要误解，接受绝不是说在这个阶段人们会感受到生活将会比以前更好，而是说人们无可奈何地要去接受并去适应它。就像托尔斯泰说的那样："要么在悲痛中死亡，要么去适应它，"

三、案例

李建华(化名)是一位企业中层管理人员。他的孩子是在两年前(22岁时)病故的。他的哀伤依然时常会出现。有时他也会感到愤怒，甚至还时常会觉得孩子的灵魂一直没离开自己。他上班时装作什么也没发生一样，但一回到家里，心里就空荡荡的。他听到一位朋友告诉他，哀伤有五个阶段，不相信、生气、讨价还价、难过，然后就会接受了。但他觉得自己两年多过去了，有时候还是会很难过、很痛苦。于是他去找心理关怀人员寻求帮助。

心理关怀人员向李建华说明，五阶段论不是说每个人都会经历每一个阶段，也不是说这些阶段一定会按着顺序进行。五阶段论所描述的不同阶段的现象可能会在同一时期出现，也可能会反反复复出现。它只是提供了一个引导性启发，不是每个人都会经历的。

心理关怀人员通过谈话注意到李建华的注意力的集中能力正在一点点好转，能够做些过去常做的家务事。他和邻居朋友往来也比以前有所增加。去年开始他还养了一条狗。他很喜欢那条狗，觉得那条小狗很懂人的心思。李建华虽然会有反复，还会哀痛、生气，但他已一点点融入了新的生活。他也在不断寻找不同方法让自己更好地适应新的生活，而不是一直沉浸在过去。心理关怀人员鼓励李建华，告诉他：他在哀伤适应过程中是积极的，没有什么不正常的地方。李建华后来更多地参加社区组织的活动，并能更好地适应失去孩子后的生活。

评论

五阶段论在近代哀伤研究中受到了新的经过验证的理论和临床方法的挑战。但它在哀伤研究的历史上曾有过巨大的影响，并在今天依然保持着它的影响。尤其是在我国，它往往仍被视为一种"权威"的理论。本书作者之所以介绍它，是为了让我国读者对五阶段论有更深刻、更全面的理解。但在具体临床使用中，我们并不推荐这种方法。下面是近代哀伤研究学者施特勒贝等人对五阶段论和其他阶段论存在的问题的评价。第一，哀伤反应极为复杂，人与人的差异也很大，五阶段论和其他阶段论过于简单化，不能反映出这种差异性。第二，阶段论将哀伤者置于被动的角色。第三，阶段论没有提供应对不同哀伤的多元化的方法。第四，阶段论的概念和定义不明确，把情绪问题和认知问题混淆了。第五，阶段论暗示了哀伤过程是按阶段平稳进行的，而这与实际不符。第六，阶段论把愤怒作为一种必然的阶段，也与很多实例不符。第七，阶段论忽略了继发性伤害因素，如离婚等。第八，阶段论未能考虑影响哀伤过程的社会或文化的因素。针对五阶段论，施特勒贝等人特别指出五阶段论缺乏理论深度和解释，混淆和曲解了哀伤和哀伤过程的概念，缺乏实证数据的支持，完全忽略了近代哀伤模型的实用性和可替代性，而且把五阶段论用于临床将会是极为有害的(Stroebe, Schut & Boerner, 2017)。

第八节　互联网技术在哀伤疗愈方面的应用

一、互联网在心理健康领域的应用

随着互联网技术的不断普及，它改变了人们日常生活的互动方式。互联网打破了地域的限制，成了人们联系和沟通的工具以及社会交际的网络和互动机制。自 21 世纪初，国外心理学界开始注意把互联网技术运用到心理健康领域。以互联网为基础的心理疾病的预防和干预比传统方法表现出更多的优势：具备更广泛的传播功能和更好的用户控制；在使用中更具灵活性、便利性和可及性，如可以提供开放性访问，可以延伸至边远地区，同时也具备一定程度的匿名性和隐私保护性；此外它在使用中，比传统方法成本要低很多。近代互联网在心理健康领域的应用特点可以归纳为以下几个方面。

（一）　有利于同质互助组织的形成和交流

由于不受地域的影响，它有助于建立同质互助组织，把有类似经历或某种疾病的人连接起来，以便于他们组团互助。在国外，丧子父母的"脸书群""推特群"都是 20 世纪最早建立的以互联网为基础的同质自助群体，它们很像我国 21 世纪出现的失独父母"同命人"微信群和 QQ 群，只是起步和应用的更早一些。关于网上同质互助组织的积极功能我们在前面已经做过不少介绍，在此就不再赘述。

（二）　有利于相关信息的分享

互联网使信息分享变得极为方便、快速和广泛。很多有益于心理健康和疾病防治的信息可以很方便地在网上传播和获得。近代心理障碍预防和干预方法十分强调对有需要的对象提供心理教育（Psychedu-cation），也就是提供基本和相关的心理学常识。很多人通过学习这些知识，大大改善了自己面临的问题和困难的能力。在哀伤疗愈方面，美国比较有影响的互联网站有一百多个。在联邦政府、州政府的很多健康网站都可以找到哀伤心理知识的信息。此外，这类信息还可以从医院、高校、心理咨询治疗诊所、心理学家、同质互助团体和学术性网站中获得。从网站上发布的信息具有多层次的特征，比如，有系统理论、有科普知识、有日常生活行为的建议指导、有具有启发性的个人经历分享、有书籍推荐、有影视推荐等。此外形式上也具有多元化特征，比如，网上授课、文章、音频、视频和电影等。

（三）　有利专业医师的心理干预和治疗

专业医师以互联网为基础来干预和治疗心理疾病基本上是从 21 世纪初才开始的。这和 20 世纪中认知行为疗法（CBT）在心理健康和治疗中的普及有关。21 世纪初，有学者和专业人员首先使用互联网疗愈法（Interapy）来治疗抑郁症、创伤后应激障碍等心理障碍。早期的互联网疗愈法主要是通过电子邮件方式联系，并以让患者写作业为主的治疗方法。后来更多的心理学家和心理医师把互联网和 CBT 结合起来应用于不同的心理疾病的干预中。目前学术界通常把基于互联网的认知行为疗法称为互联网认知行为疗法（Internet-based CBT，I-CBT）。大量研究显示，I-CBT 在治疗抑郁症、创伤后应激障碍、焦虑症及其他心理障碍方面都取得了较好的效果。2012 年，有学者综述了相关的 1104 项研究后（Hedman，Ljótsson & Lindefors，2012），得出结论："任何能用 CBT 方法治疗的心理疾病或精神障碍，都可以用 I-CBT 的方法来治疗。它们效果相近，但是 I-CBT 的成本却低很多，而且便于普及和推广。"

互联网技术在哀伤治疗方面的应用最早同样也可以追溯到 21 世纪初。兰(Lang)博士和瓦格纳(Wagner)博士的团队在这个领域的工作对后来的研究和临床应用起到了很大的推动作用。近年来，新的 I-CBT 方法在哀伤疗愈中的应用正在不断增多。下面我们将介绍两种比较有影响的 I-CBT 哀伤疗愈法。

二、互联网认知行为疗法在哀伤疗愈中的应用

（一）　瓦格纳法(Wagner Method)

瓦格纳博士自 2005 年开始，采用互联网技术对延长哀伤障碍进行心理干预。通过对干预结果的评估，他们发现患者的延长哀伤症状有了显著改善。2007 年，他的团队又做了为期一年半的随访评估，结果表明，经过 I-CBT 干预，延长哀伤障碍症状在缓解后可以维持在一个稳定的水平。下面是瓦格纳博士的 I-CBT 法的简单介绍(Wagner & Maercker，2007)。

干预对象主要是丧子父母和因突发或暴力事件失去亲人的丧亲者，他们距丧亲事件的时间至少 14 个月以上。被检测出有严重抑郁、自杀倾向或精神分裂症的患者则不能参加同组干预。

哀伤干预包括以下几个方面：描述死亡的境况；使用生活叙述的方法探索逝者的传记和生活轨迹；记录每天的社会活动、睡眠及生活情况；对不适当的认知做调整，如内疚感和自责等；家庭成员间的交流；针对性别特征的应对丧亲之痛的方法；如何与逝者保持持续性联结。参与者会根据咨询师的要求完成和提交书面作业，然后会收到咨询师的反馈。咨询师的反馈包括针对患者作业中的问题给出个人评论和解决建议，并根据治疗手册给出下一份书面作业的说明。Wagner 法的治疗共有五个阶段。

第一阶段。治疗对象需要在作业中描述死亡事件及发生的时间，作业要求治疗对象注重于写出对他们特别重要的某个方面的感受和想法。这项任务旨在让治疗对象正视和面对丧失事件，并让咨询师了解所发生的事情。

第二阶段。这个阶段的第一部分要求治疗对象用日记方式记录日常生活和活动，以帮助治疗对象增加对自己生活习惯的认识并激发活动量。治疗对象提前安排好连续 7 天的活动，包括社交活动、他们喜欢的活动和睡眠。在这个阶段的第二部分，叙事方法被用来帮助丧亲之后的意义重建。无论是自助还是在专业心理人员的指导下，治疗对象都被要求写一份作业，反映出他们和逝者的关系，以及逝者在他们的生活中留下的印记。他们被要求思考逝者对他们自己的生活传记的意义，以及逝者对治疗对象的行为、性格和思想有什么影响。

第三阶段：认知重组 1。咨询师使用认知行为疗法来调整不适当的认知想法，包括负罪感、自我身份困惑等。咨询师要求治疗对象给假想的朋友写一封支持和鼓励的信。这封信需要借助于想象，即这位朋友也经历了和自己相同的丧失事件，并也面临着与自己同样的困难。这封信需要讨论内疚感、羞耻感、不适当的认知（例如，死亡的责任）和行为模式，并纠正一些不切实际的假设。在这个阶段，咨询师还会鼓励治疗对象扩大社会交往、使用社会资源，并思考对自己具有积极作用的能力和经验。

第四阶段：认知重组 2。这个阶段的任务是要改善人际间的沟通交流方式、找到适当的悼念仪式以及重建意义。这时依然要求治疗对象继续写信给他们假想的朋友。在写信之前，咨询师会向他们提供心理知识教育，包括不同人对哀伤反应的差异性，尤其是男女在丧失事件后不同的反应特征及不同的交流方式。信中要求反映出他们是如何与伴侣、家人或朋友谈论丧失事件和丧失的意义的以及他们的沟通方式。借此让他们看到自己在社交互动中的表现，学会更多地提升自己，同时也更好地了解自己的极限。咨询师还要帮助治疗对象找到适当的方式或仪式在日常生活中怀念逝者。此外，咨询师还会要求治疗对象考虑他们自己所喜欢参加的活动和喜欢做的事情。

第五阶段。最后的治疗阶段是要处理好与逝者的持续性联结。咨询师要求治疗对象给逝者写信。治疗对象需要简要描述丧失事件，然后概述他们对逝者最珍贵的回忆。他们需要反思治疗过程，考虑丧失事件如何改变了他们以及他们现在和将来如何应对逝者已逝的新的生活状态。

（二）　丧失后的健康经验（HEAL）法

HEAL 法的中文名是丧失后的健康经验（Health Experience After Loss，HEAL）（Litz，Schorr，Delaney，et al.，2014）。它是在 20 世纪初开发的互联网和咨询师辅助的创伤后应激障碍自我管理方法的基础上，由一批著名哀伤心理学家于 2014 年合作开发的。HEAL 法和 Wagner 法的主要不同之处在于，它注重预防延长哀伤障碍的发生，而不是在延长哀伤障碍已经出现后才开始干预。它不需要治疗对象等到丧失事件发生六个月或更长时间以后才能参加。HEAL 法的核心特点同样也是：以互联网为基础认知行为疗法，心理咨询师的有限支持，以治疗对象自我管理为主。它采用网上课程、网上资料、网上作业布置的方法，采用认知行为疗法对延长哀伤障碍进行预防性干预。有学者对它的可行性、可接受性、耐受性和疗效进行了评估。研究结果显示，干预对象的哀伤、抑郁、焦虑和创伤后应激症状都大幅度减少，且 HEAL 法的参与者退出率甚至低于面对面的干预的退出率。该研究还认为 HEAL 法有可能成为一种有效和具有持久效果的哀伤疗愈方法。不仅如此，它还可以大大降低临床治疗的成本。

　　HEAL法使用认知行为疗法来改善延长哀伤障碍中常见的症状，比如，过度思念逝者，无法适应逝者已逝的生活现状，不能体验到生活的乐趣，与社会隔绝，看不到生活的意义，难以建立与逝者适当的持续性联结等。HEAL法注重激发参与者积极做好自我照顾，参加有益的活动和与社会保持联系。

　　我们在本书前面的章节曾谈到过，在丧失事件发生后的初期，也就是剧痛期，咨询师的直接干预效果往往不是很明显。所以咨询师在HEAL法中和参与者之间的联系和支持是很有限的。咨询师既不提供个性化的干预内容（规范化的内容），也不提供对参与者作业的反馈。其目的就是要让参与者提高自我观察、自我管理的能力并自我增能。HEAL法的课程和家庭作业练习主要由参与者自我掌握。在参加者的筛选中，HEAL法的排除标准包括患有精神分裂症、妄想症、药物滥用或依赖、严重自杀倾向和目前已经参与了其他丧亲支援团体活动。筛选由有专业执照的咨询师或心理学研究人员进行。

　　HEAL法使用网上课程平台来提供心理教育。它所布置的作业需要参与者在实际生活中完成。HEAL法的材料包括五个模块，并通过18节的网上课程来完成。这五个模块可以简述如下。

　　•模块一，关于丧失和哀伤的心理知识教育（每节网上课程都会有）。

　　•模块二，关于压力管理和其他应对技巧的指导（每节网上课程都会有）。

　　•模块三，以家庭作业的形式来激发活力，重点是自我照顾（课程2—8）和重新融入社会（课程9—17）。

　　•模块四，帮助建立起个人目标清单并将其付诸行动，从而能逐步适应丧失的打击（课程6、8、11、14和17）。

　　•模块五，长期预防/规划（课程16—18）。

在每一次网上课程中，参与者需要花大约 20 分钟来阅读材料，完成课程中布置的作业和报告。除了需要完成网上课程外，参与者还要花时间来完成能够激发活动动力的家庭作业。完成这些作业所需的时间可因用户和课程而异。具体如何安排时间上网，如何完成课外作业以及选择什么样的活动，都由参与者自行选择。课程一般鼓励参与者每周登录网站 3 次，以便在大约 6 周内完成 18 次课程。通过让参与者自我控制，HEAL 法的研究人员可以对课程内容及课外作业是否适当有更多的了解，以便不断改进。

HEAL 法的网站后台有观察功能。对哀伤疗愈有经验的心理咨询师或研究人员需要保持观察，以了解参与者课程参与和家庭作业完成状况。咨询师在 HEAL 法开始时，会给参与者打电话，介绍 HEAL 法和登陆方式。在课程期间，每隔一段时间，咨询师需要使用简短的电子邮件联系参与者，对有进展的参与者给予鼓励，向长时间未能登录的参与者询问原因。咨询师如果发现参与者有严重不适，则要打电话去评估安全性。参与者也可以根据需要通过网站点击链接联系咨询师。咨询师与参与者的互动被设计为有支持性且简短的（例如，电子邮件仅限于几句话，或电话平均不到 10 分钟），以此来保证主要干预来自互联网平台。在课程全部完成后，咨询师会给参与者打电话，以获得反馈意见。

三、互联网哀伤疗愈在我国的使用

互联网哀伤疗愈在我国的使用对哀伤疗愈同样也起到了一些积极的作用。下面是一些主要的应用。

互联网哀伤疗愈目前在我国的使用主要集中于失独父母人群。通过微信群、QQ 群，失独父母可以打破地理限制，建立起同质互助群体，互相帮助、互相支持、携手共同应对哀伤。关于这方面的益处，本书在前面章节已经做过讨论，在此就不再赘述。

　　我国哀伤心理咨询师也通过互联网为失独父母开办网上哀伤疗愈课程，并把这些网上课程音频制作成电子文件，以便在不同的失独父母微信群中重复播放。这些课程内容比较多地关注哀伤疗愈的基本心理学知识普及，同时也为失独父母提供一些解决日常困难的办法。这是一种成本低，又便于传播的互联网哀伤干预的方法。它特别适合阅读有困难的失独老人。

　　在公益组织的安排下，失独父母通过网上语音讲座的方式，介绍自己如何从哀伤道路上一步步走过来，并在巨大的创伤打击下重建新的生命的意义，从而能够坚强而有盼望地生活下去。这些讲座同样也被录制成音频文件，并在网上重复使用。

　　也有心理咨询师和心理学者通过微信公众号，发布哀伤疗愈的文章和信息。

　　大量纸质媒体将哀伤疗愈文章电子化，从而使这些纸质媒体文章可以通过微信、QQ群、公众号和网站来广泛传播。

　　心理咨询师和心理学者还通过不同网站，提供哀伤疗愈的文章和信息。目前我国有不少网站都有关于哀伤疗愈方面的信息，但完全以哀伤疗愈为主题的网站目前还只有一个：哀伤疗愈家园。与其他网站相比，哀伤疗愈家园网站关于哀伤疗愈的信息不仅比较集中，而且内容更为多元化和系统化。此网站目前注重于哀伤心理教育和普及。丧亲者通过网上学习，有助于自我提升和自我增能；关怀者可以获得不同层次的理论知识、关怀技巧和方法。在附录里我们会有较详细的介绍。

　　总体来说，我国目前以互联网为基础的哀伤疗愈还属于起步阶段。但是从我国互联网及智能手机的普及现状来看，以互联网为基础的哀伤疗愈已经具备了一定的硬件基础。尤其在我国哀伤疗愈咨询师尚缺少的情况下，开发和推广以互联网为基础的哀伤干预方法应该可以在今后发挥出更大的作用。

第五章
如何应对常见的困境

第一节　自我认知问题

一、我们还是爸爸妈妈吗？

"以前领到独生子女证时，我们心里并没什么感觉，认为大家都这样，而且我们都还是父母，享受着孩子给我们带来的喜乐。现在孩子走了，我们领到了特殊计生家庭证书。这个证就像是一把刀子，使我们从父母变成了失独父母。虽然还保留着父母这个词，但性质完全变了。没有了孩子，再也听不到有人喊我们爸爸妈妈了，我们还能称自己为父母吗？"

王海勤(化名)夫妇眼眶红润地说道。王海勤的妻子又补充说："'妈妈'曾经一直是我最骄傲、最自豪的身份，也是我人生最大的成就和对未来的希望。失去了它，对我来说，就是失去了一切。"

他们的独生子在高中三年级时，因重感冒引起的急性心肌炎去世。他曾经最向往的职业就是医生，因为能治病救人。

（一）　身份的困惑

从一个庞大的社会角度来看，父亲或母亲是一个社会最小的原子，但这个原子不可能孤立地存在。在为人父母之后，必定还有另外的原子与他们紧密相连，那就是他们的孩子。父母因此也具有了一种特殊的身份。这种身份会使他们有无穷的动力，去无条件地爱自己的孩子，保护自己的孩子。他们会为孩子的成长高兴、担忧、操心、焦急，会为孩子去做很多父母该做的事。父母的身份是父爱母爱的源泉，这种爱在本质上是无私且美好的。父母这种身份看似普通，但却是高贵的。父母的身份还是喜乐的源泉，因为它是从孩子的爱的反馈中来的。孩子依偎在父母的怀里时，在成长中对父母流露出信任和感激的笑容时，长大后拥抱父母时，产生的这种喜乐是没有任何东西可以替代的。这种喜乐也只有拥有父母这样的身份的人才能获得。

第二次世界大战之后，美国学者对失去独生子女或全部子女的母亲做了关于身份认知的调查。几乎所有的母亲都认为，母亲是人生中最重要的身份；有 55.6％的母亲对失去子女后的身份持有消极的看法（Talbot，2002）。

相对于西方文化来说，高度的家庭观念是中国文化的一个显著特征。家庭成员之间有着极其密切的连接和相互依赖的自我构建。孩子的健康成长、学业或事业的成功和个人生活的幸福是父母生命中最重要的部分。反过来，很多父母会以孩子为自己的身份定位，称孩子是他们的天和他们的命。在典型的中国独生子女家庭中，这种关系尤为凸显。一旦因意外事件失去了独生的孩子，家庭的结构就会被摧毁，父母的身份也会受到巨大挑战。这种挑战的残酷是常人难以想象的。

每一个丧子父母在丧子的剧痛中都会对自己曾极为自豪的父亲或母亲的身份发出自问：

"我还是孩子的父亲或母亲吗?"

"人们还会视我为父亲或母亲吗?"

第一个问题是自己在用属于内心的自我的眼光问自己;第二个问题则是在用属于社会外在的眼光问自己(Toller,2008)。

这个世界并没有为这些问题提供标准答案。答案因人而异。就是同一个人,在不同时候、不同场合,也会有不同答案。

"我曾经是我女儿的母亲,她死了,我还是她的母亲吗?"

如果说"不是"。丧子母亲不能接受。当她在孩子的墓地前时,当她看着孩子的照片时,当她抚摸着孩子过去穿过的衣服时,当她看到房间里放着的孩子用过的东西时,甚至当她听到孩子喜爱的歌曲时,她会强烈地感到孩子在生活中真真实实地存在过,并且依然存在着。他们永远是丧子父母的孩子,丧子父母也永远是他们的父亲或母亲。孩子每天都活在丧子父亲的心里。爸爸或妈妈的称呼声永远不会从丧子父母的生命中消失,因为他就是丧子父母生命的一部分。只要丧子父母还爱着孩子,只要丧子父母还活着,孩子就不会消失。丧子父母依然是父亲或母亲。这是一种不可能改变的想象。心理学家们称其为持续性联结。

如果说"是"。如果你是位母亲,你会发现,自己再也不能为女儿梳头,再也闻不到她头发的香味,再也看不到她灿烂的笑容,再也不能拥抱她,再也不能为她买衣服、买礼物,再也不能为她洗衣做事,再也不能看到一张新的照片,甚至再也不能为她操心、焦虑、难过,那么你又怎么说自己还是她的母亲呢?

"是"还是"不是"? 这种身份的困惑令所有丧子父母感到痛苦。

"你有几个孩子?"这样一个简单的问题足以让一位丧子父母如鲠在喉。即使他还有其他孩子活着,在数几个孩子的时候,他是否应该包括那个逝去的孩子？对失独父母而言，这是一个更极具挑战性的问题。因为持续性联结关系，他们在内心依然坚定地认为自己是父母，但事实上他们唯一的子女已经不在人世了。

（二） 勇敢面对社会

社会上绝大多数的人是不可能与非血缘关系的逝者有持续性联结关系的，因为这种联结关系在多数情况下，只存在于有血缘关系的家庭成员中。

人们会客观、冷静和毫不困难地把逝者视为逝去的人。人们避免提及他们的名字，仿佛他们从没在这个世界上存在过。人们不知如何谈这个话题。人们也很健忘，因为人类有悄悄躲避苦难记忆的倾向。

从社会视角看，这里没有任何困惑，但它和内心视角有强烈的冲突，以至于很多丧子父母，尤其是失独父母会选择回避社会。但这只会使自己对生活的巨变更难适应。

所以丧子父母需要以自己内心感到适应的方式为自己的身份定位，而不必以社会的评估为准则。这需要丧子父母去勇敢地面对社会。

（三） 给关怀者的建议

关怀者需要帮助丧子父母调整认知和提供具体的帮助。

即使在面对孩子离去的这个事实时，丧子父母不用改变对自己是父母的身份的看法。即使是失去子女的父母，也依然是父母。父母这个身份是高贵且不该放弃的。丧子父母将维系自己对孩子的爱。这种爱伴随他们的生命，不会熄灭。丧子父母可以为孩子扫墓，也许只有他们才会持之以恒地为孩子这样做，就如同他们在继续抚养自己的孩子。丧子父母可以感到自己是父母的身份和使命没有变。

　　•当社会认知和丧子父母的认知不同时，丧子父母不用感到过于失望。社会和孩子没有、也不可能有持续性联结关系。

　　•在"同命人"组织中丧子父母可获得身份的认可。

　　•著名心理学家艾伦•沃尔费尔特（Allen Wolfelt）博士说："你需要走过这个艰难的路程。我可以确定的说，你是，并永远是你孩子的父母。一旦走进了父母那扇大门之后，它就永远不会关闭。"

　　•沃尔费尔特博士还说："你和社会对你的身份定义会有变化，你要为自己重新定位，重建一个新的自我身份，尽管它很痛苦。"

　　丧子父母或失独父母是真实的身份。勇敢地面对它，对丧子（失独）父母来说是一种成长。这个身份兼容着他们的过去、现在和将来。无论发生了什么，请坚定地相信，你永远是你孩子的父母。无论社会或他人如何想，没人能够抹杀掉父母这个身份。

二、如何和别人谈逝去的孩子

　　"孩子走了以后，看到熟悉的左邻右舍，总觉得有点别扭。看得出，他们也不知道怎么和我们说话。去年，我们把老房子卖了，搬到了一个新的小区。前几天，一位新邻居和我打招呼，我们聊了几句，她问起我的孩子是闺女还是儿子。当时，我感到心里好像别了一下。我知道她是善意的聊天。其实每当别人问我这方面的问题时，我心里总是困惑，不知如何回答。"

　　陈晓梅（化名）的女儿是在大学的一次运动会中因心脏病去世的。在女儿生前，他们夫妻俩一直把女儿视为掌上明珠。女儿也很争气，一直是一个品学兼优、孝顺懂事的孩子。女儿是他们最大的骄傲。他们视女儿为人生最大的成就。

"女儿没了，我和我原来朋友都疏远了。每次见面，他们总是不停地谈他们的孩子、孩子、孩子……我的孩子永远不会在话题里，她好像从来没有来到过这个世界似的。"

（一） 伴随终身的问题

丧子父母无可避免地会面对如何与他人谈自己的孩子的问题，这很可能是一个伴随终身的问题。

孩子的离去，并不可能使孩子从父母的生命中消失。相反，孩子甚至会比生前的时候更多地萦绕在父母的心中。父母会更密切的与逝去的孩子进行心灵上的沟通：沉默无声的回忆、对话、与他人的语言表达以及哀悼仪式等。

和他人谈自己的孩子是一个非常重要的表达情感和思念的渠道，这也是丧子女父母获得哀伤缓解的重要的途径之一。

有学者建议丧子父母在与他人交流中披露自己的失去子女情况，这将有助于把自己破碎的身份重新组合起来。谈论孩子是哀伤疗愈的一个重要部分，它有助于把过去生活中的重要部分以及把对逝去的孩子的记忆和今天的生活适当地结合起来（Hastings，2000）。孩子永远不可能被遗忘，丧子父母需要的是用新的方法去面对它。

丧子父母在语言交流时往往会遇到很多障碍，甚至和家人、朋友谈自己的孩子也是困难的。家人和朋友往往并不希望丧子父母去谈逝去的孩子，希望丧子父母能尽快地从哀伤中走出来。家人和朋友没有丧子父母的经历，不明白丧子哀伤的复杂性，所以会有不切实际的哀伤平复时间表和哀伤平复的程序，并希望丧子父母也能按照这个时间表和程序去做。他们会阻止丧子父母谈自己的孩子，希望丧子父母忘记过去，关上对孩子的思念大门。就像几十年前，弗洛伊德切割关系的哀伤疗愈理论所建议的那样。但家人和朋友并不知道，封闭了谈论孩子的大门，只能使丧子父母把哀伤压抑在心底，因为思念是关不住的。相反，这无益于哀伤的缓解。另外家人和朋友也并不愿意一次次地经历哀伤的冲击，他们需要稳定、平静和正常的生活。他们也同样希望丧子父母能尽快地像他们那样进入他们那种正常的生活状态。总之，大量研究显示，丧子父母有时很难和家人、朋友谈论自己的孩子。谈论他们的孩子往往会受到排斥，并使他们感到悲伤和失落。因为没有一个父母会愿意看到世界很快地把他们的孩子忘记（Toller，2005）。虽然孩子已离逝，但他们曾经生活过在这个世界上，并留下了独一无二的宝贵的痕迹，这怎能忘得了？

于是谈论孩子的意愿和可能受到排斥使丧子父母进入一个两难局面。一方面谈论他们的孩子和哀伤感受是必要的，因为这有助于舒缓哀伤，但另一个方面，他们感觉会有很大的风险，一旦受到排斥，只能徒增悲伤。两难局面导致了开放和封闭的纠结。开放就是敞开地谈，封闭就是缄口不言。

当然也有一些丧子父母选择封闭，并不是因为担心会受到社会的排斥，而是因为感到谈论孩子实在过于痛苦，而且可能会让自己内心经历一场新的崩溃。这种状况更多的会出现在丧子（失独）父母还处于哀伤剧痛期时。

还有一些丧子父母选择封闭，是因为他们觉得谈论孩子会给其他的亲友带来悲伤的压力。他们不愿看到他人对这个话题的不知所措，且给人家增加负担。他们尤其不会愿意和自己年迈的父母谈论自己逝去的孩子。

丧子父母在处理这种两难局面时，必须要用选择性方法以确定合适的交流对象和交流方法，并对它有可控性。

（二） 给关怀者的建议

封闭和开放这个两难问题并没有简单的解决办法，最重要的是根据每个人所处的状况和谈话对象来选择。预先制定一系列不同的对应方法，需要提前思考并预测可能被人提问的问题和不同应答的不同的结果，并从中找到最适合自己的不同的回应方式。这样使丧子父母既不会忽略对孩子的感受又不会引来外界对他们的不妥反应。比如，丧子父母要随时准备好如何回答不熟悉的人问起"你的孩子多大了?""孩子在哪?"等司空见惯的问题。丧子父母要准备好面对他人在面前谈论他们的孩子。

正因为没有标准答案，我们的建议也必须是开放的。

首先，开放是有益的。和人谈论自己的孩子是一种释放，它有甜美也有哀伤，但它是丧子父母内心中的需要表达的声音。表达和宣泄有益于心理健康。

其次，选择性的开放是必要的。这里有很多可能的场景和处理方法。

• 如果是在萍水相逢且不了解对方是谁，也不会和对方在关系上有深入发展的机会时，你就无须主动谈这个敏感话题。若你被问到孩子多大时，那你就按照孩子的生日算，在你心里，你永远都会有孩子自出生之日算起的岁数。若被问到孩子在哪里时，那你就说一个孩子生前喜爱的地方。你要注意控制话题和转移话题。

• 如果对方是一位将有进一步加深关系的人，你可以考虑适当地开放，但谈话的深度要视对方的反应而定。

• 如果对方是你信得过的人而且彼此关系会有更深的发展，你可以考虑更多地开放。

·如果对方是你信得过而且愿意聆听你的人，你可以敞开心扉地谈。

·如果对方是一个迷信的人，封闭就是最好的方法，而且你永远都不会和他成为朋友。请注意，豁达和迷信并不取决于文化程度、家庭背景或者社会地位，它是人的内在素质使然。

·如果是你的可信赖的朋友，但你不想深谈，你可以简单地说："我曾有过孩子，但已经不在了。"如果你相信天堂，你就说："孩子现在天堂里。"请听从你内心的声音。

最后，有专家建议，你可以用你独特和喜爱的方式谈孩子，即使你在说孩子依然没有离你而去，人们依然会明白你的意思（Rosenblatt，2000）。

然而，有一天，你若能和熟人坦然地谈你孩子的情况，并不会因他们如何想而谨小慎微；你若能在听他人谈论他们的孩子时不再内心崩溃，哪怕感到哀伤是难以避免的，那么你已经从黑暗中有自尊地站起来了。

三、我能穿鲜艳的衣服吗？

"过去我喜欢深红色的衣服。孩子走了以后，我一直穿黑色或灰色的衣服。我对任何红色或色彩鲜艳的衣服都有一种不安的感觉，好像穿上鲜艳的衣服就对不起孩子。我又觉得如果穿上鲜艳的衣服，人们会认为我开始忘了自己的孩子。我妹妹一直劝我应该穿得有活力，这样心情会好一点。"陈天洁（化名）说道。

陈天洁的女儿是在两年前因恶性脑瘤突然发作去世的。当时，她的女儿才17岁，还在护士学校读书。她们母女都喜欢红色。

（一）　记忆不会褪色

什么样的衣服、什么样的颜色最适合自己，只有自己最清楚。在这个世界上没有两个人会以同样的方式经历失去孩子的哀伤。所以任何关于服装的建议，即使是出于最好的善意，也未必能对你的哀伤疗愈有什么帮助。最能帮助自己的，就是对自己保持温柔和耐心。不要让任何人催促你去做任何你没有准备好的事情。

在考虑衣服的色彩时，你不要有任何顾虑，比如，觉得会对不起孩子，或者觉得别人会看不惯自己等。听从你内心的想法来决定该穿什么衣服。

你在还不确定自己穿什么衣服更能让自己感到适应时，可以穿一些简单的衣服和中性的色彩。你不需要通过你的服装来不断地提醒自己，你没有忘记自己的孩子，或者向他人显示自己没有忘记孩子。你需要做的就是跟随自己的感觉。因为这个世界上，只要你还活着，没有任何东西可以改变你对孩子的爱和怀念。这种充满着爱的记忆，永远也不会褪色。

另外，你也不必介意他人的看法。善待自己包括听从自己的内心而不过分在乎他人的眼光，必要的"自我中心"是有帮助的。其实，当你穿上自己喜爱的衣服，包括色彩鲜艳的衣服，从自己的房子里勇敢地走出去时，你会发现人们并不会介意你穿什么样的衣服。明亮的色彩，有利于调节自己的心情。当然必须要在你已经有了充分的心理准备，并且愿意这样做的时候才去这样做。

（二）　给关怀者的建议

关怀者需要帮助丧子父母进行认知调整并提供具体的帮助。

- 你首先要听从自己内心的声音，而不是听从别人的，他们都会希望你尽快回到"昨天的你",但昨天永远回不去,你必须面对今天和明天,而且这个时间可能是漫长的,至少不会像人们想象得那么快。

· 当你在脆弱的时候,黑色的衣服是一种保护,至少你的熟人都会明白你还处在脆弱的时期,这会提醒他们温柔待你。

· 你感到鲜艳的色彩有一种令你轻松的感觉时,请勇敢地穿上它。你的孩子会为你高兴,所有关心你的人会为你高兴。如果有人用诧异的眼光看你,那么那个眼光里更多的是尊敬。

· 参加丧子(失独)父母团体和活动,你会受到启发。活在当下,活好当下,是很多丧子(失独)父母所认真追求的。他们的服装与他人没有不同,但他们和你一样,深深地爱着自己的孩子。这是一种积极的生活态度,值得你的思考和学习。

· 如果你不希望别人看到你的内心,你可以带上太阳眼镜。

最后请记住,无论什么衣服的色彩最后都会褪色,但唯有你对孩子的记忆永远不会褪色。

第二节　与孩子相关的问题

一、如何安置孩子的遗物和照片

2018 年 11 月 11 日中国新闻奖获得者刘国福在个人公众号发了一篇文章,文中谈到了一位失独母亲的经历。下面是该文部分内容简介。

2018 年 8 月,一位失独母亲的女儿在婚礼筹备中突然病逝。如花似玉、前程似锦的女儿突然离开,给这位失独母亲造成了巨大伤害。她整天以泪洗面、度日如年。在亲友劝说安慰下，她努力尽量控制自己的情绪。

女儿病逝后，这位母亲在处理孩子遗物上与家人产生了分歧。有一些她原本想保留下的女儿照片和遗物，却被拿走的一干二净。她女儿在这个世界曾经留下的痕迹仿佛要被冲洗得一干二净。这个世界似乎要抹去她女儿美丽生命所留下的无数美好的痕迹。

她感到无比痛苦。中秋节那一天，她的情绪终于爆发出来了！她当着家人面喊出了自己的声音！她拿出女儿的照片，要和女儿陪伴说话和一起过节。丈夫生硬地抢走了女儿的照片。她对丈夫哭着、喊着，为什么自己连跟女儿一起过节的机会都不给！她感觉自己很委屈、很无助、很无奈、很孤独、很绝望。

她说，孩子毕竟是我身上掉下的肉！我们骨肉相连！孩子虽然走了，但是她会一辈子陪着我！我没事的时候可以拿出照片与女儿说说话、聊聊天。

她说，她现在很累！她知道大家都为她好！但是，这些"好"让她更痛苦。

（一） 孩子的遗物无比珍贵

心理学家克拉斯认为，对于丧亲者来说，与逝者保持持续性联结有助于心理慰藉、哀伤疗愈，并有助于生者从失去的哀痛中向新常态的未来过渡(Klass，Silverman，Nickman，1996)。

丧子父母与已故的孩子保持持续性联结的方式有很多，比如，保留纪念物、看照片、看视频、听音频、和孩子谈话、接触孩子的衣物、思念孩子、去孩子常去的地方(包括他的卧室或者活动场所)、组织纪念孩子的活动、做孩子爱做的事情、保留孩子的骨灰、在梦境中遇见孩子、在错觉或幻觉中看见孩子以及做孩子希望去做的事等。

　　美国学者有一项研究显示，100％的父母会用纪念物去纪念已故的孩子，86％的母亲和63％的父亲觉得可以从与孩子保持持续性联结中得到安慰。也有少数父母则相反，他们会觉得保持联结会更加痛苦。在关于保留遗物的态度上，母亲和父亲往往不一样。上述研究显示，母亲接触孩子遗物的机会要远远高出父亲。这和母亲在家中所扮演的角色以及和孩子的关系有关（Foster，Gilmer，Davies，et al.，2011）。这个研究结果也可以使我们理解，本节一开始所写到的那位失独母亲为什么会在孩子遗物被焚烧后如此痛苦，而他人却不能理解。

　　哀伤研究学者认为，孩子的遗物对父母来说，在很长一段时间里都会是极为重要的联结物件（Translational Objects），即现实和想象的联结物件。丧子父母借着这些遗物往往可以更直接地怀念孩子、感受孩子，并在最痛苦的时候得到所需要的安慰（Rothman，1999）。

　　但丧子女父母都会意识到最终还是要放弃孩子大多数的遗物，并会用不同的方法来爱和怀念已故的孩子。处理孩子的遗物，对任何一个失去孩子的父母来说都是一件不容易的事情。孩子留下的每一件物品，都会激发起苦乐参半的记忆和痛苦的渴望。对有的丧子父母来说，没有什么遗物是可有可无的，它们都是宝贵的。然而随着时间的流逝，丧子父母将会一点点不再让自己依赖于这些联结物件。他们会明确地知道，对孩子的爱是在内心深处的，把一部分遗物处理掉，丝毫不会改变他们对孩子的爱。事实上，丧子父母在处理孩子遗物时如果不再感到失去安全感，就是一种积极健康的迹象。

　　在遗物中，也许最珍贵的一个部分就是照片。因为丧子父母不再会有机会看到孩子新的照片。有的丧子父母会让照片一直陪伴自己。也有的丧子父母会把照片暂时珍藏在一个自己看不见的地方。请注意，后者并不是不想再见到孩子的照片。相反，这些照片中每一个镜头每天都会成千上万次在他们的脑海里萦绕，以至于哀伤是如此沉重而难以承受。他们把照片暂时封存起来，是为了让自己痛苦稍微减轻一点。随着剧痛期的过去，他们会重新把这些照片拿出来，带着悲喜参半的心情去重新看这些照片，重温过去。

孩子房间里的每一样东西，比如，儿时的玩具、衣服、鞋帽、壁画、小手工艺品、计算机、书包、奖品、床铺、桌椅、茶杯等，都是孩子留下的痕迹。它们是孩子曾经在这个世界上生存过的标记和证明。就算世界会把孩子忘记，但这些东西会鲜明地标记出那个宝贵生命在这个世界上留下的痕迹。如果把这些东西搬空，丧子父母会感到搬空的不只是物品，还有象征着孩子生命痕迹的标记。不忍心和内疚会像一道无形的墙一样挡在前面。克服内疚是处理孩子遗物时，丧子父母要应对的另一个问题。

以上状况在失独父母身上也都会表现出来。此外，有的失独父母会把自己沉浸在孩子的房间里，那里是一个小小的祭堂或是回忆的花园。失独父母在那里可以流泪，可以和孩子说话，可以表达跟外人甚至家人都难以表达的情感。

有的失独父母会一点点整理房间，把遗物分类处理。

有的失独父母会立刻改变房间，从家具到墙壁的颜色，全都改变。

也有的失独父母会把房子卖掉，搬到新的地方。

每个丧子父母有自己的独特的经历和对哀伤的特殊感受。无论他们用什么方法来处理孩子遗物，都应该受到尊重。为了在剧痛中继续生存下去，他们必须选择能够感受到最大安慰的方法来应对哀伤，包括处理遗物。因为丧子的哀伤无可替代，只有他们最清楚自己需要的是什么。

实际上并不存在所谓正确和错误的标准来区分处理哀伤和遗物的方法，因为每个人的哀伤过程是如此不同。

（二） 给关怀者的建议

关怀者需要帮助丧子父母找到最适合他们的方法来处理孩子的遗物。

•夫妻之间要有商量。如何处理孩子的遗物，在什么时间和用什么方法来处理，都该由夫妻共同来决定。夫妻俩一定要协商解决，不要草率和冲动。

•在处理遗物时，丧子父母要注意克服内疚感。遗物有助于他们去怀念孩子。而这种怀念在任何时候都是深深地刻在他们的心里，即使他们没有保留大量的遗物，他们的怀念和爱依然不变。处理孩子的遗物不存在正确和完美的方法。请丧子父母善待自己，尽力保留具有积极联想和有特别意义的物品。至于什么物品是有意义的，应该由丧子父母自己来决定。通常照片、证书、奖状、重要的礼物、孩子特别喜爱的衣物、玩具、装饰品、图画、日记等象征孩子成长的物品都是值得保留的遗物。

•当要动手全面处理孩子的遗物时，请丧子父母做好充分的准备和计划。因为他们可能会发现这是一个非常艰难和痛苦的工作。他们会需要自己的配偶或亲友的帮助。

•丧子父母也可以采用一点点、逐步处理的办法，把这份艰难的工作分步完成。

•如果大件东西太多且难以保留，丧子父母可以为它们拍照并只需保留照片。

•有一些遗物，丧子父母可以赠予那些会珍爱这些物品的亲友，让他们和丧子父母一样记住孩子。

•对于一些不确定是否应该保留的物品，丧子父母可以暂时把它们放到箱子里，等到以后有精力的时候再回过头来处理。不要因为把东西过早地送走而为以后留下遗憾。

• 在哀伤的初期，如果感到没有办法去看照片，丧子父母就没有必要强迫自己去做。他们可以把它们永久地保留起来。将来丧子父母会主动去看这些照片，并从中得到安慰，尽管他们也会有哀伤的感觉，但依然会感到温暖。

• 丧子父母可以听从家人和朋友的建议，但不要接受任何强迫性要求。丧子父母首先要根据自己的需要和感觉，选择自己内心感觉到最安全、最具安慰性的方法。

• 处理遗物并没有所谓的正确的时间，只有丧子父母自己知道什么时间是最合适的。关怀者，包括家人，可以提供建议，但不能催促他们什么时候去做什么。时间的流逝会把疼痛的锐角一天天磨平，丧子父母心情稍许平静时再去处理遗物，会有更好的判断，并且不会那么痛苦。

• 有些遗物丧子父母如果感到舒服的话，可以自己使用。

二、孩子的生日和忌日

"在甜甜的生日或者忌日即将来临时，我总会惶惶不安、心神不定。尤其是在忌日，我总会忍不住去想，如果甜甜还活着的话，她现在应该多大了？她现在应该在做什么工作？她是不是结婚了？她也许应该有孩子了。甜甜一走，我过去对生命的希望全都落空了。孩子的忌日总是让人特别空虚和心痛。但每年我都要去面对它，直到我死去。在孩子的忌日，我会一个人去为孩子扫墓，然后在那里坐上一天。不知道将来还有谁会为甜甜扫墓。等我走了，人们会把我们全都忘记。"

失独母亲陈英梅(化名)的女儿在 21 岁时因抑郁症自杀身亡。作为一个单身母亲，陈英梅把女儿拉扯大是很不容易的。她曾经把全部的希望都寄托在女儿身上。女儿走了，她的希望破灭了。她说："我现在活着，就是为了纪念女儿。"

（一）　周年纪念反应

库伯勒-罗斯写道："在每个周年纪念日，尤其是第一年，你会希望纪念你失去的亲人。你会用自己的方式去荣耀你所爱的人。有时候，就在你最美好的记忆中，同时也会共存着巨大的悲哀。"(Kübler-Ross & Kessler，2005)

1. 周年纪念反应的定义

随着灾难性周年纪念日的临近，许多丧亲者会表现出巨大的心理、生理和行为不适反应，包括哀伤、痛苦、不安、恐惧和其他不适症状，严重的甚至还会自杀。心理学称之为周年纪念反应。周年纪念反应来自重大丧失导致的未解决的哀伤反应，就像创伤后应激障碍，但它是以日历的形式出现的。

周年纪念反应可以是有意识的，也可以是无意识的，它被认为是一种创伤后的反应(Chow，2009)。它可能在丧失事件发生后的每个周年纪念日出现。只要哀伤工作没有做完，它就会持续下去，几年、十几年、几十年，乃至终生。

2. 周年纪念反应的研究

周年纪念反应的研究从20世纪70年代就已经开始了。但是比较系统的研究是在近20年才展开的。首先是1999年对海湾战争的退伍军人的研究，研究人员发现，38％的参与者表示他们最痛苦的月份是创伤发生的同一月份。此外泰国洪水的幸存者在灾难性事件之后的周年期间会出现心理危机加剧的现象(Hendriksen，2016)。2010年，有学者发现周年纪念反应可以出现在周年纪念日到来之前，并称这段时间为周年纪念预期时间。

2012 年，研究者进行的一次针对丧亲者周年纪念反应的量化研究显示，超过一半的受访者表示在周年纪念日之前的几个月里，他们痛苦程度越来越高。该研究还提供了详尽的关于不同反应的统计数据（Echterling，Marvin，Sunder，2012）。

最引人注目的是研究者 2015 年在瑞典做的一项大规模研究。该研究的重点是观察未成年子女（1～17 岁，不包括在出生后 28 天内死去的婴儿）死亡后，丧子父母在周年纪念日的反应。这项研究的研究对象为 1973 年至 2008 年经历了未成年子女死亡的父母，其中包括 26087 名母亲和 22579 名父亲。周年纪念日时期是孩子的死亡日期以及之前 3 天和之后 3 天。研究结果显示，在周年纪念日前后的那一周，丧子母亲因心血管疾病死亡和自杀死亡的比例是其他时期的两倍多（2.03 倍）。丧子父亲并没有这么高的死亡率。该研究认为，周年纪念日母亲的死亡率高于父亲，可能是因为母亲通常是孩子的主要依恋对象，她们同时也扮演着为孩子提供更多关怀和照顾的角色，这使她们和 1～17 岁的孩子关系更为亲密。研究还显示，母亲的死亡率与孩子的死亡原因也有关联。孩子因为外在原因死亡，包括自杀，对母亲的打击更大。此外，研究显示，孩子的生日纪念日并没有显示出母亲死亡率的增加（Rostila，Saarela，Kawachi，et al.，2015）。

3. 周年纪念反应的症状

丧子父母周年纪念反应可能会持续一周到几周，或者更长的时间。学者把周年纪念反应的症状归纳为以下几个方面。这些归纳也可以在我国失独父母身上反映出来。

· 回忆、思索、感受和梦：丧子父母会不断重复关于灾难事件的回忆、思索和感受。他们会有身临其境的感觉，或一遍又一遍地重复事件的过程。他们可能有重复性梦境和梦魇。经历这些反应就像是逼真地重新经历了过去的那场灾难或丧失。

· 哀伤、悲痛和绝望：丧子父母会感受到丧失带来的哀伤和悲痛。即使搬离了故居他们也常常会在周年纪念日感到绝望。很多丧子父母会在那个时期有更多的哭泣。

· 恐惧和焦虑：恐惧和焦虑可能在周年纪念日期间重新出现，并导致惊恐、震惊反应以及强烈的不安全感。尤其对正处在极度哀伤过程中的丧子父母来说，这些感受往往特别强烈。

· 沮丧、愤怒和内疚：周年纪念日可能会重新唤起丧子父母对灾难或创伤事件的沮丧和愤怒。丧子父母会想到他们失去的亲人，并感到内疚。对于那些还在哀伤中的人来说，这种感觉会特别的强烈。

· 孤独感增加：周年纪念日往往使丧子父母感受到格外孤独。

· 躲避：有的丧子父母试图采用躲避的方法来应对周年纪念日反应，并以此来逃避巨大的痛苦。他们会把周年纪念日当作一个平常的日子。其实，这是一种不安全的尝试，因为周年纪念日反应不是主观可以控制住的。

· 生理疾病的增加：尤其是结肠炎、感冒等。

· 生理不适反应：包括头痛和饮食紊乱。

· 注意力不能集中：导致事故增加。

· 恶性反应：严重的周年纪念反应会导致杀人或自杀。

研究还显示，如果丧失事件发生在节日期间，就可能会产生累积效应，并导致更严重的周年纪念反应。另外随着时间的流逝，有一些丧子父母的周年纪念反应会减轻。

4. 周年纪念反应的原因

从精神分析角度来看，周年纪念反应是丧子父母在无意识中对受压抑的创伤所做的重新审视。丧子父母通过对创伤的重新体验来提高掌控能力。周年纪念反应可以在受到有意识或者无意识的刺激情况下出现。

（二） 给关怀者的建议

关怀者需要帮助丧子父母对此有合理的认识。

失去孩子，是丧子父母无法控制的灾难。哀伤的潮水反复涌来也是无法控制的。然而，尽管丧子父母无法选择不让苦难降临，但他们可以选择应对苦难的态度：放弃、屈服，或者学会重新掌控自己在新常态下的生活，并继续前进。

研究者认为周年纪念日确会令丧子父母痛苦，但他们也可以通过周年纪念反应中出现的感受和问题，更加认清自己内心深处平时被忽略的未完成的哀伤工作，这会有助于以后的哀伤疗愈。下面是给丧子父母如何应对周年纪念反应的建议。

· 请事先做好充分的准备，周年纪念日来临时的痛苦可能比你所预期的要更为难以承受。

· 小心处理你的回忆。如果有些回忆过于痛苦，并具有伤害性和破坏性，使你感到极度黑暗和无望，那尽量捕捉一些美好的回忆。回忆你失去的孩子曾经有过的快乐，那些快乐也将永远属于你。努力让痛苦和美好平衡。

· 重新整理过去的照片。如果想哭，那就好好的哭一下。用泪水温柔地冲洗哀伤创口中流出来的血。

· 反思回顾过去的一年，看一下自己已经走了多远。尽管你承受了巨大痛苦，但你依然坚强地活着，或者你依然可以看到生命中还有美好。请为自己自豪。告诉你的孩子，你会为他好好活着，并为自己树立新的目标。

· 回顾和感谢你的亲友在你最艰难的时候提供的支持和帮助。

- 带上鲜花到孩子的墓地，和孩子说说话。
- 搞一个小纪念活动，和他人分享孩子的故事和你的感受。
- 点燃一根蜡烛，或者一束香，也可以放飞一个写着你的祝福话语的气球。
- 如果你有宗教信仰，可以参加适当的仪式。
- 以孩子的名义做一些捐赠。
- 与公益机构的志愿者一起，做有爱心的活动，去帮助有需要的人。
- 做一些孩子爱吃的菜。
- 短期外出旅游。
- 如果过于痛苦的话，你可以考虑做一些其他能够分散自己注意力的事情，包括工作。
- 用孩子的遗物，制作一个小的纪念品，以寄托你的思念。
- 花时间写下你的思念、祈祷和其他的感受。
- 以孩子的名义种棵树来作为纪念。
- 计划一下如何实现孩子的愿望和他所热爱的事业。
- 在这个时期要好好照顾自己，注意自我保健，如健康的饮食和正常的睡眠，爱护和呵护好自己。
- 如果你感到自己在这段时间异常痛苦，请记住你并不孤单。如果你感到不堪重负，请和其他失去子女的父母联系，他们会有人理解、支持和帮助你。
- 必要的话，请寻求专业咨询师的帮助。
- 不要认为减轻痛苦，就会忘记你失去的孩子，或是一种不忠诚的行为。事实上，无论你做什么或怎么做，你永远都不会忘记你的孩子，因为他们的生命与你共存。
- 对关怀者来说，针对周年纪念反应需要有预防性措施，而不是被动地等待那个日子的到来，也就是说在周年纪念日之前要提供适当和必要的帮助和关注。

• 处理周年纪念反应同样没有正确或者错误之别。哭泣和哀悼是一种健康的方式，温暖和怀念也可以是一种健康的方式。当然如果你能在哀伤中感受到美好，在心灵的冬季感受到温暖，那将是一种最健康的方式。

三、如何应对节日

一位失独母亲（网名"静默"）在一个以失独父母为主要读者的卡子沙龙公众号上写道：

> 烟花与爆竹声把年味送到了高潮。这是举家团圆的日子，是亲人相聚的日子，可你又在哪里？我至亲至爱的唯一的儿子！
>
> 从年的脚步声走近，我就在忍。我忍住不去看和你有关的一切东西。你喜欢的爆竹，从你离开后就不再买了，你喜欢的炸丸子从你离开就不再做了，你喜欢的春联也再没出现在家的大门上，甚至是除夕之夜必燃的香火都随着你的离开而断了……
>
> 我不流泪，没泪可流。四年了，泪水已尽，可外面不停顿的爆竹声和那纷繁艳丽的烟花都在告诉我团圆的幸福……我闭上眼睛，泪水还是不能自禁地排山倒海般地涌出我干涩的眼眶。原来痛苦的思念是不能用忍来稀释的，这种断魂的思念还需要用最直接的体液来宣泄。

（一） 每逢佳节倍思亲

提出五阶段论的心理学家库伯斯-罗斯在她人生最后一本书《哀伤和哀伤之旅》中写道："'节日应该和亲人共度'，我们还在幼年时，这便已经深深刻入我们的心扉。"节日里亲人的团聚和彼此的祝福是一年中最美好的。节日还是自己和亲人共同成长的里程碑。充满喜乐和亲情的节日永远是人生中最美好的回忆。但是节日随着岁月的脚步匆匆临近,你最期望与他们共度佳节的人却不在了。本该全家团聚的年夜饭上,那把椅子却空空荡荡的,那温暖的笑容也不再出现。在"每逢佳节倍思亲"的日子里,你所思念的亲人却永远无法和你团圆,过节变成了过劫。正如一位失独父亲所说:"过节使幸福的人更幸福,使痛苦的人更痛苦。"过节映射出万家欢乐几家愁的巨大反差。每年的节日,尤其是春节对多数失独父母来说是一个必须要去应对的、无比艰难的挑战。

(二)　我国失独父母过年的现状

我国失独父母过节大致有以下几种方式。

1. 躲年

在阖家团圆的春节,由于忍受不了孤独和痛苦的思念,不少失独父母会选择外出躲年。一位网名叫"守夜人"的失独母亲如此写道:

> 躲年,是失独者最常见的过年模式。
>
> 他们躲年,是畏惧见景生情,畏惧看见普通人家拥有的团圆。他们像一个个雁阵,从北向南寻找温暖。准确地说是在相互理解的人群中抱团取暖。
>
> 躲年的行程大约在进入腊月前后便已开启了。失独者或只身一人,或夫妻同行,或三五结伴,拎着大包小包,噙着泪水,带着希望祈盼,在网上相约,将地点选择在海南、云南等较为温暖的地方,聚在一起过年。

还有一位失独父亲(网名叫"保尔")如此写道：

> 有过那么几年，我和妻子随同失独大部队(少则几十人，多则上百人)外出躲年。以我的躲年经历、观察、体验来看，我认为外出躲年，特别是在最初日子里，一为躲，二为抱团取暖，三为取经求法，当然还有其他需求。但我以为以上三条是大部队成员聚拢在一起的基本需求和目标。

2. 参加公益组织的失独父母年夜饭活动

失独父母年夜饭活动目前正在逐渐被推广，有些失独父母年夜饭时还会有失独父母的才艺表演。这些活动在媒体上获得了极为广泛的报道。媒体的报道有助于呼吁社会对失独父母的关注。失独父母在年夜饭活动中与"同命人"一起，可以得到心灵的安慰，也可以从一些"走出来"的"同命人"身上受到鼓励、建立自信。我们感到作为一种过年方式，它是健康和应该推广的，因为它有助于避免或减少失独父母在过年期间受到的伤害。但目前能够有机会参加年夜饭活动的失独父母在全国只有几千人，还不到我国失独父母群体的1%。原因有两个方面。一是多数失独父母因种种原因拒绝或没法参加；二是举办这类活动的人力与资金都很有限。

3. 和家人一同过年

和家人一同过年往往有两种情况。一是失独父母没有经济条件外出躲年，不得不和家人一起过年。二是失独父母和家人关系和睦，有较好的相互理解，在与家人一起吃年夜饭时，吃下的是甜酸苦辣。大家都小心翼翼地避开那个敏感话题，但失独父母也能感到亲情的温暖和安慰。

4. 夫妻二人封门过年

准确地说，这是特意不去过这个年。一切传统过年的方式都被日常生活的平常方式取代。"我们过年和往常一样，烧了两个菜，然后就上网或看电视。"

5. 网上失独父母节日晚会

自 2018 年，由失独母亲艾咪组织的蓝天之家微信群，开始用微信网络技术，组织和播放失独父母自排自演的节日庆祝表演。这对失独父母来说具有一种积极的启示：我们依然拥有享受生活乐趣的权利！

6. 融入正常的节日

对于已经"走出来"的失独父母来说，过年虽然会有失落和哀伤，但他们已经可以和其他人一样，用积极的心态去面对过年和其他节日，可以和亲友举杯共祝新年快乐。他们为离去的子女祈祷，为自己"走出来"的道路树立一座新的里程碑，为未来的生活祝福，向一切帮助过自己的人们表达感恩，向自己宝贵的生命立志——我要好好地活下去，绝不让孩子失望。

7. 纪念逝去的孩子

失独父母会用不同的方式去纪念逝去的孩子。有的失独父母痛彻心扉地大哭，有的失独父母烧香拜佛为子女祈祷，有的失独父母探视孩子的墓地。失独父母都会重新审视日后生活的方向。一位失独父亲（网名"老侠"）如此写道。

　　7 个年头了，每年的今天，我都要独自去那高高的山头，去看望我那在方寸之地栖息的儿子。前 5 年我都要在那里痛洒我无尽的泪水。从去年开始我不再哭泣了。今天，我似乎是非常平静地在那里待了一个多小时，认真地、细心地为儿子拂去岁月积下的灰尘，献上一瓶由百合花、向日葵、玫瑰花、康乃馨、满天星集合而成的非常漂亮的插花。尽管离别时，我亲吻着儿子英俊的脸庞道别时，仍控制不住声音的哽咽。我不知道这算不算我已经坚强地站立起来了，是不是标志着我复活的开始。但我的心里，一个声音在那里低鸣：我一定要努力地把流淌过的血化为生活中绚丽的花，把飞洒过的泪变为洁净的清泉，好好珍惜尚且拥有的健康的每一天。

8. 参加公益活动

有的失独父母会投身到公益活动中去，为"同命人"或其他有困难的人提供帮助。

（三） 给关怀者的建议

首先，在上一节孩子的生日和忌日，我们给关怀者的建议同样适合于如何应对过节。在此就不重复。

其次，关怀者要设法把关怀延伸到更多的失独父母，包括"同命人"年夜饭、网上过节等。对于很多与外界联系较少的失独父母，关怀者可以邮寄礼物，或给予适量的经济支持，包括物资和钱，从而把关怀送到家，让他们减少孤独感。

最后，对于孩子的忌日和重大节日相靠近的丧子父母，关怀者要给予特别的关注。正如上节谈到的，对于他们来说，所要承受的痛苦是双重的，甚至是危险的。关怀者要鼓励他们的家人一起参与，给予更多的支持和帮助。

第三节　家庭问题

一、是否要再生或领养孩子？

韩升学的《中国失独家庭调查》中有一个章节是《试管婴儿，用老去的身体弥补遗憾》。他在文中写道：

已经 48 岁的北京失独母亲黄历(化名)和丈夫去医院咨询,是否有可能再生一个孩子时,医生表示,大部分妇女在 50 岁左右进入更年期,绝经后不再产生卵子。她现在已经 48 岁,自然怀孕概率极小,试管婴儿成功率也很低。但是他们夫妻俩觉得只要有一线希望就不要放弃。先后两年,她一共做了三次试管婴儿、七八次人工授精,加上各种检查和吃药,花费了十几万元。为了不影响卵子质量,每次打针取卵,她都没有使用麻药,为此忍受了巨大痛苦。可惜最终他们还是没有成功。为此她的健康受到了严重的损伤。但她说,为此付出再多也不后悔……他们用日渐老去的身体,坚韧地忍受着常人难以想象的痛苦,三番五次手术为的就是圆再生养梦,为余生弥补遗憾。

(一)　再生孩子需要考虑的问题

孩子去世后,父母在哀伤中会感到巨大的失落和空虚。对于失独父母来说,他们曾经拥有的父亲和母亲这样的社会角色往往也会受到挑战,他们对生活的态度以及生命意义的认识也同样会受到挑战。此外,孩子离去也改变了家庭系列关系的性质和构成,并改变了正常家庭本应该有的经历和故事。

丧子父母会用不同方式来应对孩子死亡的打击。有相当多的父母会选择再生一个孩子,丧失生育能力的家庭也可能会考虑领养一个孩子,以此来继续保持父母的角色,填补哀伤中的空虚和保持家庭结构的完整。对我国失独父母来说,再生一个孩子还意味着子嗣的延续、亲情的满足和进入老年后的依靠。

近代哀伤研究认为,再生对父母的心理健康往往是有益处的。研究人员发现,经历过失去子女的父母在家庭中会出现一种空洞的感觉。对于他们来说,另一个孩子可以提供重新开始新生活的动力。虽然他们也知道死去的孩子是无可替代的，因为每一个生命有着不同的特征。建构主义认为，哀伤的过程也是生命意义重建的过程。新生孩子进入家庭有利于丧子父母重建生命意义（Grout & Romanoff，2000）。对我国多数失独父母来说，再生和延续子嗣对他们的生命意义重建将有着无可估量的作用。此外抚养新生婴儿会有助于转移丧子父母对哀伤的关注，从而有利于哀伤疗愈。

在新生孩子进入经历过丧失子女的家庭之后，父母通常会有三种方式处理新生孩子和已故孩子之间的关系。

第一种是把新生孩子视为已故孩子的替代孩子（Replacement Child）。替代孩子这个概念首先由心理学家于1964年提出（Cain & Cain，1964）。他们在对六个有心理和精神疾病的儿童进行治疗时，发现他们的家庭都有失去子女的经历。他们进而发现，这些孩子的父母亲都存在着对已故孩子强烈的理想化和依恋感，并对已故孩子保持着巨大的病态性思念。他们把新生孩子视为已故孩子的一种替代。对于一些替代孩子而言，从来到这个世界开始，就被要求承担起已故的哥哥或姐姐的身份，他们会难以形成自己身份的认知。替代孩子的提出引起了心理学界的高度重视。后面大量研究显示，丧子父母对他们心中的替代孩子负面影响极大。他们可能对孩子有过度的保护，家庭中充满紧张、惊恐、不安和哀伤的气氛，对替代孩子有过高期望，经常把替代孩子和已故孩子对比。在种种压力之下，替代孩子首先对自我身份会感到困惑，对死亡和安全充满紧张和恐惧，对父母会有强大的抵触或愤怒。有些孩子还会出现严重的心理和精神的疾病。

第二种是丧子父母对已故孩子的怀念和纪念行为是以个人化的方式处理的。他们会去墓地看望已故孩子，在家中保留已故孩子照片，在周年纪念日或节日用自己的方式去纪念已故的孩子。他们尊重新生孩子的个性、爱好和发展的需要。

还有一些丧子父母觉得孩子的离去是家族系统排列（Family Constellation）的空洞，他们希望用新生的孩子来填补这个空洞，并希望大家都能记得他们已故的孩子。他们会让新生孩子知道已故的哥哥或姐姐依然是家庭中重要的成员，并以此来保持与已故子女的持续性联结。但他们同样尊重新生孩子的个性和成长需要。

上述的第一种方式对新生孩子的成长是不健康的。如果丧子父母还处在急性哀伤期，再生替代儿童实际上并不是一种健康的处理哀伤的解决方案。我国有一对失独父母的女儿在一次车祸中死亡，他们在饭店看到一个服务员长得很像自己的女儿，后来就认她为女儿，并把她当作自己原来的女儿那样百般呵护。但他们老爱把这位替代女儿和死去的女儿对比，并感到种种不足。后来他们不欢而散，因此导致对这对失独父母的第二次伤害。

不少心理学家也致力于帮助替代孩子从阴影中走出来。著名心理学家荣格和他的荣格学派在这方面有很好的理论和临床方法。荣格致力这方面的研究也许和他的个人经历有关。在荣格出生前，他母亲有过两个死婴和一个只存活了五天的婴儿（Schellinski，2014）。他曾说过一句耐人深思的话："与其做个好人，我宁愿做一个完整的人。"

上述第二种和第三种方法有很多共同之处。丧子父母在和已故孩子保持着健康的持续性联结关系时，并没有把新生孩子视为替代儿童。相反，他们认为没有一个生命是可以被替代的。他们把已故和新生孩子区别开来。这对新生孩子的成长是有益的。

在失去子女之后，孕育新生孩子积极因素是主要的，但是父母亲要考虑好如何对待新生孩子。只有用健康的方法养育新生孩子，新生孩子才能得到健康的成长。

（二） 领养孩子需要考虑的问题

对待再生孩子可能出现的问题，同样也会出现在领养孩子中。然而，把领养孩子作为替代孩子必会引发更为复杂的问题。

在领养孩子的问题上，丧子父母还需要考虑其他一些因素。

（1）选择领养通常是不具备自生养条件或自生养失败之后的无奈之举。这些父母年龄一般已经偏大，如果身体和经济能力上再有限制，那么抚养一个孩子从婴儿到成人就是极为不容易的事情，难度往往远大于想象。

（2）如果去福利院领养孩子，需要更多地考虑可能的风险。

①领养大龄儿童（四岁以上）。他们的身体健康状况很容易被检查出来，但他们的心理和脑神经系统的健康状况往往会被忽视。美国是个领养大国，美国领养界有一句话："别去找五岁的。"大量研究显示，一些从小在福利院成长起来的孩子很可能患有某些心理或脑神经系统的疾病。这与福利院有限的看护资源有关。当然就是有足够的资源，那也无法替代母亲无微不至的关爱。根据美国国家儿童事务部儿童福利网站文章介绍，0～2 岁是婴儿大脑成长最快的时期。到 3 岁时，婴儿大脑的成长已经达到了成人的 90％。大脑的各个部分及信息传递与连接功能的生长，很大程度上取决于是否能接受到足够的信息刺激。如果婴儿不能得到正常的母亲的关爱，并缺乏足够的积极信息刺激，婴儿的大脑成长往往会出现不同的不良问题。另外从福利院领养的大龄儿童，有些会有领养儿童综合征（Adopted Child Syndrome）。领养儿童综合征包括自卑、抑郁症、身份认知混乱、焦虑、悲伤和拒绝、对立违抗障碍（ODD）、注意力缺陷/多动障碍（ADHD）、行为障碍、严重抑郁障碍、分离焦虑障碍。领养儿童综合征如果不能得到及时治疗，会引发一些后遗症，比如，发育迟缓、饮食失调、建立正常亲密依恋

关系障碍、酒精和药物滥用及犯罪倾向等（Navuluri，2019）。

②领养年幼的婴儿，有助于防止"领养儿童综合征"。领养儿童心理学家认为，如果婴儿在出生六个月之内被领养，他们和正常家庭的孩子将来不会有显著差别（Brodzinsky，Schechter，Henig，et al.，1993）。但另一方面，孩子太小时，一些先天性疾病容易被忽略，如脑瘫及一些未知的遗传性疾病等。还有，领养年幼的婴儿时，父母要考虑自己的身体状况能否承担起养育婴儿的重担。

（三） 给关怀者的建议

关怀者需要帮助丧子父母对此建立合理的认识。

· 在我国的文化环境下，丧子父母，如果能够再生或者领养新的孩子，对于生命意义的重建是有帮助的。在正常的情况下，我们建议不要回避这个选择。

· 丧子父母对进入家庭的新的孩子一定要抱有健康的期望，不能把孩子看作替代孩子。每一个生命都是宝贵的，都是不能被替代的，也不能被用来替代他人。

· 丧子父母对新的孩子要给予关爱和保护，但不能过度保护。任何事情如果做得过度的话，都会适得其反。比如，过度保护会使孩子从小产生恐惧不安心理，缺乏自信。这在孩子的成长过程中，对心理和精神健康都是不利的。

· 丧子父母在怀念已故的孩子可以使用父母个人的方法，也可以让新的孩子一起参加。只要不影响新的孩子的自我认知，让他们懂得生命的珍贵是有益的。

· 如果要领养孩子的话，丧子父母一定要对此做足够的风险评估，要评估自己是否有能力处理可能出现的风险。

· 在领养儿童之前，丧子父母要对孩子进行必要的心理和精神测试，因为他们很多人都会有创伤应激反应综合征，如果领养的孩子出现了预想不到的各种各样的疾病，那很可能引发领养父母对丧失事件的痛苦回忆，并很难处理好和领养子女的关系。这对领养家庭的负面影响将会是巨大的。

• 生是一回事，养是另一回事。丧子父母对自己的经济和身体状况也需要做认真评估，无论是再生育还是领养，孩子的健康成长需要耗费大量的心血和时间。丧子父母要考虑自己的身体和经济条件是否能够给孩子提供他们在成长中所需要的基本条件。

• 特别要提醒的是，丧子父母不要在急性哀伤期内急着去领养孩子，任何重大的决定，尤其是领养孩子，一定要在急性哀伤期过了，心情稍微稳定下来之后，进行全面评估考量，再决定是否要领养孩子。

• 请丧子父母做好充分的思想准备，孩子可以为你带来生命意义的重建，但是如果对孩子抱过高和不切实际的期望，会给自己和孩子造成巨大压力。当孩子令丧子父母失望时，很可能会引发他们的创伤。所以期望应该建立在合理的基础之上。

• 丧子父母不要拿新的孩子和已故的孩子做比较。比较可能给自己和孩子带来伤害。

• 如果丧子父母发现领养孩子有领养儿童综合征，请尽快寻求专业咨询师的帮助。

二、被遗忘的哀伤者：抚慰丧失孙辈的老人

"作为一位母亲和外婆，没有任何东西比看到自己的女儿失去孩子更痛苦。我知道她的心碎了。但是我也没有任何办法能帮助她减轻痛苦。我什么都做不了。我感到自己一点用处也没有。我

不知道怎么安慰我的女儿，我不知道她需要什么或者不需要什么。我自己的心也碎了。一个这么好的孙子怎么转眼间就没了。如果死的是我该多好啊。怎么会是孙子。孙子没了，我们的家也没了。"

陈婆婆一提起这个话题就会泪流满面。她的孙子16岁时在游泳时意外身亡。她从孙子一出生，就住在女儿家，帮助照顾孙子。

（一）　祖父母的双重哀伤

根据美国人口普查局2004年和2005年的统计，美国有将近600万的祖父母和18岁以下的孙辈共同生活。其中40％的祖父母是孙辈的主要照顾者，52％的祖父母会为孙辈提供教育费用帮助，45％的祖父母会提供一定的生活费用。现在人的寿命普遍增加，使更多人能够成为祖父母。他们对成年子女来说也十分重要，会为成年子女提供经济和情感的帮助，并为他们家庭的幸福尽力。祖父母在为孙辈提供不同抚养过程中，和孙辈的感情也更为亲密（Youngblut, Brooten, Blais, et al.，2010）。虽然我们未能找到我国祖父母和孙辈共同生活的相关统计数据，但从我国的文化传统和人口总数来看，我国祖父母和孙辈一起生活的人数将远远超过美国，而且有更多的祖父母在承担着照顾孙辈的责任。

上述研究还显示，很多祖父母在和孙辈的共同生活或者接触中，能够感受到被重视、被爱和被感谢，另外也使他们重温做父母的感觉。这在某种程度上为他们生活增加了一层美好的意义。此外，祖父母还会把孙辈视为他们生命的一种延续。

一个孙子或孙女的死亡，往往会影响到四个祖父母。研究显示祖父母在经历孙辈死亡事件后，在黑暗和特殊的哀伤道路上将经历更大的痛苦。心理学界称其为双重哀伤。美国著名哀伤咨询师、教育家和作家艾伦·沃尔费尔特博士说："孙子的去世，祖父母会有双重哀伤，他们为失去的孙子或孙女而哀伤，因为子孙后代对于祖父母来说，是他们生命中的一个部分。孙子或者孙女死去，对于祖父母来说，是一种巨大的损失。另外他们为自己的子女所承受的痛苦而感到哀伤。他们在扮演着两个角色，一方面是他们自己的哀伤，另一方面他们又是自己子女的保护者。对祖父母来说，看着自己的孩子遭受失去子女骨肉这样惨痛的苦难，却无力去帮助，这使他们感到无比痛苦。"

另有研究显示，在多数情况之下，在失去孙辈之后，祖父母会把较多的注意力放到自己的子女身上（孙子的父母亲身上），而不是自己身上。丧子父母在摧毁性打击下，只能把有限的注意力集中在对逝去子女哀伤中（Ponzetti，1992）。2018 年有研究显示，母亲的丧子哀伤比祖父母丧失孙辈的哀伤更重，这和她们对死亡的感受，三代家庭的动态关系以及祖父母的角色有关（Youngblut & Brooten，2018）。在我们的社会中，祖父母往往会成为被遗忘的哀伤者。

祖父母不应该成为被遗忘的哀伤者。因为他们在失去孙辈时同样会有很多严重的哀伤反应。有一项研究显示，失去孙辈的祖父母感到幸存者内疚的多达 18.6%。幸存者内疚是指，他们为孙辈的逝去而自己依然活着感到内疚。他们认为自己应该代替孙辈去死，因为孙辈的生命才刚刚开始，而他们的生命已进入暮年，所以孙辈的生命比他们的生命更宝贵（Fry，1997）。另有研究显示在失去孙子或孙女之后，46% 的祖父母会患有抑郁症、创伤后应激障碍，或两者皆有。他们注意力难以集中，会出现侵入性思维、回避、过度兴奋、感到焦虑、紧张、睡眠障碍等。那些为孙辈提供过照顾的祖父母症状则更为明显（Youngblut，Brooten，Blais，et al.，2015）。

2018 年有一项关于祖父母失去孙辈哀伤反应的研究显示（Aho，Inki & Kaunonen，2018），失去孙辈的祖父母会有难以安抚并可能延续终身的哀伤，其反应如下：

- 肝肠欲碎的情绪：无尽的思念，失望，震惊，愤怒。
- 哀伤的表现：精神症状，身体症状，流泪。
- 能量丧失：对生活没兴趣，无力，感到丧失的不合理，难以表述情绪。
- 生命的永久性改变：生命的改变不可避免地发生变化，延长性思念。
- 上述反应形成了双重悲伤。

失去孙辈的祖父母会对人生的意义进行思考：如何在经历了这种毁灭性打击之后，继续生活下去；生活的意义和目的是什么。如果祖父母看到子女能够用积极的方式应对丧子哀伤，他们的情绪也会有积极的反馈。

由于社会容易忽视失去孙辈的祖父母的哀伤，他们的哀伤很难得到社会帮助。有研究显示，祖父母的支持来源主要是他们的配偶（48%），其次是孙辈的母亲（40%），再次是朋友（34%）。祖父母很难参加丧亲支持小组活动，因为他们不愿意在与他们没有同样哀伤经历的人群中说话（Nehari，Grebler & Toren，2007）。

（二）　给关怀者的建议

关怀者需要帮助失去孙辈的祖父母对此有合理的认识。

(1)关怀者可为祖父母提供如下建议。

- 多和可信赖的家人和朋友交流，在宣泄中减轻自身的压力。
- 不要因为恐惧而不敢谈论你的孙子。
- 在哀伤反应中，你会感到愤怒。这种愤怒是一种自然反应，因为孙辈的死亡颠倒了人们对人类生命自然顺序的理解。表达愤怒有很多方法，请找到合适的方法。因为有些愤怒会伤害他人和自己，并会让自己感到后悔。

· 注意照顾好自己的身体。

· 挑自己能够挑得动的担子，不要让自己承担不可承受的负担。

(2)关怀者尽力即可。我们建议关怀者在为失去孙辈的祖父母提供帮助时应该考虑以下几点。

· 不要使用空洞的大道理。那只会使哀伤祖父母更加痛苦，因为这表示，人们无法理解他们失去孙子或孙女的痛苦。

· 在节假日和一些特殊的日子，去看望祖父母，或和他们联系，包括打电话、寄纪念卡等。

· 满怀同情地去关怀祖父母，让他们充分表达他们的感受。不要给他们建立任何明确的期望，或要求他们该如何去做。

· 永远也不要说"我理解你的感受"。因为你并不理解。

· 听从你心灵的声音。用你的心灵和祖父母交流。

· 提供实际的帮助，包括提供食物，帮忙洗衣服，这些都对他们有实际帮助。

· 不要设置任何哀伤过程的时间表。每一个人都有他们不同的特点。事实上并不存在一个可以被普遍遵循的哀伤过程的时间表。

· 在应对哀伤的过程中，可以引导祖父母，考虑注重活在当下的方法。

请记住哀伤并不是一个需要被征服或者被打垮的敌人。它是你在失去自己挚爱亲人后的一个必然的过程。

第四节 如何与亲友相处

一、我要参加聚会、婚礼和葬礼吗？

"自从我的孩子走了以后，他的同学朋友一直对我很关心，经常过来帮助我。去年他的一位好朋友要结婚了，给我发来了婚礼请柬。我一看，心里就非常犹豫，不知道该去还是不该去。不去的话也许会让他失望。如果去的话，像我这样有晦气的人，会不会影响人家婚礼的气氛。还有我不知道能不能控制好自己的情绪，会不会当场失控哭了起来。后来我还是接受了邀请，决定去了。那天我换上了新衣服。我到了办婚礼的饭店的前台，看到大厅里这么多年轻人，他们都和我儿子差不多岁数，我突然感到心好痛，只想大哭。但我知道我不能在那哭。我就把份子钱留在了前台，一人回到家里大哭了一场。"

陈英（化名）的儿子在 25 岁的时候查出了肝癌，但已进入晚期。经过 4 个多月的治疗，死神依然把他带走了。

陈英说，自己以后永远也不会去参加任何婚礼了。

（一） 婚礼可能是一场突如其来的暴雨

丧子父母有时会收到婚礼请柬，来自孩子生前的朋友、同学，或者来自自己的亲友。这些请柬时常令他们感到困惑。如果去的话，自己会不会被引发出巨大哀伤的痛苦，因为他们再也不可能见证自己已故孩子的婚礼。这种剧痛能不能在婚礼上被控制住、不爆发出来。如果不能控制，那就会扫了人家的兴。另外，中国的旧风俗、旧习惯依然存在，丧子往往会令人避而远之，邀请是否只是礼节性的，而并非发自内心。倘若如此，参加婚礼岂不是拿客气当福气，彼此都尴尬。

在讨论这个问题时，首先需要重温一下第三章讨论过的创伤后应激障碍。创伤后应激障碍是在经历了巨大心理创伤后常见的一种精神障碍。患者在创伤事件过后，痛苦情绪和反应一点点平缓下来，看起来似乎是"走出来了"。但创伤后应激障碍就像一颗沉默的地雷。它的沉默，并不表示它不存在。在一定的环境中，它可能会被诱发而突然爆炸。那些会引发爆炸的因素，在心理学上被称为诱发因子。当这颗地雷爆炸时，创伤后应激障碍患者会感到自己突然又重新经历了当年发生的创伤事件。那种巨大痛苦情绪会像火山一样突然爆发，一发不可收。

不少丧子父母都患有不同程度的创伤后应激障碍。在本书第三章中我们谈到，我国失独父母罹患创伤后应激障碍的概率高达 57.1%，也就是说，很多失独父母在和创伤因子不期而遇时，很可能会重新经历刚失去子女时的那种剧痛。有些丧子父母也许可以强制自己不流露出来，有些丧子父母则会当场失控崩溃。

孩子的婚姻终身大事和幸福是父母最操心的也是最期盼的一个生活里程碑。那是很多父母生命意义中最重要的一部分。有的失独父母在孩子朋友的婚礼中，回想自己永远失去的一切，面对这种对比和反差，他们会感受到巨大的心理冲击和震撼。对于患有创伤后应激障碍的失独父母来说，这往往会是一种难以承受之重。失独父母在婚礼中失控大哭并不是一种罕见的偶然现象。

也有丧子父母在岁月的流逝中，已经慢慢学会了在新常态中如何生活。那就是不让不可能挥之而去的哀伤来干扰自己的日常生活和正常社交。对于他们来说，哀伤不是地雷，而是伴侣，它是心灵深处的一种最深沉的爱。他们可以更为平静地面对生活的波澜。在婚礼中，他们能够带着喜乐向新郎新娘以及他们的父母表示祝贺。哀伤和失落依然会无可避免地从心底滑过，也许眼眶会不被人察觉地湿润，但他们依然可以感受到婚庆的喜乐。

每个人的哀伤不同，过程不同，结果也不同。所以在面对婚礼请柬时，丧子父母要充分考虑自己是否已经准备好了。当然婚礼请帖只是一个最典型的例子。在日常生活中，还有很多不同形式的请柬（通知），如满月酒、寿宴以及订婚酒等。它们不同于婚礼，但对患有创伤后应激障碍失去子女父母来说，都有可能是潜在的诱发因子或导火索。

如果丧子父母依然被哀伤巨石重压着，葬礼同样也可能会成为一个诱发因子。葬礼的哀伤气氛会使丧子父母回想起孩子的葬礼，令他们感到刻骨痛苦。也许他们可以控制得住情绪，也许不能。但在葬礼中，即使丧子父母痛哭流涕，其他人也通常不会感到不安。这是葬礼和婚礼上失控的根本不同点。但这对他们的打击同样会很大。

和旧友的正常聚会，在急性哀伤期往往会增加痛苦。尤其是在大家都在谈论自己的孩子时，很可能会触动丧子父母心中最柔弱的一面。他们欲哭但不敢流泪，怕扫了大家的兴。丧子父母可以礼貌的推掉。等感觉好一点之后，再参加这些常规社交活动。能否参加常规的社交活动其实也是对自己是否已经建立起生活的新常态的一个检验。丧子父母在听到别人谈论他们的孩子而不再感到受刺激，往往要在很多年之后，3 年、5 年或者更久。请相信，那一天终究会来的。

（二）　给关怀者的建议

关怀者需要帮助丧子父母对此有合理的认识。

• 处在急性哀伤期的丧子父母要尽量避免参加婚礼或葬礼。急性哀伤期可能是半年、一年、两年或更久。只有他们最清楚自己的状态。

• 对患有创伤后应激障碍的丧子父母要尽量避免参加婚礼或葬礼活动。虽然行为疗法可能会用一定方法让患者逐渐适应诱发因子，但婚礼和葬礼绝不是一个好的选项。

• 如果丧子父母感到哀伤的巨石已经不像以前那么沉重，这并不一定是哀伤淡化了，很可能是他们的承受力、适应力和忍耐力增强了。在接受婚礼或葬礼邀请前，丧子父母要保守地评估自己的承受力，根据自己的实际情况做出判断，不要去做自己没有把握的事情。

• 丧子父母如果感到自己没有准备好，可以婉言谢绝，对那些关心过帮助过自己的人，献上一份礼物。心到即人到。相信那些关心他们的人会理解及感谢他们的诚意和用心。

• 丧子父母对正式的邀请要给予礼貌的回复，别人的邀请有他们的善意，用善意回复善意能使感情的联结更紧密。

• 随着时间的流逝，丧子父母对哀伤的承受力将会不断增强，可以一点点尝试着参加一些小型的活动，如从一次小规模的聚会活动开始。如果丧子父母在那样小规模的活动中，没让哀伤打扰心情，就可以一点点增加剂量，尝试着参加喜庆气氛较强、规模较大的活动。全面恢复正常的社交活动需要时间。时间不会抹去哀伤，但会增加承受力。

• 任何时候丧子父母都要善待自己，因为只有自己最清楚自己需要的是什么。丧子父母不要在亲友催迫下，即使那是善意的，去做会令自己痛苦的事。亲友可以对丧子父母充满善意，但不可能充分理解。丧子父母永远有权利用礼貌的方法说不。

• 丧子父母要积极主动地调整自己，最终还是要适应新常态下的生活，去参加生活中时常出现的婚礼、葬礼以及不同的聚会活动。请在不忘却过去的同时，活好当下，并努力让未来更好。

二、亲友躲避怎么办?

(一)　亲情友情被稀释了吗?

当孩子离开这个世界之后,巨大的打击不仅打破了往日生活的平衡,也深刻影响了失去子女父母的人际关系,包括亲友关系。

丧子父母被抛入一个完全陌生的国度,一个令人难以想象的维度空间。那里充满无尽的哀伤。但是他们的亲友无法理解那个国度。

有些敏感的亲友在接近那个国度时,会感受到悲惨凄凉,甚至恐惧。他们可能会因为自己的孩子而感到不寒而栗。

有些亲友专注于他们原来的生活,一如既往地沿着原来的生活轨道,按部就班地继续着自己的生活,仿佛什么都没有发生过。

有些朋友躲避丧子父母,仿佛死亡和哀伤是会传染的,或者会给人带来晦气。他们在丧子父母最艰难的时候,消失了,不见身影,没有一个电话、一声问候,如同彼此从不相识。他们就是在路上看到丧子父母,也会把目光转向别处。他们也许包括你曾经最信任,并为他们提供过帮助的朋友。

有些朋友想来安慰丧子父母,但实在不知说什么、怎么说。他们也会躲避丧子父母。

有些朋友会议论丧子父母,是否前世作孽带来的厄运。丧子父母的悲剧和哀伤反应也可能成为他们茶余饭后的聊天内容。

有些朋友为丧子父母规划哀伤平复时间表。他们并不知道每个人的哀伤是不同的,更没有哀伤平复的时间表。

丧子父母也许还会发现家人对自己感到不耐烦。因为丧子父母的哀伤令他们也痛苦。也有亲属更关心的是孩子的遗物。他们不能接受丧子父母看着照片哭泣,他们说丧子父母每天到墓地去看孩子是神经错乱。

　　丧子父母突然看到那些曾经给过自己很多温暖和快乐的亲友突然和自己之间就有了一堵看不见的墙。丧子父母向他们大声呼喊，寻求帮助，但没人听得懂丧子父母在说什么。

　　丧子父母看着渐行渐远的朋友，或者家人，感到悲哀和无能为力；感到世态炎凉，人情寡薄。丧子父母也许会感到这一切不合乎情理。但在生活中那是一点也不鲜见的。

　　因果报应和晦气之说之类的旧风俗、旧传统依然对人有着巨大的影响。它们深刻地印在了人们的心中，并且难以改变。

　　丧子父母的痛苦反应是正常的，但也会令很多人吃惊、不安和困惑，甚至觉得不正常。人类有限的理解能力是人与人之间的一堵墙，在丧子父母和其他父母间，那更是一堵看不见但可以感受得到的墙。

　　哀伤中的情绪起伏、敏感和愤怒会拉开人与人的距离，使人们远离丧子父母。

　　排斥哀伤和趋向欢乐是人类避害趋利之本性。死亡不会传染，但哀伤会。职业心理医生在做哀伤疗愈的过程中，也需要自我心理恢复疗愈，否则他们往往也会被压倒。哀伤的传染不可避免，正如人类同情心不会泯灭一样。不是每个人都能对哀伤无动于衷。

　　如果丧子父母过去是生活在一个人际关系彼此依赖很强的环境中，当社会关系像冰块一层层断裂消失的时候，丧子父母会感到十分痛苦。我们对此不要感到意外，丧子父母常常会面对这种状况。丧子父母与其陷入更深的哀伤、失望、抱怨，不如为此做好准备，既来之，则安之。

　　通常给丧子父母最大帮助的是家人，但能给最大伤害的同样也可能是家人。丧子父母对家人可能会有过高的期望，希望他们提供更多的帮助。家人也可能会对丧子父母有过高的期望，希望看到丧子父母能很快走出哀伤。丧子父母期望家人能够理解自己，但家人往往实在无法理解丧子父母。

　　哀伤有时会使丧子父母失去老朋友和亲情，但也常常会带来新的朋友和亲情。在最困难的时候向丧子父母伸出手的人，会是丧子父母今后的朋友。他们可能和丧子父母有类似的经历。他们要么理解丧子父母，要么愿意去理解丧子父母。丧子父母会发现，在失去旧友时，又遇到了新友。在新常态的生活中，新的友情也许可以承载更沉重的压力。

（二）　给关怀者的建议

关怀者需要帮助丧子父母建立合理的认识。

　　·降低期望。失望来自期望。不要对亲友有过高的期望和依赖，以至于成为他人不可承受的压力。亲友也有自己的生活，他们在帮助你渡过最艰难的日子后，需要休息和心灵的恢复，他们需要让自己的生活恢复到以前的正常状态。他们有条件回复到昔日的平静和繁忙中。你将开始自己生命中最艰难的行程。这条路，最终你还是要靠你自己的双脚一步步走下去的。

　　·请明确告诉家人和朋友你需要什么和不需要什么。这样可以避免不必要的误解。

　　·要注意你情绪倾诉和宣泄的对象。并不是每个人都能够承受哀伤的重负。当你想通过交流来减轻自己压力的时候，你要考虑到对方是否有承担起这样压力的能力。

　　·如果你属于对人际关系依赖性很强的人，与朋友家人的隔阂就会使你更加痛苦。你要设法和有共同经历的人交朋友，和与自己有共同兴趣的人交朋友。和新的旅友一起远足，会有帮助。失独父母寻找"同命人"做朋友往往会有很大帮助。你也许可以从他们的经历中获得力量和处理问题的智慧。当你和他们倾诉、宣泄你内心的痛苦，他们不会把你视为祥林嫂。

• 请控制愤怒情绪。愤怒中燃烧出来的火焰，烧伤的不仅是朋友，还有自己。

• 请调整嫉妒情绪。嫉妒中流出的只有苦水，没有甘甜的水。

• 请克服自卑。自卑只会使你变得更加卑微，它是割断社会网络的利刃。

• 请多和你的配偶交流。研究表明 48% 的安慰来自你的配偶。你们要避免互相指责，不要将愤怒的火烧到对方身上。

• 任何时候不可自暴自弃，借酒浇愁愁更愁。

• 时间不会让丧子哀伤消失，但会让那块巨石的重量一天天减轻。准确地说，是你的承受力在一天天增强。随着时间的流逝，你也许会发现你和家人走得更加近，和更多的新朋旧友更加融洽。

• 因为哀伤是会传染的，所以人们并不是真正想要躲避你，而是他们没有能力和勇气面对哀伤。请原谅人们的软弱。

• 从事公益活动，帮助有需要的人。在助人的过程中，你放下的是无形的枷锁，可能得到的是自信的笑容。自信的笑可以消除不安，赢得尊重，并会有助于修复曾经的社会人际网络。请记住，笑也是会传染的。

• 永远不要把失去利益驱动的、自私的朋友视为损失。

• 你不需要过于迁就外界那些令你感到不适的建议，即便那些建议来自家人或朋友。

• 记住感恩。感恩是人身上一种最崇高的品质。感恩帮助过你的亲朋好友。感恩的心可以融化坚冰。

第五节　新的社会问题

一、重返职场需要考虑的事项

"丫头走后没多久，我和她爸爸就回去上班了。家里凝固在空气里的哀伤让人感到太压抑。记得第一天走进公司时，同事们看着我的眼神里充满了同情，也有人似乎不知所措，不知道该如何跟我说话。但是更多的人都在问，你好吗？这是一个最难回答的问题。现在是我一生中最糟糕的时间，我感觉怎么可能好，但他们都没有我的经历，说出来也不能理解。我感谢他们的关心，但我在单位里不想多谈这个话题。它像风暴一样在我脑子里旋转得太久了，我们不能无休止地陷在里面，否则人真会疯掉。这就是我们选择尽快上班的原因。很快，我发现，往日拿手的工作开始变得艰难，我的注意力难以集中，丫头无数次地闯进脑子里，哀伤像巨浪一样一阵阵压过来。我感到无力，感觉好累，有时候好像连气都喘不过来。但是我还差两年才到退休年龄。医生也不会因为悲伤或失眠给我开长病假。我觉得自己熬不到两年，可能就会垮掉。"

孙洁（化名）边说边止不住地流泪。孙洁夫妻俩在办完女儿葬礼两周后就回单位上班了。现在3个月过去了，女儿的墓地还没定下。女儿的房间也原封不动地和过去一样。他们没有精力去处理这些，哀伤和工作消耗了他们全部的精力。

（一） 职场已经物是人非

哀伤使人精疲力尽。在巨大的哀伤中，一些丧子父母的心被已故孩子和沉重的哀伤占据。他们会对生活感到冷漠，出现自我封闭，对往日工作的意义感和成就感不再有兴趣。但是为了维持生活，或偿还孩子看病期间欠下的债务，多数丧子父母在急性哀伤期就不得不返回职场。当然也有一些失去子女的父母是主动希望尽快返回职场的，因为在职场那个"世界"里，一切似乎还在正常运转，在那里他们可以从家里令人窒息的哀伤中出来透口气。也有父母感到无法承受工作压力而选择辞职。

我们首先来看一下辞职的问题。辞职可能使丧子父母更深地陷入哀伤中，也可能使丧子父母对外界更加封闭。这可能导致新的问题。比如，自我封闭可能导致病理性哀伤。放弃工作会使经济状况每况愈下，可能引发第二次伤害（Roe，2017）。学者曾对瑞典人口统计的资料做过分析研究，该研究时间跨度长达 11 年（1993—2003 年）。他们发现丧子父母的平均收入会逐年减少 30％。其他父母收入即使因不同原因减少了 10％，但在以后的六年内可以重新恢复到原来的水平。丧子父母在丧失事件后的几年内失业可能性比其他父母高出 9％。由于心理健康问题住院的概率比其他父母高出 2～3 倍。研究还显示，如果失去的是独生或全部的孩子，父亲收入将下降得更多，也就是远高于30％。学者们认为，丧子父母在极度痛苦中暂停工作是可以理解的。但辞职会引发一种不可逆转的经济滑坡。在离开职场很久没有工作后，重新找工作将会变得极为困难。学者们认为，专业人士和丧子父母保持沟通非常重要。在条件允许的情况下，丧子父母应当考虑继续工作。如果丧子父母不能胜任原来的工作，可以鼓励他们从事一些能够胜任的新工作。这样会有助于他们今后的生活不出现滑坡（Berg，2017）。

沈长月等人的研究显示，在经历失独打击之后，75％的失独家庭生活收入水平下降。

如果重返职场是为了让自己全然遗忘悲伤，用繁忙的工作填满自己生活的每一分钟，就是一种回避策略。过度的回避策略对哀伤疗愈并不利。长期的回避同样也可能引发病理性哀伤和创伤后应激障碍。哀伤的过程不能省略，只有经历它，丧子父母才有可能建立生活的新常态。

（二） 重返职场的利弊

如果重返职场，丧子父母将会面对同事、领导和日常工作。有些领导和同事充满同情心，他们会倾听和关心丧子父母，并尽量提供工作上的支持。另外一些领导和同事，只在乎工作的完成和考核。还有一些人除了关心自己，对别人的悲伤完全无动于衷。此外，紧张的工作节奏让已经在疲惫不堪的哀伤中的丧子父母更感觉难以承受。重返职场既有益处也有困境。以下是对不同学者的一些观点的归纳。

1. 重返职场的益处

首先，对于有自我封闭倾向的丧子父母来说，出去工作，会有助于把自己从哀伤的泥潭中暂时解脱出来，避免崩溃。但丧子父母要注意工作量。工作只是一种暂时分心的哀伤平复策略，不能让工作占用丧子父母的全部时间，而不去体会哀伤的过程。

回到工作岗位，丧子父母可能进入过去熟悉的工作状态，做自己熟悉并能胜任的工作，给自己带来一定的成就感和自信心。

重返职场有助于重新与社会支持系统建立联系。

重返职场有助于在未来的生活中避免经济滑坡和第二次伤害，这同样可以使丧子父母提高自我认可和自信心，并帮助建立积极的生活态度。

做一些常规性工作，可以帮助丧子父母每天早上按时起床，出去工作。但立刻投入过于劳累的工作太久未必是一个好的主意。

2. 重返职场的困境

重返职场固然有很多益处，但也要看到，对于那些仍处在急性哀伤期，又不得不重返职场的父母来说，工作绝不是一件轻松的事。

重返职场的第一道关，就是应对同事的问候。这虽然比没人过问关心要好，但被无数次地重复问"你好吗?"会令人不堪承受。

重返职场，也可能会带来一定的心理压力，丧子父母会觉得对自己孩子的关爱不够深，因此感到心里不适。

丧子父母不知道如何向同事谈论自己的丧失，害怕同事对自己的哀伤反应有负面的看法。

另外，同事间谈论自己孩子是常见的。当听到这些谈话时，丧子父母心里难免会感到痛苦和失落，但又不能唐突地跑开。

（三） 给关怀者的建议

国外在这方面的研究相对来说较多。综合不同学者的建议，以及我们和失独父母访谈互动中得到的信息，我们建议关怀者需要帮助丧子父母对此建立起合理的认识。

• 在回去工作以前，通过关系较好的同事，告知其他同事发生了什么。这样你回去工作后，就不需要一遍又一遍地告诉别人你经历的丧失。

• 对于别人的问候，"谢谢"也许是最好的回应。你没有必要去和任何人分享你的故事，除非你自己愿意。

• 如果有同事说了让你难过的话，请原谅他。因为他没有你的经历，无法知道该说什么或不该说什么。

· 请原谅那些一直没有和你联系的同事，他们很可能不懂如何去安慰悲伤的人，也可能自己有哀伤的经历而需要躲避，只是他们不愿意说出来。

· 如果工作过于繁重，那就要考虑和单位的领导商量，是否能够适当减少工作时间，或者减轻工作的负荷。

· 保持忙碌，但不要太忙。也许你一开始重新回到原来的工作中，需要自己给自己施加一定的压力，但不要施加过多的压力。通常过了一个阶段，只要这项工作不是过于劳累的，那么你依然可以胜任。

· 如果你希望和别人分享你的感受或宣泄你的情绪，你需要对谈话对象做必要的选择。通常合适的谈话对象是你信任的同事。最理想的对象是和你有类似经历的人。但是如果你发现别人对这个话题不感兴趣，请从这个话题中转移出来。

· 保持注意力集中可能会成为一个巨大的挑战。你有时会胡思乱想，丢三落四。请不要惊慌，这是哀伤中最常见的症状，也是你必须要面对的一种情况。随着哀伤的减缓，你的注意力集中能力将会增加。请你让你的同事或者领导帮助检查你的工作，以减少可能出现的差错。

· 如果你不是一个办事情很有条理的人，在面临多项任务时，工作的挑战性将会变得更大。所以你需要把每天的工作按照优先顺序写下来，提醒自己，并作为你每天工作的程序表。

· 你会发现你的思念总是挂在孩子身上。这些思念会在你工作的时候无数次强行闯入你的脑海中。这样的情况出现时，请你花 1 分钟思考，并把它写在日记本上，晚上回家再去看。

· 为自己寻找一个小的"避难所"。因为引发悲伤的诱因无处不在，如果你不愿意在公共场合哭泣的话，那就去那个"避难所"

哭泣，它可以是一间空房间、浴室、厕所间或者你自己的车。

　　•不要拒绝同事给你提供的帮助。也许他们的同情令你感到不适，但是他们的帮助会有助于你在哀伤中渡过最艰难的时期。

　　•不要忘记向在工作中为你提供帮助的同事和领导表示感谢。你可以送给他们一些小点心，或者小礼物，以示谢意。这会有助于加强自己和同事及领导的关系，帮助自己渡过最艰难的时期。

　　•注意在工作时给自己一点休息的时候。你可以利用那段时间散步、深呼吸或者冥想。

　　•善待自己。在单位上班时，你也要注意好自己的饮食，保持足够的营养和睡眠。这样才能应对工作和哀伤的消耗。

　　•把生活中其他不是立刻要办的事情暂时放下，让生活变得尽可能的简单。

　　•也许你感到自己很长时间不能正常工作，或过于哀伤，请寻求专业人士的帮助。

　　要相信，虽然时间不能治愈所有的伤口，但是生命会继续前进。哀伤的剧痛不会一直停留在同样的状态。随着时间的流逝，你对哀伤的承受力会越来越强。同时，你在处理工作中压力的能力也会越来越强。

　　请记住，保持繁忙可以分散注意力，但它并不等于哀伤疗愈。相反，回避哀伤，可能会降低自己对应对哀伤能力的自信。哀伤并不是一种冲动性行为，可以通过分散注意力来躲过，唯有通过深切的体验，才有可能重新建立起新的生命意义。

二、忙碌和工作是应对哀伤的良药吗？

　　"在孩子走后的前几个星期，我们每天都忙得天昏地暗。一方面是剧烈的痛苦，另一方面要分出精力去处理其他很多事，如如何安排葬礼，与亲友交谈，还有安排来自外地的人。我们的生活就像走马灯一样，在飓风中疯狂地旋转。那时候，时间不属于我们，我们无法安静下来去体会我们的哀伤，但我们知道那块巨大的石头深深地压在我们的心上，使我们难以喘气。几个星期之后，人们都回到了他们自己原来的生活，剧烈的痛苦和寂寞无声地向我们压来，我们每一次呼吸，都会呛进苦水。亲友劝我们，让每天的生活保持忙碌，出去工作，这样就会不去想痛苦，让时间来治愈哀伤。于是我们很快就回去工作了。其实我们也害怕天天待在家里胡思乱想。但下班后回到家里，到了晚上或者周末，那种巨大的痛苦依然会存在，令人痛苦。"

许天佳（化名）的女儿是在一次车祸事故中去世的。5月1日的晚上，她的女儿从电影院出来的时候，天在下雨，路面潮湿，一辆出租车冲了过来，撞到了她。摔倒时，她的头撞在了防护柱上。一开始她觉得头疼。在以后的一个星期，她的头疼不断加剧。去医院检查后，医生说，这是严重脑震荡，并且已经进入了危险期，因为颅内有大量的积血。经过了3天抢救，医生已无力回天，又一个美丽的生命离开了。

许天佳现在每天都去上班。她说："活着没意思，但还是要活下去啊。"

（一）　忙碌是把双刃剑

当丧子父母深陷在失去孩子的痛苦中，人们会劝丧子父母让生活忙碌起来，把痛苦交给时间，因为时间是治疗精神创伤的良药。

忙碌和时间真的能治疗哀伤吗？

让我们首先来重温一下前面第五章介绍过的双程模型。根据双程模型，人们在哀伤中会在丧失导向和恢复导向两种状态中来回震荡。

这就仿佛往返于两个不同的"世界"。在丧失导向的世界里，人们会不停地望着孩子的照片或遗物伤心流泪。在恢复导向的世界里，人们会把注意力从丧失事件中移开，比如，去做一些事情（包括工作），以此让自己把注意力放在当下和未来。哀伤的过程就是在这两个世界里来回穿梭的过程。过久地停留在任何一个世界里都有可能导致病理性哀伤。

　　根据上述理论，必要的忙碌是有益的，但完全被忙碌占据也是不利于哀伤平复的。

　　忙碌可以防止丧子父母被巨大的哀伤摧毁。有的丧子父母因为应对不了巨大的哀伤但又不知道如何做必要的回避，所以出现了严重的精神和生理疾病，甚至自杀。忙碌是一种回避策略，它可以使人在承受不了的时候把注意力分散开。

　　在失去子女的初期，忙碌地应对葬礼及种种事物和做决定，可以使丧子父母躲避第一轮哀伤痛苦的打击。

　　忙碌可以使丧子父母保持和社会的联系。

　　在忙碌中，丧子父母可以体会到一定程度的积极感受。那就是在没有孩子的日子里，自己应该如何生活下去。这对以后建立新常态的生活是有益的。

　　忙碌可能会有助于减缓经济滑坡，这也可以使丧子父母提高自我认可和自信心，并建立积极的生活态度。

　　哀伤研究指出回避策略在哀伤过程中，是一种有用且必要的自我保护的策略的同时，也指出回避策略使用不当会带来严重的消极结果。

　　心理学家认为，回避就是回避特定的想法或者感受和行为，它通常与焦虑或恐惧有关，并通常用来调节各种令人痛苦的情绪，如失去亲人的哀伤。回避可以是在心里不去触碰哀伤的回忆和思念，可以是回避令人触景生情和痛苦的场景，也可以是回避某些活动和行为。忙碌往往可以使丧子父母分散内心的思念，工作可以使丧子父母不去面对孩子曾经生活过的家。如果说回避是一种常见的处理哀伤的方法，那么忙碌则是一种常见的回避策略。但长期回避，则会使人无法把丧失事件和他们的记忆整合起来。这很容易导致延长哀伤障碍（Baker，Keshaviah，Horenstein，et al.，2016）。

时间是会流逝的，但丧子之痛是不可能随时间而流失的。过度回避，只会使哀伤受到压抑，持续时间变长，出现病理性障碍可能性更大。

有丧子父母用过度繁忙的工作来回避哀伤，这只是暂时的麻痹。忙碌不可能将哀伤从心里挤出去，它只能把哀伤压在心底。这时忙碌的工作可能成为另一座大山，和哀伤一起，压在他们的心上。丧子父母在心理和生理上都将难以承受，并会引发心理崩溃和身体的疾病。

过度回避显然是有害的。哥伦比亚大学的心理学家开发了一个测量工具《相关哀伤的回避问卷》（Grief-Related Avoidance Questionnaire，GRAQ）。它可以测量被试是否过度使用回避策略，并预测是否健康。得分高代表不健康（Shear，Monk，Houck，et al.，2007）。

哀伤就像一个黑暗的隧道，丧子父母只有在这个隧道里艰难而痛苦地爬行，并在这个隧道中经历所有的痛苦，包括哭泣、愤怒、麻木、焦虑、不安、恐惧、孤独、绝望等。这里没有捷径，没有可以绕行之道。只有在这个隧道里不断前行，丧子父母才有可能一点点看到曙光，并一点点从哀伤中重新建立新的生命意义和一个新常态的生活。丧子父母会依然怀念孩子，也会有哀伤，但他们可以看到和体会生命的美好。

（二） 给关怀者的建议

关怀者需要帮助丧子父母建立合理的认识。

·在急性哀伤期，当你的哀伤思念不断地闯进你的脑海的时候，选择忙碌是有帮助的。你把注意力放到工作中，放到一些平时自己要做的日常事务(包括家务事，或每天步行 8000 步等)，这都会有助于把你的注意力从长时间的哀伤中分散出来。用心理学的话来说，就是从丧失导向的世界里，振荡到恢复导向的世界。在这两个世界来回往返将有助于哀伤的工作和恢复。

·即使你过了剧痛期，这样的来回往返也是必要的，但是大起大落的情绪感受会减弱，往返频率会减少。

·注意用忙碌来暂时分开注意力和试图永久性躲避是两回事。前者健康，后者消极。

·注意不要过度使用回避策略。比如，白天拼命地工作，晚上回家喝酒麻痹自己，让自己躲避痛苦的思念。害怕面对回避只会把痛苦压在心底。就好像你站在那个必须要穿越的隧洞前，却因为恐惧而驻足。你在外多徘徊一天，你将向病理性哀伤更近一步。

·你在忙碌的时候，一定要保持节奏，不要把时间安排得过于紧凑，更不能让自己过于劳累。你需要时间去思索和感受你的哀伤，就像你需要在哀伤的隧洞里一步步向前爬行。只有隧洞的尽头才有新生命的光明。

·过度回避会有雪球效应，那就是你越是想回避哀伤，哀伤就越会更多地出现，焦虑和侵入性思维也越会更多地冒出来。

·每个人的生活经历、思想方法、与子女关系亲密程度、孩子死亡方式、自身思想方法和生理心理状况都不同，哀伤反应及过程也都不会相同。没有一个简单哀伤疗愈的公式可以套用在每一个人的身上。你最终要通过自己的努力爬过那个黑暗的隧道，才能一天天接近光明。

·永远不要相信失去子女的心理创伤能够靠时间得到治疗。只要有爱，哀伤必将永远伴随你。你所需要学会的是在哀伤过程中，寻找到新的生命意义，建立起没有孩子的新的生活常态。让孩子永远地活在你的心里，同时你能从生活中看到新的美好，以安慰你的孩子在天之灵。

·忙碌是一把双刃剑，当你合理使用它时，它可以帮助你在哀伤中前进，如果使用不当，它会反过来伤害你。

三、如何应对令人不适的问候

"一个月后，我把家里的事情都安排好了。我回到公司上班。有个同事看到我，用很惊讶的口气说，你怎么这么快就来上班了？我的朋友的女儿死了以后，她半年都不能上班。她的话听起来，仿佛是在说我的心肠很硬，我对孩子的爱不如她朋友对自己女儿的爱深。也许她是言者无意，但我感到难过和愤怒。你根本就不了解我们痛到什么样的程度，有什么资格来做评论。可惜各种各样的问候都会有，有的令人感到安慰，有的令人难过。"

何海琳(化名)的孩子患了白血病，经过一年多治疗后去世了。在痛苦中，她对人们的令人不适的问候感到格外无奈和难过。

(一) 问候可以是一种无意的伤害

几乎所有丧子父母都会得到很多善意的问候和安慰。这些安慰和问候的本意来自同情和善良，但是不适当的安慰和问候往往会在无意中使丧子父母感到痛苦。下面列举了一些常见的、不妥当的问候和安慰以及丧子父母听后的内心感受。这些例子主要来自美国 14 个主要哀伤疗愈网站以及我国失独父母的访谈，当然这里所列举的只是被反复提到的一部分。

关怀者：我可以理解你的感受。

丧子父母：你从来没有这样的经历，你不可能理解。

关怀者：你可以重新再生一个或者领养一个孩子。

丧子父母：每个生命都是宝贵的、不可替代的，就算我可以再有一个孩子，但我还是不能失去我原来的孩子。

关怀者：你一定要坚强起来（哭也没用）。

丧子父母：我不需要坚强，我只想要我的孩子。哭是我和孩子的谈话。

关怀者：他太优秀，所以老天需要把它领走。

丧子父母：老天不可能这么残忍，为什么唯独选上我的孩子？

关怀者：所发生的一切都自有它的原因。

丧子父母：什么原因，恶有恶报吗？

关怀者：时间可以治疗一切创伤，你会一天天好起来的。

丧子父母：孩子是我的命，命没了，还有什么好可以称道？

关怀者：他现在去了一个更好的地方。

丧子父母：我不在乎哪里更好，家才是最好的。

关怀者：我一个朋友的孩子得了白血病，为了治病，倾家荡产，欠了几十万，最后孩子还是走了，他的情况比你更糟。

丧子父母：我的孩子是我的孩子，我的哀伤是我的哀伤。

关怀者：你一切都好吗？

丧子父母：你让我怎么回答你？我很不好——你听了会不舒服；我很好——我说出来是欺骗自己，我自己会很难受。

关怀者：请告诉我需要我能够为你做些什么事。

丧子父母：我该如何开口，我想要的，你做不了，你能做的，又何须我说。

关怀者：一切都过去了，请把注意力放在今后的生活上。

丧子父母：你永远也不会理解，一切不会过去。我的生活永远改变了。

关怀者：你走出来了吗？这么长时间过去了。

丧子父母：什么叫走出来？没有哀伤吗？不再想孩子吗？不，我永远也不会走出来，也不想走出来。只是我不知怎么和你说。

关怀者：你在这个事情的处理上比我想的好得多，你真坚强！

丧子父母：我的心在流血，你看不见，朋友啊，你怎么也是一个路人甲。

关怀者：你要往前看。

丧子父母：前面有什么好让我看，前面的日子里不会有我的孩子了。

关怀者：你还有别的孩子呢。

丧子父母：每个孩子都是我的命，我一个也不能失去。

关怀者：至少他不再受苦了。/他风光地被安葬了。/他走得很快，没有痛苦。

丧子父母：我不愿他死去！

关怀者：这一切都是老天（上帝）的安排或是命里注定的。

丧子父母：苍天不公啊！

关怀者的话有声，丧子父母的话无声。丧子父母只能把自己的话悄悄地压在心里，就像饮下一杯不堪下咽的苦酒。这种苦，苦在心底，苦彻心扉。只有同样经历的人才能理解其苦。

这些令人不适甚至是痛苦的问候经常会在邻里、超市、街道里出现。尤其是在失去孩子的头一两年，也就是情绪最敏感的时期，它们会反反复复地出现。

丧子父母不要为此而过于难过。没有相同经历的人无法理解他们的痛苦深重到何种程度是正常的。在和平年代，经历丧子痛苦的父母毕竟是少数，而失去独生子女的父母则更少。人们的生活经历的局限，使他们对丧子父母的痛苦理解有限，但他们是在用自己最大的努力、同情和善意来安慰丧子父母。即使有的问候令人不适，但这比那些刻意回避要好。

（二） 给关怀者的建议

关怀者需要帮助丧子父母建立合理的认识。

• 当听到一些令你不适甚至是痛苦的问候时，请去感受言语后面的善意，向一切善意表示感谢。

• 对于不断提出令你不适的建议的人，请直接告诉他们，这不是你需要的，也是做不到的，请他们理解你的需要。

• 在语言回应上，也许一声谢谢就够了，除非你想和对方分享更多的感受。

• 虽然问候有时会刺痛你，但这是哀伤过程中不可避免的一个部分。永远不要因为害怕被触痛，就自我封闭，不敢见人。封闭如同一个墓穴，它会让人在痛苦中窒息。

• 请相信，随着时间的流逝，当你展现出积极的生活态度时，这些不适问候会越来越少。哪怕出现，你也不会极度不适。虽然哀伤依然会从心底无声地滑过，但你能用更清澈的眼光看到薄云上面的阳光，并感恩每一个真心关心你的人。

第六章
如何提供多元化的社会支持

　　本章将重点讨论失独父母的社会支持资源，但本章有不少内容同样也适用于非失独的丧子父母。我国存在着巨大的失独父母群体，而失独父母群体所承受的痛苦也许是在和平年代中，任何一个社会群体都难以与其相比的。他们中有的人带着哀伤逐渐适应了生活的新常态，有的人却要在巨大的痛苦中挣扎几年、十几年、几十年乃至全部余生。他们在难以避免的第二次伤害中可能经历家庭解体、经济窘迫、健康下降、疾病缠身、看病困难、精神崩溃、养老困难、送终无落。解决这个巨大群体所面临的问题，需要整合多元化的社会支持才能得到真正有效的结果。

第一节　失独父母社会支持资源的必要性

　　学术界对社会支持资源的定义有很多不同的观点，我们在这里对此不去展开广泛讨论。根据本书所讨论的内容，我们把对应于失独父母的社会支持资源定义如下：社会向失独父母提供的心理、生理、生活、经济、安全保障的支持资源，这些资源主要来自亲友、政府、社区、社会组织（包括慈善机构）、同质互助群体（包括"同命人"）、专业人士、科研教育机构和不同的信息系统（包括网络、媒体）。

大量研究文献显示，在经历了巨大创伤之后，社会支持资源有助于心理创伤的平复。

（一） 缓解压力

有效的社会支持系统可以使失独父母通过适当渠道向他人分享自己的感受和面临的问题。这有助于缓解压力。这也可以使他们感受到有人关爱和倾听，并有助于减缓他们的无助感。

（二） 增加自信心和价值感

有效的社会支持可以使个人感到自身价值。失独父母可以在关怀者那里听到别的有类似经历的人是如何面对命运打击的，从中得到有益的启发；可以获得被别人重视的感觉，从而增加自己的自信心和自尊心。

（三） 减少孤独和被孤立的感觉

有效的社交支持有助于减少孤独和被孤立的感觉，并预防自我封闭的风险。

（四） 降低不可测风险

有效的社交支持有助于降低病理性哀伤和其他严重精神障碍以及其他生理性疾病患病率；可以预防自暴自弃；有助于开展必要的监控和预防自杀的悲剧。

（五） 增强安全感

社会支持系统所提供的资金、物资和服务上的支持，不仅可以解决具体的生活、看病、养老的困难，还可以增加心理上的安全感，也就是对未来物质生活资源保障感。

资金、物资和服务上的支持也是对失独父母为社会贡献的肯定，这从另一个角度上有助于提升他们的自我价值感。

（六） 维系稳定的婚姻和家庭关系

失独往往导致夫妻关系面临挑战，它可能来自传统观念，或彼此不理解每个人哀伤的特点。有效的社会支持有助于化解误解，以帮助夫妻同心协力共渡难关。社会支持有助于增加家庭其他成员对失独父母的理解并提供更有效的帮助。

（七） 建立新的生命意义

有效的社会支持可以帮助失独父母在绝望中看到未来和希望。有效的信息和咨询可以帮助失独父母重思生命的意义，并去适应生活新常态。

第二节　社会支持资源分类及功能

一、政府：社会支持的主导

政府是管理整个社会的权力机构和执行机构。它可以使用巨大资源为不同的社会基础群体提供不同的帮助和支持。

对于失独父母来说，政府在资金和物资上的支持可以使他们能够有生活和福利的基本保障。这也是一种精神上的补偿，即对失独父母在实行独生子女政策时做出贡献的一种肯定。从 2013 年末至今，中央和地方政府出台了一系列对符合条件的失独父母帮扶关怀和支持的政策。根据国家卫生计生委等五部委发出的《关于进一步做好计划生育特殊困难家庭扶助工作的通知》(2013 年 12 月 28 日)，政府对失独父母提供的支持可以概括为以下几个方面。

　　·提供经济扶助。不断提高失独父母的特别扶助金标准，并建立动态增长机制。

　　·做好养老保障工作。为失独父母提供养老保险补贴，优先安排入住政府养老院，发放护理补贴。

　　·提高医疗保障水平。给予相应医疗救助，帮助参加医保，为有再生育意愿家庭提供帮助，鼓励医疗机构开通"绿色通道"和巡诊制度。

　　·开展社会关怀活动。充分发挥各类社会组织以精神慰藉和心理疏导为重点的关怀活动，丧葬服务补贴，建立联系人制度等。

　　·加强组织领导。各地方政府切实承担责任，加强组织领导，落实资金到位，加强舆论引导，营造全社会的关心。

　　我国政府正不断地从政策上和实施执行上加大对失独父母的帮扶力度。作为社会支持资源的主导，政府在失独父母社会支持资源分配中至关重要。政府资源的大量投入不仅有助于解决失独家庭生活的实际困难，同时也有利于增强失独父母的自我价值感和对未来的希望。

二、亲友：社会支持的基础

　　亲友是社会群体的基础群体。从古至今，当一个家庭遭遇困难时，首先伸手援助的通常就是亲友。对于失独父母来说，最直接快速的支持通常也来自亲友，包括配偶，父母，兄弟姐妹、其他亲戚和朋友。沈长月等人对失独父母的调研显示，被访者从亲友那里获得帮助的频率达到 45.2%。对失独父母来说，亲友的支持是他们在人生最艰难的阶段中最为宝贵的资源之一。亲友支持资源可分为以下几个方面。

第一，配偶的彼此支持尤为重要。因为他们一同落入了深渊，可以深刻理解对方的感受。这种理解的深度是其他家庭成员难以达到的。他们为孩子流泪，为自己流泪，也为对方流泪。沈长月等人的研究显示 20% 的失独父母在失去孩子后，感情更加好了。42.1% 的父母最希望得到的安慰是来自配偶。但是，父母在巨大打击下也会自顾不暇，男女哀伤反应不同以及其他因素会造成夫妻不和，并导致婚姻危机。关怀者要尽量帮助夫妻互相理解，避免互相指责。夫妻携手共渡难关对以后的哀伤平复极为重要。

第二，其他亲属的亲情帮助。大量文献显示，亲属的帮助是丧亲者主要的支持资源。当失独父母失去了子女，因为血浓于水的血缘关系，他们家族中的近亲成员也会经历一次痛心的丧失。年迈的父母失去了孙辈，兄弟姐妹失去了外甥或侄女。血缘的纽带把家族成员连接在一起，最先承担起支持帮助失独父母的亲属会提供情感上的安慰、经济上的支持，生活上的帮助和有用的信息。他们在承载着自身痛苦的同时，也是第一时间跃入大海救助失独父母的救生员。

第三，朋友的友情帮助。朋友发挥着近乎于亲属的功能，但可能会延伸到更广泛的范围。尤其是亲属不在身边时，朋友的支持就更为重要。朋友对失独父母的支持，往往具有持久性、细致性、针对性和更高的有效性。

三、社会组织：社会支持的承载体

在我国，有很多不同类型的社会组织。有的挂靠政府机构但独立运作（如挂靠工会、妇联机构的社会组织），有的完全独立运作；有的是营利性的，有的是非营利性；有的是经过正式注册的社会组织，有的是未注册的民间自愿者组织，另外还有松散的失独父母群体，包括微信群、QQ 群等。社会组织拥有大量的社会工作者和义务志愿者。它们的功能是彼此支持、相得益彰的。

（一） 社会公益组织的功能

社会公益组织为失独父母提供的支持的优势在于其自主性、灵活性和主动性。这使他们能够更加接近和了解失独群体。在为失独群体提供心理和其他援助时，更能达到雪中送炭的效果。比如，北京尚善公益基金会的《关爱失独，暖心行动》项目是专门关爱失独老人精神健康的持续性公益项目。北京尚善公益基金会为失独父母在五大节日提供不同形式的团聚活动，还以工作坊和微课堂形式，以及"暖心包"音频和手册，为失独父母提供哀伤抚慰。

（二） 志愿者的功能

志愿者可以是具有奉献精神的独立工作者，也可以是某个社会组织的参与者。志愿者通常为失独父母提供具体服务，如心理的安抚、政策知识的普及、生活困难的帮助，失独父母活动的参与等。他们是社会组织的基础。他们中有国家公职人员、企业工作人员、心理咨询师、医生、大学生以及来自各行各业的充满爱心的人士。他们的义务奉献可以使失独父母感到一种特殊的温暖。

在发达国家，非营利社会公益组织是丧子父母的主要精神慰藉的承载体。本书第三章介绍的美国的善爱之友，就是一个没有任何宗教、政治、政府元素的丧亲家庭关怀慈善组织。

四、社区：社会支持的网络枢纽和实施体

社区，包括街道/村镇乡办等，是政府的基层组织。它们与社区的

失独家庭有着直接的关系，是提供社会支持的网络枢纽和实施体。它的功能包括以下几个方面。

（一） 联系人制度

通过社区单位的参与，联系人制度可以得到更好的效果。

（二） 保持和及时更新失独父母信息

所有的宏观数据都来自基层。保持和及时更新失独父母信息是社区单位可以发挥的一个重要枢纽功能。

（三） 普及和落实政府对失独父母的帮扶政策

政府对失独父母帮扶政策的落实工作与社区单位的工作密切相关。大量的社区工作直接介入失独父母的心理安慰，包括协助专业人员心理干预的实施，生活困难的帮助等。

（四） 提供活动场所

社区还可以为失独父母活动提供场所。

社区的参与可以使失独父母得到最直接的、来自政府的心理慰藉和生活帮助。它是社会支持的网络枢纽和实施体。

五、工作单位：社会支持的重要保障体

对于还在就业的失独父母来说，他们的经济收入主要来自工作单位。工作单位的环境对他们来说，极为重要。一个好的工作环境，对失独父母来说，可以起到积极的哀伤平复作用。工作不仅可以分散他们对苦难的凝视，还可以给他们带来社会认可和自我成就感。

在发达国家，政府对用人单位会有明确的法律规定，为丧子父母

提供特殊照顾。比如，英国于 2017 年年底，在国会、政府和企业家的支持下，通过了一项对失去子女父母特殊关爱的提案，任何在职的父母若失去 18 岁以下的孩子可有两周的带薪丧假。此外政府以及社会组织在网站上为用人单位提供抚慰丧子父母指导性建议。

工作单位对失独父母来说是一个重要的经济收入来源，还有助于预防自我封闭和自我价值的丧失，它是失独父母社会支持的重要保障体。

六、"同命人"：社会支持的互助群体

失独父母彼此互称"同命人"。因为失独是他们共同经历的苦难命运，他们彼此知道每个人所经历的痛苦是何其之深。失独父母群体也常被称为"同命人"群体。失独这种刻骨铭心之痛对无此经历者来说是难以想象和理解的。当失独父母生活在一个不被理解的环境中，往往无人可以成为他们倾诉痛苦的对象，无人可以安抚他们痛之入骨的哀伤。于是寻找和认识能够彼此互相理解的"同命人"是一种自然结果。在本书第三章我们谈到，大量研究文献证明，同质群体互助对哀伤疗愈具有明显的积极效用。所以互助性失独群体成了社会支持的重要资源。失独父母的互助活动可以提供很多其他社会支持系统所不能提供的帮助。他们的互助的优势在于以下几个方面。

- 倾诉可以打开封闭的心灵。
- 鼓励可以开启未来的希望。
- 助人亦可以助己。
- 助人有助于增加自信，可以从容面对世界。

他们通过不同的方式联系和交流，如微信、QQ、电话，也有通过社会组织和社区的参与来组织他们活动和交流。另外还有失独父母自

已发起和组织的"同命人"社会组织，来为失独父母提供帮助。正像善爱之友网站在他们的宗旨中所说的那样。

> 我们不在孤独中蹉跎，我们是彼此传递爱、理解和希望的善爱之友。我们的孩子在不同年龄因不同原因逝去。我们是一个特殊的大家庭，因为我们代表不同的种族和文化信仰。我们有人年轻，有人年长，有人经历了漫长的哀伤岁月，有人依然在哀伤的剧痛中绝望和看不见未来。我们有人寻到了坚强的信念，有人依然在苦苦寻求。我们中有人愤怒，充满愧疚或极度抑郁；也有人散发出内心的平静。但是无论我们把什么样的痛带到善爱之友中来，我们会共同承担它，就像我们会共同分享我们对孩子的爱。我们探寻和努力去建立一个属于我们自己的未来，在我们共同努力重建未来的过程中，我们用爱彼此扶持，用分享感受痛苦和喜乐，愤怒和平静，信念和怀疑，还有用彼此互助去经历哀伤和成长。

七、专业人员：社会支持的专业队伍

专业服务来自社会支持的专业队伍，他们提供着不可替代的重要帮助。

（一）　心理咨询和疗愈

失独父母的情绪、想法和行为，如愤怒、自责、愧疚、绝望、孤独、自我封闭，甚至自杀的念头，若不能得到适合的处理，就可能导致病理性哀伤、抑郁症、焦虑症、创伤后应激障碍等精神障碍以及其他生理性疾病。失独过于痛苦，尽早干预会有很大帮助。对于已经患有严重的精神障碍患者，专业人员的干预是必要的。每个人的哀伤反应都是不一样的，专业人员需要根据具体情况给予有的放矢的咨询和疗愈。

（二） 科普讲座

正如前面所说，社会支持资源包括亲友、同事、街道、社区、社会公益组织以及志愿者。这些资源为失独父母提供具体关怀和帮助。如果这些关怀者对哀伤反应特征及应对方法有一定的基础知识，便可以使他们的关怀工作更加有效和及时。它还可以避免常见的好心说错话、无意造成伤害等问题。直接面向失独父母的哀伤平复和疗愈的讲座对失独父母也会有很大的自我增能和自我拯救的帮助。

（三） 培训失独父母参与对"同命人"的帮助

同质小组成员的互助对失独父母的帮助效果是极为显著的。从哀伤中坚强地站起来的失独父母，往往可以为其他失独父母提供很好的心理援助。美国著名哀伤心理学家沃登在他的教材中，鼓励训练同质互助的志愿者。我国也有报道介绍，在汶川地震后，培训失去子女的母亲参与对其他失去子女家庭的心理安慰工作，效果有时比专业咨询师的直接参与更好。

（四） 组织失独父母以小组形式疗愈

专业人员以小组形式为失独父母提供辅导，已被很多中外研究证明是一种有效的哀伤疗愈方法。在专业人员的组织协调下，失独父母小组可以有计划、系统地收到专业的指导来处理哀伤平复工作。它不仅能同时为更多的失独父母服务，而且能在"同命人"的互动互助中增加疗愈效果。

八、教育科研：社会支持的指导力量

教育科研队伍是为失独父母提供社会支持的指导力量。

（一） 参与国家研究课题

处理好我国失独父母群体所面临的各种复杂问题，是我国社会的一个巨大而复杂的工作。心理上的哀伤疗愈必须和其他工作整合在一起。科研队伍通过对国家和地区的失独群体的调查分析，在宏观和微观层面的理论探讨与研究的基础上，为社会支持资源的每一个层面提供政策和实施建议，有助于失独群体社会支持资源的使用达到效用最佳化。

（二） 研究和提供可行的、科学的心理疗愈理论和方法

在过去的二十年，发达国家学者在哀伤疗愈理论研究方面取得了很大进展。各种不同的疗愈方法在临床上的应用也取得了令人瞩目的成果。其中不少重要的理论研究成果也获得了我国学术界的证明和支持。通过把这些新的知识和方法有效地引进中国，将有价值的理论和实践本土化，对高效合理使用社会资源和为失独父母提供更好的帮助极为重要。我们必须意识到，失独父母年夜饭、联欢、群体活动对哀伤疗愈固然重要，但要让百万失独父母受惠，我们还需要更多的方法和渠道来整合利用社会支持资源。在这方面科研单位和高校是一个极为重要的社会支持资源。

（三） 培养不同层次的哀伤疗愈专业人才

科研单位和高校是培养不同层次的哀伤疗愈专业人才的基地。它可以向社会源源不断输出经过扎实哀伤理论训练和能够为失独父母服务的专业人员。此外，我国研究机构和高校可以通过对哀伤关怀者提供专业培训，提高他们为失独群体服务的效果。

另外，专业学会和专业认证培训将有助于提高哀伤关怀者的专业

水平。美国死亡教育与咨询学会在这方面有着多年成功运作的经验。
该学会设立证照考试制度。美国哀伤辅导培训和证书发放面向心理医
生、社会工作者、护士、护工和相关社会公益组织成员。对于有专业
执照的专业人员，在通过学习考试后，学分可以作为官方认可的继续
教育的积分，以保持证照的有效性。这有助于哀伤关怀人员不断学习、
掌握和更新哀伤咨询疗愈的知识。

九、信息：社会支持的宝藏

现代网络技术的发展，使得获取有用的信息变得更为方便。对于失
独父母来说，网络所能提供的信息已经成了极为宝贵的社会支持资源。

（一） 信息就是资源

通过网络可以得到国家政策支持信息、心理健康支持信息、身体
健康支持信息、人际网络信息、危机自救信息和心理学研究信息。有
些信息，如从国家到地方的扶助金标准变化，这对失独父母解决生活
的燃眉之急有立竿见影的帮助。

（二） 从网络可以找到"同命人"互助群体

通过"同命人"的网络群体，失独父母可以彼此交流得到精神安慰，
并在互助的过程中提升自我价值、得到有益的信息。

（三） 从网络信息中可以得到哀伤疗愈的心理学知识

网络上除了文章，还有哀伤心理咨询师的讲座。很多失独父亲不
愿和向人表述情绪，但会愿意在网上寻找有关信息。哀伤疗愈不只是
被动地慢慢适应，还有主动的学习。失独父母了解了哀伤过程中的问
题以及如何应对它的方法，就能更好地让自己在哀伤平复中更有效地

前行。

在今天，网络是社会支持资源的重要组成部分。美国有几百个有关哀伤疗愈的网站，其中被民众使用得最多的就有 140 多个。这些网站分别属于联邦政府、州政府、医院、不同规模的心理学术研究和医学健康机构、不同形式和规模的社会组织等。这些网站向社会提供有关哀伤研究和疗愈的不同信息，人们根据不同需要可以迅速获取不同信息，从而使哀伤疗愈信息成为一个简便有效的社会网络支持资源。

哀伤疗愈家园是我国第一个以哀伤疗愈为主要宗旨的网站。该网站的信息将有助于我国哀伤疗愈知识的普及，使不同的人在哀伤中得到有益的信息。

第七章

关怀者如何提供帮助

第一节　如何走近丧子父母

一、同情是沟通的基础

这里的同情心来自爱和同理心，它是关怀者为哀伤者提供爱心服务的基本素质和基本条件。我们需要明白，同情和怜悯是不同的。同情对在苦难中煎熬的人有更深的关爱和理解，它需要有设身处地地对他人痛苦的深切体会，也就是，痛他人之痛，想他人所想，急他人之急。同情者和被同情者在心理上往往是平等的，因为他们坐在同一条船上。怜悯则是一种人们对特殊群体的关爱，它同样源于爱，但它往往在那条苦难之舟之上，而不是置身其中。

美国哀伤心理学教授、哀伤疗愈教科书著者沃尔什（Walsh）博士说："同情是我们清楚地把自己放在别人的角度，我们所要做的是帮助他们得到安慰，而不是让我们自己得到安慰。"

丧子父母所需要的是平等的同情，而不是一种从上向下的怜悯。前者可以建立信任，后者只能拉开距离。

信任是打开心锁，建立人际间紧密关系的钥匙。关怀者带着爱心和同情心走近丧子父母时，要做好准备，成为他们哀伤旅程的陪伴者。关怀者的同情心可以帮助丧子父母在痛苦的黑暗之旅中感到不是那么的孤独。

爱尔兰裔美国作家纳菲西(Adar Nafish)说："……同情心，让我们超越自身的限制，明亮我们的眼睛，并且能够用全新的和不同的眼光看待我们自己和整个世界。"

二、沟通的技巧

关怀者要为丧子父母提供帮助，仅有爱心和同情是不够的。沃尔什教授指出，关怀者还需要共情式交流(Empathetic Communication)技巧，包括聆听、分析和沟通(Walsh，2012)。

著名哀伤心理学家兰多(Rando)在谈到哀伤咨询共情交流时指出，要表达尊重、保持客观和切合实际的希望、让对方明确知道你对他有深深的同情(Rando，1984)。

下面是沃尔什教授在教科书里列出的共情交流方面关于聆听和沟通的技巧。

(一) 聆听技巧要点

(1)保持和对方眼睛的接触。
(2)所坐的位置尽可能和对方差不多高。
(3)适当的肢体语言，如身体略向前倾。
(4)保持适当的回应，如点头，或者说"噢，是这样的"等，让对方感到你在仔细聆听。

(二) 沟通技巧要点

(1)表述你的感受，如"那简直是不可思议"。

（2）用简单的语言归纳对方说的话。

（3）给予适当鼓励，让对方陈述，如"你能再给我多说一点吗"。

（4）使用开放式的问题，如"头几个星期是怎么过的"。

（5）必要的沉默。谈话中，可以有沉默，以便整理想法和情绪。

（6）适当的重诉，正确说出你对对方所表达的想法和情绪的理解，但不要使用对方的语言和词汇。

（7）避免错误的谈话方式。

· 使用不当语言，比如，"我理解你的感受"，或者"我明白了"。

· 谈论你自己的一些有关丧失的痛苦经历。比如，向失独父母谈论你失去母亲的痛苦。这是两种差别很大的痛苦。很多失独父母在失去子女之后，会有自杀念头，而在失去父母的子女身上这种念头则极为少见。

· 不加提炼地重复使用对方的语言，而不是用自己整理过的语言。

· 在咨询中，不注意聆听，而是考虑你的计划和反馈。

· 在不了解对方心理状态情况下，一厢情愿地提供某些公式化的建议。

· 提供空洞的、没有实际可操作性的建议，比如，时间会治疗你的悲伤。

· 很快地结束沉默，或者在对方话没有说完的时候，就打断对方的谈话。

· 很快地表达自己的评判和论断。

· 用挑战性口吻反驳对方对问题的看法或者感受。

三、提供实际帮助

在为失独父母提供心理服务时，需要做一些功课，这有助于后面工作的展开。这些功课包括以下一些方面。

- 了解国家对失独父母的帮扶政策。
- 了解地方政府(省、市、区/县、乡/镇)对失独父母的帮扶政策，包括就医的"绿色通道"。
- 了解失独父母所在的街道帮扶资源。
- 了解当地公益组织所能提供的资源。
- 了解有没有固定联系人，如果有，了解联系人的联系方法。
- 了解"同命人"在当地的自助小组的联系方法。
- 了解失独父母家庭亲友的帮助资源。

在某些情况下，即使这些资源并不完整，但是作为咨询师，了解和提供这些信息，会有助于建立与来访者的关系，从而真正地走近他们。请不要低估这些信息资源的价值。有时候这些信息可以给失独父母带来直接的利益，并有益于哀伤疗愈。

四、如何应对不切实际的希望

有不少失独父母在失去子女多年后，身体健康滑坡，疾病缠身，经济状况窘迫。他们对如何生存下去心存恐惧和焦虑。如何生活，如何看病，如何养老往往成了他们更为关注的问题。他们有时会向心理咨询师提出解决这些问题的要求，甚至会不切实际地期望和要求咨询师为他们解决这些具体问题。比如，在一次心理访谈中，一位失独父亲直接问咨询师，你能不能解决我的这些问题？这是一个不可能马上就有答案的问题。于是，那位失独父亲当场就问，那你来干什么？

当这种情况出现时，如果咨询师无言可答，后面的工作就很难开展下去。但是如果咨询师事先做了功课，那就可以把所掌握的社会支持资源信息提供给失独父母。这很有可能在一定程度上帮助失独父母解决一些实际困难，也使失独父母能够更实际地面对现实。

请不要轻易认定不切实际的期望是无理要求。要知道，这些要求很可能是在灭顶的绝望中的微弱呼救。请意识到，当失独父母在经济、疾病、生存困难等诸多压力下，他们正深受着第二次伤害的打击。他们的哀伤会更严重，出现病理性哀伤，或者原有的精神疾病会变得更严重。因此他们更需要理解和帮助。

虽然咨询师不可能满足失独父母某些不切实际的期望，但并不表示，咨询工作就进入了一个死胡同。只要咨询师能让失独父母感受到爱心和诚意，信任就可以建立起来，心理咨询工作就还可以进行下去。

特别要强调的是，对失独父母的心理进行干预时，咨询师一定要整合社会资源。

《生命对你意味着什么》的作者阿德勒说过："共情是能用他人的眼睛去看，用他人的耳去听，用他人的心去感受。"

第二节　警惕关怀者自身的同情疲劳

一、什么是同情疲劳

健康工作者，包括医生、护士、心理医师等，在关怀的过程中，自身的精神健康往往也会出现问题。从 20 世纪 90 年代开始，这些问题受到了越来越多的关注。在早期的研究中，学术界使用职业疲怠

(Burnout)来描述这一现象。随着研究的深入，研究人员注意到，还有另一种与职业疲怠症状相似，但又不相同的心理障碍的存在，它被称为同情疲劳（Compassion Fatigue）。

职业疲怠与工作量及工作环境有关。它是工作和环境压力长期累加又不能得到疏解的结果。它与创伤性精神疾病不同(Kastenbaum，2012)。

同情疲劳可以用菲格利博士的话来表述(Figley，1995)："我们并没有直接暴露于创伤场景，但是我们听到的故事是如此惨烈。我们经常听到类似的故事，或者我们的天性中具有某种特殊的礼物或诅咒，那就是极强的同情感，我们感到痛苦。我们感受关怀对象的感受，我们经历他们的恐惧，我们梦想着他们的梦想。最后，我们丧失了乐观、幽默和希望的火花。我们疲惫不堪，我们没病，但我们已经不再是过去的自己。"同情疲劳可能因为一个病例产生，也开能因为累加效应产生。

二、职业疲怠和同情疲劳共同点和不同点

职业疲怠和同情疲劳主要不同点在于，前者和工作压力和环境有关，后者和与关怀对象的关系有关。另外，前者的形成和恢复通常需要较长时间，后者的形成和恢复需要较少时间。

（一） 职业疲怠和同情疲劳症状的共同点

职业疲怠和同情疲劳症状有很多共同点。

- 情绪低沉。
- 个人成就感和工作意义感下降。
- 精神疲惫。
- 与他人互动减少（自我封闭）。
- 人格解体（感到和真实的自己脱离）。
- 生理疲惫。

（二） 同情疲劳的独特反应

同情疲劳则有其特殊的反应（Katherine & Robert，2012）。

- 易怒。
- 当被寻求帮助时会有愤怒情绪。
- 对来访者的痛苦表示蔑视或者做出负面评论。
- 回避讨论他人的痛苦情感，因为自己已不堪承受更多的苦难故事。

三、斯坦蒙关于同情疲劳的观点

斯坦蒙（Stamm）博士认为专业人员（警察、医生、护士、心理咨询师等）工作中的职业生活质量受到两方面因素的影响。一方面是积极因素，即"同情满意"，也就是在工作中，通过为他人提供良好服务得到的愉悦感。另一方面是消极因素，即"同情疲劳"。"同情疲劳"可以进一步被分成两个子因素。一个子因素是"职业倦怠"，即对自己的工作成效感到消极。它通常是逐渐形成的，并多与工作环境和工作负荷有关。另一个子因素是"继发性创伤应激"。"继发性创伤应激"的出现往往是因为在工作中直接面对创伤事件，亦被称为"直接（原发）性创伤"。此外，间接地受到创伤事件的影响也会造成负面影响。所以"继发性创伤应激"往往是受到上述两个方面的综合影响。

根据上述观点，斯坦蒙开发了《专业生活质量量表》（Professional Quality Of Life Scale）。我国学者将其译为《同情疲劳量表》（详见附录1）。

此量表分为3个维度，每个维度包括10个条目。对每个维度进行评分有助于了解专业人员在工作中受到的积极与消极的影响及其程度。下面是各维度评分的临界点。

同情满意度。如得分小于 23 分，则同情满意度为低；如得分大于 41 分，则同情满意度为高。

职业倦怠感。如得分小于 23 分，则职业倦怠感为低；如得分大于 41 分，则职业倦怠感为高。

继发性创伤应激。如得分小于 23 分，则继发性创伤应激为低；如得分大于 41 分，则继发性创伤应激为高。

斯坦蒙博士认为，对同情疲劳进行评估时，一定要把三个维度综合起来考虑，因为积极因素和消极因素往往会互相抵消。他认为，如果评分结果显示同情满意度低，而职业倦怠感和继发性创伤应激都高，那么被测评人员就需要暂时或长久地停止从事原来的工作，并接受必要的治疗。

四、自我保护策略

即使是受过良好专业训练的医务及其他专业人员，同样有可能出现同情疲劳。有研究显示，女性或缺乏经验的医护人员相对于男性或经验丰富的医护人员更易出现同情疲劳（Redinbaugh，2003）。当健康关怀者出现职业疲怠或同情疲劳时，如果不能及时获得治疗恢复，不仅会损害自己的健康，还会对被关怀者造成负面伤害。所以避免同情疲劳是健康关怀者需要注意的问题。对于哀伤咨询师来说，这点更为重要。因为他们要经常去为丧子父母，尤其是失独父母服务，他们会听到大量极度悲伤和令人心碎的故事。

专家们对于如何才能有效地为自己提供自我保护提出了很多建议（Redinbaugh，2003；Gallagher，2013）。

（一）　常见的建议

常见的建议包括以下内容。

• 经常并及时地做自我检测。我们建议使用同情疲劳量表（Professional Quality of Life Scale，ProQOL）做自我测试。量表在本书附录中。

• 给自己足够时间休息、睡眠和调整。

• 建立同伴互助网络。同伴彼此提供帮助，对一些特殊案例展开讨论，并形成共识和做出决定。这也有助于自我增能。

• 学习和使用基本的、简单的自我放松技巧并将其用于工作及生活中，例如，锻炼身体、与朋友相聚、欣赏音乐、跳舞、进行艺术创造等。

• 自学及参加职业训练，学习和提高抗压能力。

• 有空时做正念练习（例如，在看病人之前洗手时，慢慢地深呼吸、想一个心爱的人、背诵最喜欢的一首诗、做一个祷告或者想象你在自己最喜欢的一个地方）。

• 有意识地提醒自己多看窗外。如果身在室外，可以花时间观察自然环境中的某些景物，全神贯注地看它一会儿。

• 通过相互了解，和同事建立更融洽的关系。

• 每当完成一项复杂的工作或解决一个棘手的问题后，给自己一点奖励。

• 在每天的工作结束后，要从工作角色中走出来，不要把工作带回家。

• 当遇到复杂的问题，个人能力有限时，要利用社区资源和其他专业人员的帮助，也可借助团队方法，从同伴那里得到帮助。

• 了解自己的极限。这不仅涉及医学问题（即何时转诊），还涉及患者家庭功能障碍、精神疾病和复杂症状。关怀者必须懂得，很多时候，一个人去应对复杂问题，无论自己多么努力，都难以取得良好的结果。

• 从实践中学习。利用挑战来激励自己去学习新的知识、技能并形成新的工作态度。

• 练习反思写作或写日记。

• 学习和练习正念冥想。

• 找一个自己喜欢的地方，在那里你可以放松休息。

（二） 沃登博士的建议

沃登博士也提出一些相关的建议（Worden，2008）。

• 认识自己的局限性。咨询师要控制患者的数量，尤其是有比较密切关系的患者数量，要把数量控制在自己所能承担的范围之内。

• 咨询师不能把自己过度地放在哀伤咨询中。因为在咨询工作中所建立的关系和同情，会使咨询师也感受到哀伤。

• 咨询师应该知道从哪里获得他们所需要的帮助。一旦需要时，便不会孤立无助。

沃登认为，最理想的志愿者就是有过与关怀对象类似的丧失经历，并已经从哀伤中学会了如何处理负面认知和情绪的人。但这要非常小心。如果志愿者还在哀伤中蹉跎，那就很难有效地帮助另一位哀伤的人。不仅如此，志愿者自己的创伤可能会被重新引发出来。志愿者在进行帮助之前，需要对此有所了解。

还有学者认为，最理想的志愿者是和关怀对象有密切关系的人，此外他们还需要有很大的动力和意愿去提供帮助。如果对这些志愿者提供训练、督导和支持，他们的帮助将会最为有效。

最后，请务必记住，你若想更好地帮助别人，首先一定要爱护好自己。

第八章
健康的生活方式是疗愈的良药

第一节　向失眠说不

失独父母整体睡眠状况较差。我国学者对 215 名失独父母的一次调查显示，54%的失独父母有睡眠障碍，此外，睡眠越差，身体越差，心理创伤恢复状况也越不好（张雯，王安妮，姚抒予，2016）。哈佛大学医学院研究显示，失眠可以导致不同的炎症、糖尿病、高血压、心血管疾病、精神障碍和过早的死亡。

如何解决失眠问题，医学界有各种各样的建议。在这里我们介绍一种非药物的治疗方法：失眠的认知行为疗法（Cognitive Behavioral Therapy-Insomnia，CBT-I）。目前，国际医学界，包括著名的梅奥诊疗中心、哈佛医学院、美国睡眠基金会等，都把 CBT-I 推荐为治疗慢性睡眠障碍的首选方法（Morin，Bootzin，Buysse，et al.，2006）。

一、失眠的主要症状
失眠的主要症状包括以下几点。

- 尽管很累，但不能入睡。
- 夜里频繁醒来。

- 被闹醒后难以入睡。
- 过早醒来。
- 白天嗜睡、疲劳、烦躁或注意力不集中。

二、失眠的认知行为疗法

（一） 失眠的认知疗法

失眠的认知疗法帮助人们认识和改变对睡眠有负面影响的观念。例如，有人认为每天一定要睡足 8 小时，否则不健康。其实人对睡眠时间的需求是不同的，年纪越大，睡眠时间往往自然越少。有人认为在床上多躺点时间或早点上床，睡眠就能增多。还有人认为午睡是绝不能少的。这些都是有关失眠的错误认识。下面我们列举一些常见的对睡眠的错误认识和正确认知（见表 8-1）。

表 8-1 对睡眠的错误和正确认知对比

错误认识	正确认识
我应该能够像正常人那样，每天可以正常睡觉。	很多人都会有失眠问题。只要我坚持练习，我就能够睡好。
今天晚上我肯定又睡不着了。	不必每个晚上都要睡好，今天睡不好明天可能会睡好。
如果我今天睡不好，明天工作就会出问题。	睡不好是会疲劳，但我明天的工作依然可以完成，因为我有整晚时间休息和放松。
一切都失去了控制，我再也不可能有正常睡眠。	失眠是可以治疗的。不焦虑才能治好失眠。
今晚我至少要花一个小时才能睡着。	多长时间睡着不重要，我所需要的是关注睡眠练习。

（二）　失眠的行为疗法

失眠的行为方法可以帮助养成良好的睡眠习惯，避免一些影响睡眠的生活方式或者习惯。CBT-I行为方法主要有以下几种。

(1)刺激控制疗法。这种方法有助于消除妨碍睡眠的因素。例如，设置有规律的睡眠时间(包括上床和起床时间)，避免午睡，把床只用于睡眠而不是工作或娱乐。如果20分钟之内不能入睡，不要强迫自己躺在床上，可以起床，离开卧室，去另一个房间做点轻松的事，如读书。灯光不要太亮，直到感到疲乏困倦后再回去睡觉。临睡前不要喝太多水。

(2)睡眠限制。脑子清醒时躺在床上会成为导致不良睡眠的习惯。在行为治疗过程中，患者要减少躺在床上的时间。虽然这可能会导致睡眠不足，但是到了第二天晚上，患者会更加疲劳，反而更有益于入睡。一旦睡眠有所改善，在床上的时间可以逐渐增加。

(3)睡眠卫生。这种治疗方法涉及改变影响睡眠的生活习惯，例如，晚上吸烟、饮用咖啡因饮料、过量饮酒(过量饮酒会导致频繁醒来，虽然自己第二天不知道)，睡前做剧烈运动，晚餐过饱，晚餐和睡觉之间的间隔少于两小时。这种治疗方法还建议睡前放松，以免过于兴奋，影响睡眠。

(4)改善睡眠环境。创造舒适的睡眠环境，比如，保持卧室安静、黑暗和温度适当，卧室不放电视，不把时钟面向自己，避开手机等。手机和电视机的光会引发体内某些荷尔蒙混乱导致早醒。在保持不受光线影响方面，眼罩往往可以起到很好的效果。

(5)放松训练。这种方法可以帮助平静身体和心情，如冥想以及放松身体肌肉等。练习腹部呼吸，在深呼吸时，不仅包括胸部，还包括腹部、腰部和胸腔，呼吸缓慢而均匀，通过鼻子吸入，通过嘴巴呼出。

这都有助于放松。

（6）矛盾意向法（Paradoxical Iintention）。不去刻意地让自己睡觉，正相反，让自己保持自然清醒。这种方法可以减少对不能入眠的担心，有助于减少压力，并使人更容易入睡。

有效的治疗方法是有选择的把不同方法组合起来。

（三）　CBT-I 和药物

褪黑素（Melatonin）也叫脑白金，是人体在夜间自然产生的荷尔蒙，以控制人的昼夜节律。褪黑色素不是处方药，但它并不是对每个人有效的，而且也不适合长期服用。但它是副作用最小的补充剂。

安眠药是一种短期治疗的有效药。它可以在高压和哀伤剧痛期立刻缓解睡眠问题，但不是治疗长期失眠问题的最佳方法。它需要在专业医生的指导下正确服用。认知行为失眠疗法不仅仅是缓解症状，更注重失眠的根本原因。虽然它需要一段时间才能见效，但它依然是当今医学界最为认可和鼓励使用的失眠治疗方法。

导致失眠的原因很多，比如，甲状腺功能亢进、肾病，还有许多处方药也可能干扰睡眠，包括抗抑郁药，甲状腺药物、高血压药物等。关于药物的使用，不论是药物服用后无效，还是出现导致身体不适的副作用，患者都需要去看医生。

第二节　饮食里的"药材"

一、抗抑郁的食物

近年来，精神病营养学界在运用食疗减压以及帮助缓解和治疗抑郁症的研究方面取得了很大的进展。研究发现，有助于治疗抑郁症的5-羟色胺有 90％产生于人体的肠道。最常用的抗抑郁药，选择性 5-羟色胺再摄取抑制剂，对肠胃道功能有很大副作用。

2017 年，世界著名营养家奥佩博士和他的团队发表了他们多年研究的成果，对预防和治疗抑郁症的饮食疗法提出了几点建议(Opie, Itsiopoalos, Parletta, et al., 2017)。

•遵循"传统"饮食模式，如地中海、挪威或日本饮食。传统的饮食模式有益于心理健康。

•增加食用健康食品，如水果，蔬菜，豆类，全麦谷物和坚果等。这些食物应该构成饮食的主体，因为它们营养丰富，纤维含量高，饱和脂肪酸和反式脂肪酸含量低。

•增加富含 omega-3 不饱和脂肪酸的食物。鱼是 omega-3 不饱和脂肪酸的主要来源之一，多吃鱼类有助于降低患抑郁症的风险。

•减少使用不健康食品，比如，快餐食品、商业烘焙食品、糖果、甜食，软饮料，油炸食品，精制谷物和加工肉类等。这些食品富含反式脂肪酸、饱和脂肪酸、精制碳水化合物和添加糖、营养成分和纤维含量低。食用这些食物会增加患抑郁症的风险。

•在生活中用健康营养食品取代不健康食品。健康和不健康饮食已被证明是预测抑郁症的独立因子。

2018 年加拿大学者通过对 1628 篇相关学术文献的筛选，得到了213 篇有实验数据支持和专家共识的研究论文，其中最早的论文一直追溯到 1946 年。通过对这些论文的进一步的分析，他们整理出了更具体的研究结果(LaChance & Pramsey, 2018)。

他们的研究显示，有 12 种营养素对抗抑郁症是有效的：叶酸，铁，长链 omega-3 脂肪酸，镁，钾，硒，硫胺素，维生素 A，维生素

B_6，维生素 B_{12}，维生素 C 和锌。

　　根据以上 12 种营养素，他们进而从美国国家食品数据库中选出了抗抑郁症指数（Antidepressant Food Score，AFS）高的一批食物（见表 8-2），并列出了不同类型食物的 AFS 均值（见表 8-3）。AFS 值显示每一百克食物中含有多少抗抑郁营养素的成分。

表 8-2　抗抑郁食物的 AFS 分数

抗抑郁动物食物	AFS	抗抑郁植物食物	AFS
牡蛎	56%	西洋菜	127%
肝脏和器官肉（脾脏，肾脏或心脏）	18%～38%	菠菜	97%
家禽内脏	31%	萝卜或甜菜绿	76%～93%
蛤蜊	30%	莴苣（红色，绿色，长叶莴苣）	74%～99%
贻贝	28%	瑞士甜菜	90%
八达通	27%	新鲜香草（香菜，罗勒或欧芹）	73%～75%
螃蟹	24%	菊苣绿	74%
山羊肉	23%	柚	59%
金枪鱼	15%～21%	辣椒，胡椒	39%～56%
闻到	20%	羽衣甘蓝	48%～62%
鱼子酱	19%	南瓜	46%
蓝鱼	19%	蒲公英绿	43%
狼鱼	19%	花椰菜	41%～42%
波洛克	18%	苤蓝	41%
龙虾	17%	红甘蓝	41%
虹鳟鱼	16%～17%	西兰花	41%

续表

抗抑郁动物食物	AFS	抗抑郁植物食物	AFS
蜗牛	16%	布鲁塞尔豆芽	35%
斑点鱼	16%	樱桃	34%
三文鱼	10%~16%	胡桃南瓜	34%
鲱鱼	16%	木瓜	31%
鸸鹋	16%	柠檬	31%
鲷鱼(红鱼)	16%	草莓	31%

表 8-3 食物类别及 AFS 均值

食物类别	AFS 均值
蔬菜	48%
动物器官肉	25%
水果	20%
海鲜	16%
豆类	8%
肉类	8%
谷物	5%
坚果和种子	5%
乳制品	3%

有些营养素如长链 ω-3 脂肪酸、维生素 B_{12} 只存在于动物食物中，如海鲜，肉类，蛋类和乳制品等。某些动物食物胆固醇、饱和脂肪或钠较高，有心血管问题的人要注意摄入量，或者尽可能避免。但是一味地避免荤菜也未必有益。2018 年一项大型研究发现，素食男性的抑

郁症状水平较高(Hibbeln，Northstone，Evans，et al.，2018)。所以从预防和促进抑郁症的康复角度考虑来说，适当的荤素搭配是最理想的。

二、保护心脏的饮食

英国学者对 30477 名丧亲老人(60～89 岁)做了历时 7 年(2005—2012)的研究。研究显示，丧亲老人在哀伤中出现心肌梗塞的概率比正常人群要高出 21 倍(Carey，Shah，Dewilde，et al.，2014)。还有大量文献显示，丧子父母，尤其是失独父母比其他同龄人更容易患上心血管疾病。因此他们尤其需要注意对自己心血管的保护。饮食健康是保护好心脏的第一关。梅奥诊疗中心对保护心血管饮食有几点建议。

(1)控制饮食量。吃多少和吃什么同样重要。吃得过多或过少都是不健康的。

(2)多吃蔬菜和水果。蔬菜和水果是维生素和矿物质的良好来源。它们热量低，富含膳食纤维。与其他植物性食物一样，它们含有预防心血管疾病的物质，可以帮助减少摄入高热量的食物，如肉类、奶制品或零食等。

(3)选择全谷类食物。全谷类食物含有丰富的纤维素和其他营养，它们有助于控制血压和保持心脏健康。全谷类食物包括非精白面粉、糙米、燕麦片等。

(4)限制不健康脂肪。限制饱和脂肪和反式脂肪对降低血液中胆固醇和降低冠状动脉疾病风险极为重要。高胆固醇水平可增加动脉斑块，并成为动脉粥样硬化，这会增加心脏病发作和中风的风险。根据美国心脏病协会指南，饱和脂肪每天摄入量应不超过 13 克，反式脂肪应该尽可能避免。在吃荤菜的时候可以考虑脂肪含量低于 10％的瘦肉。但不饱和脂肪是有益的，如橄榄油或菜籽油。某些鱼类、牛油果、坚果中也有很多对心脏有益处的不饱和脂肪。但是摄入量也是需要注意的，因为所有脂肪都含有高卡路里。

（5）选择低脂肪蛋白质。瘦肉、鸡蛋是很好的蛋白质来源。奶制品中要选择脱脂牛奶，而不是全脂牛奶。肉类可选择去皮的鸡胸脯肉，而不是炸鸡块。鱼是高脂肪肉类很好的替代品。很多鱼富含 omega-3 脂肪酸，如鲑鱼，鲭鱼和鲱鱼等。此外，核桃、大豆和菜籽油等也都有助于降低血脂，也就是甘油三酯。豆类包括豌豆和扁豆也是蛋白质的良好来源。它们含有较少的脂肪和胆固醇，是肉类良好的替代品。用植物蛋白替代动物蛋白是一种健康的饮食方法。

（6）减少摄入钠。钠会导致高血压，是心血管疾病的主要危险因素之一。美国心脏病协会建议，健康的成人每天摄入不超过 2300 毫克的钠，大约是一茶匙的盐。大多数成年人，在理想状态下，每天最多不超过 1500 毫克的钠。自己烹饪时，要注意使用少钠的调味品。

（7）有计划的饮食。根据上面列出的 6 种办法，为自己的饮食选择健康的正餐和零食。注意荤素合理搭配，多吃素菜和水果。选用健康食物来摄入优质蛋白质和脂肪，限制含盐的食物以及控制进食量的多少。

（8）偶尔给自己一个特殊的享受。偶尔让自己吃一次不那么健康的食物，并不会损坏人的心脏。只要在生活中以健康食品为主即可。

第三节　健康在于运动

运动可以有效控制和治疗抑郁症。运动也有助于哀伤平复和哀伤疗愈。

一位失独母亲说："跑步帮助我意识到我依然可以很强大。开始时，我只是想'我无法控制生活中的所有其他事情，但我至少可以跑步。'然后就变成了'好吧，既然我可以控制跑步，我还能做点别的什么？'"

美国健康学家莫考勒（Joseph Michael Mercola）博士说："运动，特别是高强度运动，需要注意力集中，这会给人一种控制感。当人深深陷入在幻灭之中时，运动会带来一种目的感。比如，跑步，只需要将一只脚跨到另一只脚前面就能前进。"

运动让人改善感觉的部分原因是因为它对大脑有影响。它会增加大脑的血液流量，对于刚刚开始参加运动的人来说，它往往可以立即起作用。如果丧子父母一直处于悲伤的情绪中，运动往往可以帮助他们立刻感受到积极。

普林斯顿大学研究人员的一项研究表明，运动会刺激新神经元的产生，包括那些释放 γ-氨基丁酸神经递质的神经元。γ-氨基丁酸有助于使人平静。运动还会触发许多神经递质，如内啡肽、血清素、多巴胺、谷氨酸等，它们对情绪的控制有极大作用。大量研究证明，运动是抑郁症最有效的预防和治疗策略之一。

哀伤会导致许多生理症状，如头痛、疲劳、失眠、疼痛、食欲不振，身体乏力等。运动可以帮助减轻这些症状。尤其对于失眠，运动有助于入眠更快以及减少对安眠药的需求。

运动往往有助于缓解一些神经性疼痛以及减少疲劳感。

当人在哀伤的巨大压力下，身体的免疫系统也会受到破坏，使人容易患病。运动可以促进全身血液循环，这对免疫系统的肌体组织功能具有健康的影响，从而增强人的免疫力。

运动使人产生动力。哀伤时最难应对的一个困难就是恢复日常生活。很多时候这似乎是不可能的。但运动可以帮助丧子父母重新获得工作和其他兴趣的动力。有研究显示，人在哀伤中，通过运动，可以改善工作状态，如时间管理、人际关系、工作积极性和工作效率都会有不同程度的改善。

关于做什么运动，丧子父母可以有很多选择，如旅行、跑步、快速行走、散步、跳舞、家务、园艺、各种休闲运动、体育运动、篮球、太极、气功等。

关于运动时间，专家推荐每天半小时至一小时的中等强度以上的运动。关键是持之以恒。当然，运动时间和运动强度需要依据自己的实际情况进行调整，但前提是必须要动起来。

附　录

附录1　评估工具

一、《延长哀伤问卷》(PG-13)

第一部分：下列描述是人们在经历亲朋好友离世后可能出现的反应。回答没有好坏之分，请您根据自己的实际情况，选择在过去一个月里，与您最相符的描述，请在每一描述后圈出相应的数值。"他"指你丧失的那位重要亲友。

	从未如此	至少一次	至少每周一次	至少每天一次	每天几次
1. 我经常怀念并渴望见到他。	1	2	3	4	5
2. 我经常出现与失去他有关的强烈情感痛苦、悲痛及剧烈的哀伤。	1	2	3	4	5
3. 我经常试图回避提醒他离世的线索。	1	2	3	4	5
4. 我经常对这件事感到惊讶、震惊或难以相信。	1	2	3	4	5

第二部分：下列描述是您目前可能的感受，请回答这些描述在多大程度上符合您的实际情况。

	不符合	有点符合	比较符合	非常符合	完全符合
5. 我对自己在生活中的角色感到困惑，或不知道自己是谁。	1	2	3	4	5
6. 我难以接受这件事。	1	2	3	4	5
7. 这件事发生后，我难以信任他人了。	1	2	3	4	5
8. 我对这件事感到怨恨。	1	2	3	4	5
9. 对我来说，现在让生活继续前进(如结交新朋友、培养新兴趣)有些困难。	1	2	3	4	5
10. 这件事发生后，我觉得自己情感麻木了。	1	2	3	4	5
11. 这件事发生后，我觉得生活是不美满、空虚或毫无意义的。	1	2	3	4	5

第三部分：

	是	否
12. 距他离世 6 个月后，我仍然每天都出现问题 1 或 2 中的情况。	是	否
13. 我在社交、职业及其他重要方面(如履行家庭责任)的能力明显下降了。	是	否

(1)诊断标准：

①分离痛苦(条目 1 和 2 得分≥4 分)；②认知、情绪和行为症状(条目 3~11 项中必须有至少 5 项得分≥4 分)；③功能受损标准(条目

13 必须回答"是")；④丧亲时间超过 6 个月，仍有以上症状(12 选是)。

（2）显著延长哀伤障碍诊断建议：

总分等于或大于 23 分，以及第 12 项和第 13 项都选择了"是"。

（3）备注：

·倘若要对延长哀伤障碍患者做最终诊断，便需要专业医师的临床诊断，此量表可作为辅助的诊断工具。

·此量表中文版信效度良好(弋新，高静，吴晨曦，等，2016)(Prigerson，Horowitz，Jacobs，et al.，2009)。

·此量表是近代哀伤学术研究中被使用得最为普遍的几个主要测量工具之一。

·经我国学者研究，此量表中文版具有良好的信度和效度。

·此量表在本书的翻印得到了量表英文原版开发者和版权所有者普里格森博士的许可。未经许可，不得用于有任何商业用途的复制和翻印。

·根据普里格森博士的建议，使用此量表的专业医师，可以从康奈尔大学临终关怀研究中心网站得到其他相关信息。

二、《复杂性哀伤问卷(修订版)》(ICG-R)

下列描述是人们在经历亲朋好友离世后可能出现的反应。回答没有好坏之分，请您根据自己的实际情况，选择在过去一个月中与您感受最相符的描述，请在每一描述后圈出相应的数值。"他/她"代表的是您正在哀悼的已故者。

	少于一次	每月一次	每周一次	每天一次	每天几次
1. 他/她的离世让我不知所措。	1	2	3	4	5
2. 我常想起他/她，这让我难以进行平常所做的事情。	1	2	3	4	5
3. 关于他/她的回忆让我心烦意乱。	1	2	3	4	5
4. 我觉得自己难以接受他/她的离世。	1	2	3	4	5
5. 我渴望见到并怀念他/她。	1	2	3	4	5
6. 我对与他/她有关的地方和事情感到格外亲切。	1	2	3	4	5
7. 我不由自主地对他/她的离世感到愤怒。	1	2	3	4	5
8. 我不相信他/她已经离世。	1	2	3	4	5
9. 我对他/她的离世感到惊讶、茫然和震惊。	1	2	3	4	5
10. 自从他/她离世后，我就难以信任他人了。	1	2	3	4	5
11. 自从他/她离世后，我觉得自己失去了关心他人的能力，或疏远了在意的人。	1	2	3	4	5
12. 在我身体的同一部位体验到了与他/她相似的疼痛和症状，或我觉得自己出现了一些和他/她相同的行为和特征。	1	2	3	4	5
13. 一些我曾在他/她离世前做的事情，现在已经不做了，或曾愿意见的人也不再见了。	是		不是		
如果回答"是"，您觉得不做这些事或不见这些人对您造成了多大的困扰？	1	2	3	4	5
14. 我会回避一些与他/她有关的提示线索。	1	2	3	4	5

续表

	少于一次	每月一次	每周一次	每天一次	每天几次
15. 我会回避一些提醒他/她已经离世的线索。	1	2	3	4	5
16. 有时候,失去挚爱会让人觉得生活难以继续。您在多大程度上觉得自己的生活难以继续(如结交新朋友、培养新兴趣)?	1	2	3	4	5
17. 我觉得没有他/她的生活是空虚、毫无意义的。	1	2	3	4	5
18. 我听到他/她对我说话的声音。	1	2	3	4	5
19. 我看到他/她站在我跟前。	1	2	3	4	5
20. 自从他/她离世后,我觉得自己变得麻木了。	1	2	3	4	5
21. 我觉得他/她离世了而自己还活着,这是不公平的。	1	2	3	4	5
22. 我对他/她的离世感到怨恨。	1	2	3	4	5
23. 我嫉妒那些没有失去挚爱的人。	1	2	3	4	5
24. 我觉得没有他/她的未来是没有意义和目标的。	1	2	3	4	5
25. 自从他/她离世后,我觉得自己很孤单。	1	2	3	4	5
26. 我很难想象没有他/她的生活是美满的。	1	2	3	4	5
27. 我觉得自己的一部分已经随着他/她的离世而死亡了。	1	2	3	4	5
28. 我觉得这次死亡事件改变了我的世界观。	1	2	3	4	5

续表

	少于一次	每月一次	每周一次	每天一次	每天几次
29. 自从他/她离世后，我就失去了安全感。	1	2	3	4	5
30. 自从他/她离世后，我就失去了控制感。	1	2	3	4	5
31. 我觉得自己的哀伤对社交、职业或其他方面的能力造成了损害。	1	2	3	4	5
32. 死亡事件发生后，我觉得烦躁、紧张不安、易受惊吓。	1	2	3	4	5
33. 死亡事件发生后，我的睡眠受到困扰的程度是：	1	2	3	4	5
34. 这些感觉出现时，距离这次死亡事件有多久？				_____个月	
35. 您体验到这些感觉有多久了？				_____个月	
36. 您哀伤的强度是否曾出现过明显的波动？即是否有一段时期您并未体验到强烈的哀伤，在那之后这些感觉又重新出现并困扰您？				是	否
37. 您能描述一下自己哀伤的感觉是怎样随时间变化的吗？					

（1）评分方法：

ICG-R 是评估延长哀伤障碍的问卷，共 37 个条目。前 33 个条目用来评估失功能哀伤反应发生的频率，采用 1（少于一次）～5（每天几次）级计分，得分越高代表失功能哀伤反应越严重。条目 34（询问距离丧亲发生的时间）、35（询问症状持续的时间）、37（描述哀伤反应的过程）是开放性题目。条目 36（症状是否出现明显的波动）答是计 1 分，答否计 0 分。102 分是最佳的临床分界点。即当 ICG-R 总分≥102 分时，被试符合延长哀伤障碍的诊断；当 ICG-R 总分<102 分时，被试不符合延长哀伤障碍的诊断。当临床分界点，确定为 102 分时，诊断符合率为

98%。ICG-R 量表与 PG-13 量表的诊断一致性较高。

（2）备注：

·倘若要对复杂性哀伤患者做最终诊断，便需要专业医师的临床诊断，此量表可作为辅助的诊断工具。

·此量表中文版信效度良好（何丽，王建平，唐苏勒，等，2013）（Prigerson，Maciejewski，Raynolds，et al.，1995）。

·此量表是近代哀伤学术研究中被使用得最为普遍的几个主要测量工具之一。

·此量表较多地被引用于临床诊断。

·经我国学者研究，此量表中文版具有良好的信度和效度。

·此量表在本书的翻印得到了量表英文原版开发者和版权所有者普里格森博士的许可。未经许可，不得用于有任何商业用途的复制和翻印。

·根据普里格森博士的建议，使用此量表的专业医师，可以从康奈尔大学临终关怀研究中心网站得到其他相关信息。

三、《哀伤和意义重建问卷》(GMRI)

下列陈述是个体在经历丧亲后可能出现的想法、信念、感受及意义。回答没有好坏之分，请您根据自己的实际情况，选择在过去一周内与您感受最相符的陈述，请在每一陈述后圈出相应的数值。"他/她"代表的是您正在哀悼的已故者。

	非常不同意	不同意	保持中立	同意	非常同意
1. 我觉得自己很幸运，能和亲人共同走过生命的这一程。	1	2	3	4	5
2. 我不能从亲人去世这件事中看到任何好的方面。	1	2	3	4	5

续表

	非常 不同意	不同意	保持 中立	同意	非常 同意
3. 亲人去世后，我变得更自省。	1	2	3	4	5
4. 亲人去世后，我更加重视家人。	1	2	3	4	5
5. 我会再见到我已故的亲人。	1	2	3	4	5
6. 亲人去世后，我总是独自一人，不与人接触。	1	2	3	4	5
7. 我可以理解亲人去世的意义。	1	2	3	4	5
8. 亲人去世后，我变得更坚强。	1	2	3	4	5
9. 我无法理解亲人去世这件事。	1	2	3	4	5
10. 亲人去世之前，我是有心理准备的。	1	2	3	4	5
11. 我的亲人是一个好人，他/她的一生挺圆满的。	1	2	3	4	5
12. 亲人去世后，我更加重视生命，感谢生命。	1	2	3	4	5
13. 亲人去世后，我的生活方式变得更好了。	1	2	3	4	5
14. 有关亲人的记忆给我带来了内心的平静与安慰。	1	2	3	4	5
15. 亲人的去世，也给我的亲人带去了安宁。	1	2	3	4	5
16. 亲人去世后，我变得不再无辜，我认为自己有罪。	1	2	3	4	5
17. 亲人的去世，其实是终结了他/她的痛苦。	1	2	3	4	5
18. 我很想念我的亲人。	1	2	3	4	5
19. 亲人去世后，我付出了更多努力去帮助别人。	1	2	3	4	5

续表

	非常 不同意	不同意	保持 中立	同意	非常 同意
20. 亲人去世后，我感觉到空虚和迷失。	1	2	3	4	5
21. 我很珍视有关亲人的记忆。	1	2	3	4	5
22. 亲人去世后，我更加重视友谊和社会支持。	1	2	3	4	5
23. 在亲人去世之前，他/她是有心理准备的。	1	2	3	4	5
24. 只要我可以，我就会活在当下，充分的享受人生。	1	2	3	4	5
25. 亲人去世后，我变得更有责任感。	1	2	3	4	5
26. 我相信我的亲人在一个更好的地方生活着。	1	2	3	4	5
27. 我因为懊悔自己对亲人的去世无能为力，而感到痛苦。	1	2	3	4	5
28. 亲人去世后，我开始意识到生命很短暂，没有任何事是确定的。	1	2	3	4	5
29. 亲人去世后，我开始学习新的知识。	1	2	3	4	5

因子归类	问题编码
1. 持续性联结	1、5、11、14、18、21、26
2. 个人成长	3、8、13、19、22、25、29
3. 宁静感	7、10、15、17、23
4. 空虚和无意义感 *	2、6、9、16、20、27
5. 生活是有价值的	4、12、24、28

* 第四类因子是反向计分题，数字要倒过来计算，比如 5 要算为 1，反之亦反。

备注：

·此量表中文版尚未经过信效度检验。

·此量表在本书的翻印得到了英文原版量表开发者和版权所有者纳米尔博士的许可。它可以用于科研或临床诊断之用。未经许可，不得用于有任何商业用途的复制和翻印。

·此量表的中文版由本书作者译自：Neimeyer R A, et al., Grief and Meaning Reconstruction Inventory (GNRI). In：Techniques of Grief Therapy：Assessment and Intervention，Edited by Neumeyer RA. Routledge，2016：59-64.

四、《压力生活经验整合量表》(ISLES)

基于丧失事件，请填写你对下列问题的看法，请用分数表示同意或者不同意的程度。请仔细阅读每个问题，并注意对问题2的回答。

	非常同意	同意	不确定	不同意	非常不同意
1. 自从丧失事件之后，世界看起来好像是混乱的和令人恐惧的地方。	1	2	3	4	5
2. 我在丧失事件中看到了意义＊。	1	2	3	4	5
3. 如果，或者当谈起我的丧失事件，我想人们会用异样的眼光看我。	1	2	3	4	5
4. 我很难把丧失事件融合到对这个世界的理解中去。	1	2	3	4	5
5. 自从发生丧失事件之后，我感到了信仰危机。	1	2	3	4	5

续表

	非常同意	同意	不确定	不同意	非常不同意
6. 我无法理解丧失事件的发生。	1	2	3	4	5
7. 自从丧失事件之后，我对未来的目标和期望已不再有任何意义。	1	2	3	4	5
8. 我对丧失事件感到极度困惑。	1	2	3	4	5
9. 自从丧失事件以后，我看不到以后生活的方向。	1	2	3	4	5
10. 如果把这次丧失事件置于一旁，我可以更轻松地谈论我的生活。	1	2	3	4	5
11. 自从丧失事件，我的信仰和价值观变得不甚清晰。	1	2	3	4	5
12. 自从丧失事件之后，我再也不能理解自己。	1	2	3	4	5
13. 自从丧失事件，我举步艰难，仿佛身不由己地被外在之物控制着。	1	2	3	4	5
14. 丧失事件使我感到越来越缺乏生活的目的。	1	2	3	4	5
15. 自从丧失发生后，我至今都无法把破碎的生活重新组合的像之前那样。	1	2	3	4	5
16. 自从这次丧失，生命似乎是杂乱无章的。	1	2	3	4	5

*计算总分时，请注意第2个问题是反向计分，评分要倒过来计算，即1等于5分，4等于2分。

因素归类	问题编码
1. 对外部世界的认知	1、3、5、7、9、11、12、13、14、15、16
2. 对内心世界的认知	2、4、6、8、10

备注：

• 此量表的开发者霍兰博士指出，量表的临界点尚未明确，但测试显示 ISLES 部分在 52 分或更低时，丧亲的年轻人（未指明年龄段）复杂性哀伤症状较为明显。

• 此量表的中文版由霍兰博士直接提供，本书作者只是做了微小的文字和语句的修改。

• 此量表的中文版尚未经过信效度检验。

• 此量表在本书的翻印得到了量表开发者和版权所有者霍兰博士的许可。它可以用于科研或临床诊断之用。未经许可，不得用于有任何商业用途的复制和翻印。

• 此量表英文版：Holland J M. Integration of Stressful Life Expeirence Scale (ISLES). In：Techniques of Grief Therapy：Assessment and Intervention，Edited by Neumeyer RA. Routledge，2016：46-50.

五、《持续性联结量表》(CBS-16)

请回想您在过去两个月的情况，圈出每句话的描述与您的实际情况的符合程度。句中的（　　）代表您去世的亲人（例如，妈妈）。

	完全不符合	比较不符合	基本符合	比较符合	完全符合
1. 我会想起（　　）对我的正面影响，如何让我成为今天的我。	1	2	3	4	5
2. 我发现自己正试着按照（　　）对我的期望去生活。	1	2	3	4	5

续表

	完全不符合	比较不符合	基本符合	比较符合	完全符合
3. 我把（　）当成我的榜样，想变成像她/他那样。	1	2	3	4	5
4. 虽然看不见（　），但我想象她/他好像在指引着我或保佑着我。	1	2	3	4	5
5. 当我做重要的决定的时候，我会回想（　）会怎么做，从而帮助我做决定。	1	2	3	4	5
6. 我留意到自己试着去实现（　）的愿望。	1	2	3	4	5
7. 我觉得（　）继续活着，因为他/她对我的影响让我成了今天的我。	1	2	3	4	5
8. 我觉得（　）也会欣赏我所看到和我所做的一些事物。	1	2	3	4	5
9. 我会想象和（　）分享发生在我身上的一些特别的事。	1	2	3	4	5
10. 我会想象（　）的声音在鼓励我继续前进。	1	2	3	4	5
11. 我确实听到（　）在和我说话的声音。	1	2	3	4	5
12. 我有时会做一些事情就像（　）并没有去世一样，比如大声叫他/她的名字或者准备他/她吃饭的餐具。	1	2	3	4	5
13. 即使仅仅是一瞬间，我也曾把别人错认成（　）。	1	2	3	4	5
14. 我确实感觉到（　）的抚摸。	1	2	3	4	5
15. 我想象也许（　）会突然出现在我面前，就像他/她还活着一样。	1	2	3	4	5
16. 我实际上会看见（　）就站在我面前。	1	2	3	4	5

备注：

· 经我国学者研究，此量表（Field，Gao & Paderna，2005）中文版具有良好的信度和结构效度（李梅，李洁 & 时勘，2005）。

· 此量表包括内化联结和外化联结两个维度，内化联结强有助于建立适应性持续性联结；外化联结强往往不容易建立适应性持续性联结。

六、《失独文化信念问卷》

下列是人们日常生活中可能出现的想法，回答没有好坏之分，请您根据自己的实际情况，选择目前与您最相符的描述，并在相应的选项上打"√"。

	非常不符合	比较不符合	有点不符合	有点符合	比较符合	非常符合
1. 可能有人会认为，人的寿命是上天注定的，您觉得符合您的情况吗？	1	2	3	4	5	6
2. 可能有的人会认为，孩子走了，自己没能把血脉传承下去，会觉得对不起自己的父母，这符合您的情况吗？	1	2	3	4	5	6
3. 可能有的人会觉得，孩子走了，自己也没有后代了，您觉得呢？	1	2	3	4	5	6
4. 可能有的人会认为，失独父母是一个特殊的群体，别人会不想接触，这符合您的想法吗？	1	2	3	4	5	6

续表

	非常不符合	比较不符合	有点不符合	有点符合	比较符合	非常符合
5. 可能有的人会觉得孩子走了，别人会把自己当成另类，这符合您的想法吗？	1	2	3	4	5	6
6. 您会觉得孩子和您的缘分是上天定的吗？	1	2	3	4	5	6
7. 有的人会说这是因为自己倒霉，您觉得这符合您的情况吗？	1	2	3	4	5	6
8. 可能有的人会认为，孩子走了，家族的香火也终结了，您觉得这符合您的情况吗？	1	2	3	4	5	6
9. 由于我的身份（失独父母），我无法再融入社会。	1	2	3	4	5	6

(1)计分方式：

· 因子一：2、3、8。

· 因子二：1、6、7。

· 因子三：4、5、9。

(2)备注：

此问卷由北京师范大学王建平临床心理实验室在参考相关量表的基础上开发(Shi, Wen, Xu, et al., 2019)，主要用于测量中国传统文化背景下失独人群对于失独事件的文化特异性信念。丧亲后消极的认知会引起情绪问题。由于哀伤认知可能会受到中国传统文化观念(如孝道文化)的影响，中国的失独父母可能对自己或世界持有文化特异性的哀伤信念，这种信念可能会阻碍他们的康复。此问卷是第一个可以测量失独文化信念的有效工具，并且可以应用于未来的失独研究。此问卷共9项条目，包括3个分问卷，分别是孝道文化、命运信念和歧视知觉。

七、《贝克抑郁量表(第二版)》(BDI-II)

《贝克抑郁量表(第二版)》(Beck，Ster & Brown，1996)是目前国际上使用较多的评估抑郁严重程度的测量工具。我国哀伤疗愈家园网站的"评估工具"模块中有此量表和评估方法。

(1)量表说明：

该量表由贝克等人编制，包含了21个条目，测量与抑郁相关的态度和症状。每个条目有4个关于个体过去一周的感觉的描述(得分为0~3分)，总分范围为0~63分，分数越高表示抑郁水平越高。总分0~13分，很健康，无抑郁。总分14~19分，有轻度抑郁，要注意调节。总分20~28分，表明已有中度抑郁，你需要寻求帮助，包括心理咨询和心理门诊。总分29~63分，这已经属于重度抑郁，必须去看心理医生。

(2)构成因子：

• 躯体化/情感因子(13个条目)：1. 忧郁；4. 无愉快感；9. 自杀意向；10. 哭泣；11. 激越；12. 兴趣缺乏；15. 精力不足；16. 睡眠改变；17. 兴奋；18. 食欲改变；19. 注意困难；20. 疲乏；21. 性欲缺乏。

• 认知因子(8个条目)：2. 悲观；3. 失败感；5. 内疚感；6. 惩罚感；7. 自我嫌弃感；8. 自责；13. 犹豫不决；14. 无价值感。

(3)备注：

我国学者王振等人于2011年对该量表进行了中文版修订和检验(王振，苑成梅，黄佳，等，2011)，结果显示贝克抑郁量表第2版中文版具有良好的信度与效度，能够作为自评工具来评估抑郁症状严重度。

八、《贝克无望量表》(BHS)

《贝克无望量表》(Beck，Weissman，Lester，et al.，1974)是由贝克博士开发的有关无望的自我报告量表(Shek，1993)。我国哀伤疗愈家园网站的"评估工具"模块中有此量表和评估方法。

它测量有关绝望的三个主要方面：对未来悲观、缺乏动力和没有期望。该量表适用于17～80岁的成年人。它可以测量个体对未来的负面或悲观态度。它也可以被用为自杀倾向的抑郁症患者的自杀风险评估指标。

(1)量表说明：

·该量表包含20项陈述，比如，"我对前途充满希望和乐观""事情的结局总是出乎我的意料之外"等。如果任何一个陈述符合个体对过去一周包括当天的态度，就在"是"上打圆圈，如果不是，就在"否"上打圆圈。

·消极态度的分数范围在0～3分被认为是正常，在4～8分表示轻度绝望，在9～14分表示中度绝望，分数大于14分表示严重绝望。

(2)备注：

请注意17岁以下人群的使用尚未获得充分的支持数据。该量表可以由专业辅助人员进行评估，但必须由经过临床培训的专业人员使用和解释。

九、《创伤后应激障碍量表(第5版)》

《创伤后应激障碍量表(第5版)》(Liu，Wang，Cao，et al.，2014)是根据DSM-5改进的创伤后应激障碍测量表。我国哀伤疗愈家园网站的"评估工具"模块中有此量表和评估方法。

(1)量表说明：

•此量表由威瑟斯、丽兹等学者于 2013 年开发，刊登在美国国家创伤后应激障碍中心网站(Weathers，Litz，Keane，et al.，2013)。它目前已被翻译成很多版本，并在很多国家得到普遍使用。

•该量表有 20 项问题，比如，"重复梦到令人感到不安的压力事件?""想逃避跟该压力事件有关的回忆、想法或感受?"等。该量表必须评估过去一个月的症状，而不能少于一个月。

•该量表的 20 个条目中，每个条目的分数从 0～4 共 5 个级别：0＝完全没有、1＝有点、2＝中等、3＝严重、4＝极其严重。测完后，将各条目的分数相加便可以得到总分(总分范围是 0～80)。

(2)临床诊断方法：

•如果某条目的评分为 2(中等)或更高，则认为该条目的症状存在。然后遵循 DSM-5 诊断规则要求，以下症状至少同时存在：在 B 条目中(问题 1～5)，有 1 个条目评分大于或等于 2；在 C 条目中(问题 6～7)，有 1 个条目评分大于或等于 2；在 D 条目中(问题 8～14)，有 2 个条目评分大于或等于 2；在 E 条目中(问题 15～20)有 2 个条目评分大于或等于 2。

•如果总分为 33 或更高，表示被测量者的创伤后应激障碍症状较严重，需要有专业医师做进一步评估，以确认是否有创伤后应激障碍及其严重程度。

(3)备注：

•这里需要提醒的是，该量表不能作为独立的创伤后应激障碍诊断工具。在诊断时，医师的临床访谈或使用其他创伤后应激障碍量表依然是有必要的。

•DSM-5 指出，患有创伤后应激障碍的个体比没有创伤后应激障碍的个体出现下列精神障碍(例如，抑郁、双相、焦虑或药物滥用等)的可能性要高出 80%。

· 我国学者在对汶川地震 5 年半后幸存者的创伤后应激障碍症状调查中对该量表中文版做过检验，结果是信效度良好。

十、《同情疲劳量表(第 5 版)》(ProQOL-5)

《同情疲劳量表(第 5 版)》发表于 2012 年(Stamm，2012)。该量表是由斯坦蒙博士开发的，也是当今世界上被使用得最多的同情疲劳测量工具。我国"哀伤疗愈家园"网站的"评估工具"模块中有此量表和使用方法。

(1)量表说明：

· 该量表是向社会提供帮助的专业人员查测自身心理状况的工具。该量表测量专业人员同情满意度、职业倦怠感和继发性创伤应激。该量表包括各种不同的问题，比如，"我对我帮助的对象及我如何帮助他们有快乐的想法和感觉""我感到我好像正在经历我所帮助对象所经历的创伤""因为从事助人者的工作，我觉得精疲力尽"等。通过测量有助于发现出现同情疲劳的可能性或严重程度，并可以及时为受到很大压力的专业人员提供必要的帮助。

· 同情疲劳量表要求填写过去 30 天的感受和想法。它包括 30 个条目，分为 3 个维度：对同情满意度(条目 3、6、12、16、18、20、22、24、27、30)；职业倦怠感(条目 1、4、8、10、15、17、19、21、26、29)；继发性创伤应激(条目 2、5、7、9、11、13、14、23、25、28)。每一个条目有 5 个选项：1＝从未有过、2＝很少、3＝有些时候、4＝经常如此、5＝总是如此。其中有少部分条目采用反向计分。

(2)备注：

· 我国学者陈华英和王卫红对此量表中文版做过信效度检验，检验结果显示该量表信效度良好。他们在论文中提到，若只有某1个维度的总分超出临界值可视为轻度同情疲劳，若有任何两个维度的总分超出临界值可视为中度同情疲劳，若3个维度的总分均超出临界值则可视为重度同情疲劳。

• 斯坦蒙博士认为，同情疲劳量表只能用作诊断的参考而不能作为诊断的工具，最终的诊断需要由专业的医师做出。

附录2　相关书籍推荐

一、哀伤疗愈类书籍

（一）《十二堂生命课》

编/作者：柳红

简介：柳红，一位从绝望中站起来的失独母亲和学者，邀请了十位具有特别生命体验的讲者，把老、病、死的话题作为公共话题谈出来。在一个忌讳死亡的文化背景中，作者希望人们开放地、有准备地面对和重新规划自己的有生之年，让老后和病后的生活依然可以成为人生美好时光的一部分。

（二）《人生的起点和终站》

作者：南怀瑾

简介：作者直视人的生死问题。作者运用佛法原理，从死亡入手，再论生，进而讨论人类的生命变化。作品不带宗教意识，以现代生命科学的知识，阐释生死大事，帮助人们建立正确的生死观。本书适合不同的读者。

（三）《影像中的生死课》

作者：陆晓娅

简介：该书是陆晓娅老师自2012年起在北师大开设的同名公共选修课的授课笔记实录。全书以"什么样的生活值得一过"为核心关切点，选取中外优秀电影，搭建与"生死"相关重大议题的思考平台，跨越心理学、社会学、医学、人类学、伦理学、哲学、美学等多个学科。在观影、阅读和讨论的多重对话中，协助学生探索生命存在的意义和价值，建构自身的生命意识和生命价值。

（四）《浴火重生：一位丧子母亲哀伤疗愈的心路历程》（《How to Survive The Worst That Can Happen：A Parent's Step by Step Guide to Healing After the Loss of a Child》）

作者：［美］珊蒂·帕克金帕

简介：作者是一位丧子母亲。本书记述了她走出哀伤深渊的真实经历，也是她对哀伤疗愈经历的提炼和升华。它用通俗易懂的文字科普了丧子父母的一些哀伤疗愈方法。它为丧子父母提供了大量极有价值的信息：从剧痛期孩子的丧葬，之后的遗物处理、夫妻关系，一直到生命意义重建等。对丧子父母来说，这本书是"过来人"在隧道里燃起的烛光。也许它很微弱且平淡，但它有温暖的光。对关怀者来说，这本书是人生的课堂。它没有洋洋洒洒的高谈阔论，却揭示了人们不易看见的哀伤母亲的心灵疗愈之路。这本书又像一本丧子哀伤疗愈的操练手册，提供了很多具体的建议，非常适合专业及非专业人士阅读。

（五）《抚平伤痛：创伤性心理障碍治疗指南》（《Evidence Based Treatments for Trauma-related Psychological Disorders》）

作者：［瑞士］乌尔里希·施奈德，［美］玛丽莱纳·克鲁瓦特，王建平等译

简介：这本书汇集了几十位国际临床心理治疗专家的实践经验，用系统的理论、翔实的案例、前沿的技术呈现了创伤性心理障碍的治疗方法。它是一部治疗创伤性心理障碍的宝典式著作。对于临床工作者和心理治疗师来说，这是一本极具实操性的实践指南。对于普通读

者来说，这则是一本可用来心理自助的疗愈读本。

（六）《当绿叶缓缓落下：与生死学大师的最后对话》（原名《哀伤与临终》）（《On Grief and Grieving：Finding the Meaning of Grief Through the Five Stages of Loss》）

作者：［美］伊丽莎白·库伯勒-罗斯，张美惠译

简介：本书是著名的哀伤与临终关怀学者，伊丽莎白·库伯勒-罗斯生前写就的最后一本书。库伯勒-罗斯就是哀伤五阶段论的开创者。这五个阶段包括：否定、愤怒、讨价还价、沮丧和接受。哀伤五阶段理论在过去的 50 年被广泛应用到哀伤疗愈中。直到今天该理论对哀伤疗愈依然有着巨大的影响，并被大量应用于临床中。该书采用了大量案例，文笔通俗易懂，即使是非专业人员也可以读懂。

（七）《哀伤治疗：陪伴丧亲者走过幽谷之路》（《Techniques of Grief Therapy：Greative Practices for Counseling the Bereaved》）

作者：［美］罗伯特·纳米尔著，王建平等译

简介：罗伯特·纳米尔是国际上近代最著名的哀伤疗愈专家之一。本书汇集了不同的哀伤咨询与治疗的专家们所写的多元化的干预方法和技巧。它们都非常具有独特性和可操作性。本书注重对不同丧亲者采用不同的方法，有的放矢地给予治疗。本书较适合专业人员阅读。

（八）《活出生命的意义》（《Man's Search for Meaning》）

作者：［奥］维克多·弗兰克尔，吕娜译

简介：世界著名心理学家弗兰克尔，是犹太人，在纳粹时期，他的家人都被关进了奥斯维辛集中营。他的父母、妻子和哥哥，全都死于毒气室。只有他和妹妹幸存。弗兰克尔把他的苦难经历与多年的学术研究相结合，开创了直到今天依然被广泛应用的意义疗法。他的学说

可以帮助人们在绝境中去寻求生命的意义，并坚强地活下去。《活出生命的意义》曾经感动千千万万的人，它被美国国会图书馆评选为具有影响力的十本著作之一。到今天，这部作品销售已超过 1200 万册，被翻译成 24 种语言。该书文笔通俗易懂，即使是非专业人员也可以读懂。

（九）《哀伤心理咨询理论与实务》

作者：陈维樑，钟莠菊

简介：该书主要为哀伤关怀人员提供一定理论的技巧，让他们去帮助哀伤者面对人生中种种损失及创伤经验。该书浅易地介绍了正常和复杂哀伤的理论、哀伤咨询的模式及方法。本书有一定的理论，较多强调实习过程。作者运用经验性方法，如角色扮演和示范，来帮助咨询或辅导，介入层面包括个人、家庭及小组三方面。本书较适合专业人员阅读。

（十）《哀伤平复自助手册》（纪念第 1 版 20 周年修订版）（《*The Grief Recovery Handbook*》）

作者：［美］约翰・詹姆斯，［美］拉塞尔・弗里德曼，胡连新译

简介：两位作者都是国际上著名的哀伤疗愈的专家。他们通过讲述他们自己的哀伤辅导的经历和故事，帮助人们平复哀伤、不被哀伤的阴影压倒，并重新找回生命的活力、发现人生新的希望。该书包括成功的哀伤辅导经历，具有极大的实用价值。

（十一）《拭去心灵的泪：心理创伤咨询治疗手册》

作者：董燕

简介：本书汇集了 26 个心理创伤咨询治疗案例，取材于多位心理咨询师在汶川地震灾区心理干预的亲身经历。它以故事的形式，讲述

灾难发生后，心理创伤的发生、发展以及修复的过程的经历，反映出灾难后丧亲者可能遭遇到的各种痛苦以及人类心灵的脆弱与坚强。这些故事中包含了丰富的心理学知识，有助于读者了解了心理创伤对人们生活的影响以及心理干预和治疗的具体技术方法。

（十二）《化哀伤为舞蹈：在逆境中寻得盼望》

作者：卢云

简介：该书以另一种角度看哀伤，建议把哀伤作为一种珍贵资源，建议人们走进哀伤，让哀伤化为盼望的源头。作者在书中提出了跨越困难时期的五个进程：从小我到更大的世界；从抓紧不放到不再执着；走出宿命，进入盼望；从操控到爱；从可怕的死亡迈向喜乐的生命。

（十三）《生命河流》

作者：苏绚慧

简介：作者是一位资深的哀伤疗愈专家。该书的内容来自作者的真实体验，也是一位专业关怀者的职场经验和思索笔记。通过一个个温馨而感人的真实小故事，给予哀伤的人指引和慰藉。作者以河流作为生命的隐喻，书写社工人员与病人、家属的相遇，生命交集中的美好。该书涵盖了人际关系、生命教育、情绪教育、老年照护、生死议题等，提醒人们正视死亡、关怀生命。

（十四）《于是，我可以说再见》

作者：苏绚慧

简介：作者是一位资深的哀伤疗愈专家。在为哀伤者做心理疗愈的过程中，作者整理出宝贵的经验和心得。作品能够带给哀伤者温暖，彷佛一位愿意聆听你说话的人坐在你身边，用温柔的眼光注视着你，倾听你的述说。该书收录了很多真实的故事，有助于读者在阅读中，结合自己的哀伤或失落的经历，找到重新站起来的勇气和力量。该书强调丧亲者并不孤独，唯有自己好好地活着，才能给逝者一个最好的存在意义。

（十五）　《疗愈失亲之痛——治愈哀伤的 365 天冥想练习》（《Daily Meditations for Working Trhrough Grieft》）

作者：[美]玛莎·惠特莫尔·希克曼，艾琦译

简介：经历了失亲之痛的希克曼，饱含深情地写下了《疗愈失亲之痛》这部畅销百万的心灵治愈经典。作者深情地记述了失去女儿后的心路历程：女儿的遗物是怎么让她触景生情的，早晨的鸟鸣是怎么让她感到一丝安慰的，纪念日和节假日她是怀着怎样的心情度过的。作品包括了 365 篇如歌如泣的诗文。读者可以感受到一位母亲对已故女儿的深情思念、母爱，以及载着哀伤、回忆和爱继续积极地面对新的生活的勇气。

（十六）　《安慰之光：失去亲人的疗愈》（《I Wast't Ready to Say Goodbye》）

作者：[美]布鲁克·诺尔，[美]帕拉梅·布莱尔，于娟娟译

简介：布鲁克·诺尔和帕梅拉·布莱尔博士通过丧亲之痛的亲身经历和对其他丧亲者的大量访谈，探索如何平复哀伤，穿越苦难，重建生命。该书向人们提供温柔的理解、善意的接纳以及大量极有价值的、具体的应对哀伤的经验和建议。该书有助于抚慰和疗愈经历丧亲困境的人们。

（十七）　《创伤与复原》（《Trauma And Recovery》）

作者：[美]朱迪思·赫尔曼，施宏达、陈文琪译

简介：作者在一家女性精神医疗中心从事心理障碍干预长达 20 多

年，并在一所大学的附属医院有多年的教学和督导经验。根据多年职业经验和研究成果，作者深刻地揭示了心理创伤的本质，并提供有效的方法来帮助和辅助来访者从创伤中复原。作者建议将个人经验放在一个更广阔的社会背景中，主张心理创伤只能在社会背景中加以理解。该书提供了理解和治疗创伤事件受害者的方式。

（十八）《死亡课——关于死亡、临终和丧亲之痛》（《*Death And Dying，Life and Living*》）

作者：［美］查尔斯·科尔，［美］克莱德·内比，［美］多娜·科尔，榕励译

简介：作者讨论了生命、死亡和临终等具有挑战性的问题。该书适用于面临死亡的人、正在应对死亡或丧亲之痛的人、对安乐死犹豫不决或有自杀倾向的人，以及希望教育孩子关于生命终点的认识的人。作者在这一领域有深刻的理解。该书为读者提供了坚实的基础。作者指出虽然我们不能让死亡从我们的生活中消失，但我们可以相互学习，共同谈论死亡，并决定如何面对死亡时依然能够有意义的生活。

二、关于失独父母状态书籍

（一）《失独家庭救助与社会支持网络体系研究》

作者：沈长月，夏珑，石兵营，李平菊，谭琪

简介：本书是一本理论性书籍。作者以河北省失独家庭暖心续航项目为基础，运用问卷调查、深度访谈等方法，对失独群体进行了深入研究。通过对失独群体的特征及需求的了解，结合发达国家老年社会工作的经验和公共管理学相关理论，作者从宏观角度提出了对失独

群体帮扶的策略——构建社会支持网络体系，其中涉及失独家庭的社会工作干预机制及操作细则。本书适合于关怀失独群体的专业及相关人员。

（二）《中国失独家庭调查》

作者：韩生学

简介：作者在计生部门工作了 25 年。从 2005 年起，他便开始关注失独家庭这一特殊群体，并开始调查、采访和写作。本书是一部全面反映失独家庭的报告文学作品。本书从各个不同的侧面，全方位展示了失独之因、失独之痛、失独之殇、自救之举、社会关注、人民关爱和政策关怀。本书是对三十多年独生子女政策的回眸与深刻的反思。通过事实再现、沥血表达、真情流露，它帮助读者"了解一段历史、记住一个时代、唤醒一份爱心、关注一批家庭、关爱一批老人、温暖一个社会"。

（三）《失独：中国家庭之痛》

作者：杨晓升

简介：作者在对大量失独父母进行访谈后，挑选了六个极具代表性的失独家庭进行深入剖析。该书展现了一个个令人震撼的悲剧。那些二三十岁离开人世的青年，本是家庭的核心、父母的希望，他们生命的陨落使整个家庭几近崩溃。该书用场景照片式的纪实方法真实地记载下失独父母的悲痛、泪水、思念、孤独、疾病，以及无法弥补的丧失和巨大的心灵创伤。该书还从宏观角度梳理、回顾我国人口政策及计划生育政策，从而引发社会的广泛关注和思考。

（四）　《安魂》

作者：周大新

简介：作者是我国著名作家、茅盾文学奖得主。作者的独子周宁于2008年因病去世，享年26岁。4年后，周大新以泣血的勇气写下了这本思念之书。小说是一对父子两个灵魂间的坦诚对话。该书由两部分构成。上半部分是关于儿子周宁生前成长的回忆；下半部分是儿子周宁进入天国之后的哲思与精神。通过对话，父亲回顾自己的人生，发出痛彻心扉的忏悔；儿子则述说自己对死亡的体验和天国的奇异景象。该书用真实和虚构、现实的无奈和想象中的极乐、痛苦和解脱描述了一位失独父亲的心路历程。该书被人们称为一支沉郁中夹着旷达的安魂曲。

附录 3 相关网站推荐

目前我国有不少网站都有哀伤疗愈的信息，但是大多数的网站有关的信息量还不太多，也不太集中。本书主要介绍两个网站。

一、哀伤疗愈家园网站

哀伤疗愈家园网站（www. aishang61. com）主要提供与哀伤疗愈有关的信息，既有科普的信息，也有具有一定深度及与专业人员相关的信息。该网站的内容可以分为以下几个方面。

（1）丧亲者在哀伤中站起来的经历和故事。它可以激励丧亲者尤其是失独父母在哀伤中看到，在经历巨大创伤打击后，人生还是可以有积极的选择，并重建新的生命的意义。

（2）提供哀伤疗愈基础心理学知识，帮助有需要的人了解自己所面对的心理问题、更好地认识自己，并能够逐步适应丧亲后的生活。这些信息也将有助于关怀者，包括家人、亲友、公益人员了解如何提供有益的帮助。

（3）用认知行为疗法调整哀伤中常见的认知问题，并提供一些自我疗伤的方法，包括如何面对自责、自卑、绝望、孤独等认知问题。这些信息将有助于丧亲者（包括失独父母、失去孙辈的祖父母等）、关怀人员、心理咨询师在哀伤疗愈中的应用。

（4）为丧亲者尤其是失独父母提供应对日常心理困难的具体办法，比如，如何应对传统节假日和一些敏感日子，如何在职场处理哀伤情绪等。这些信息对关怀者也同样会有用处。

（5）为专业人员提供哀伤疗愈研究更深一层的相关理论介绍，并向专业人员及时介绍和提供新的哀伤疗愈方法，包括预防同情疲劳和自我保护的信息。

（6）提供与哀伤相关的心理测量工具，便于丧亲者、关怀人员和专业人员使用。对专业人员来说，这些心理测量工具在相关的研究和临床诊断中也会有一定的帮助。

（7）提供与哀伤疗愈相关的音频资料。

（8）推荐与哀伤疗愈相关的书籍。

（9）与浏览者反馈和互动，为浏览者提出的问题提供有选择性的和非即时性问答服务。

（10）其他信息分享，主要是提供与哀伤疗愈相关培训信息和动态。

二、尚善公益基金会网站

尚善公益基金会网站（www. shangshan. org. cn）主要提供两方面的信息，一是关于抑郁症的信息，二是关于失独父母哀伤疗愈的信息。

在抑郁症方面，该网站提供了不少与抑郁症相关的信息，如视频、可下载的电子板的有关抑郁症的文章、手册。该网站还提供全国抑郁症援助地图。全国抑郁症援助地图旨在帮助抑郁症患者便捷地找到身边的专业援助机构信息，所有机构信息由高德地图提供，目前地图收录的专业机构数据还在陆续添加中。

在失独父母哀伤疗愈方面，该网站提供暖心手册、暖心音频、暖心课堂、暖心活动、暖心视频等。这些信息通俗易懂，有助于失独父母从中获得在哀伤中重新站起来的信息。该网站有大量失独父母活动的信息，有过去的，也有计划在将来开展的。这些信息有助于失独父母走出家门，重新参加到社会活动中去。

参考文献

Abramson L Y, Metalsky G I, Alloy L Y. Hopelessness depression: A theory-based subtype of depression. Psychological Review, 1989, 96(2): 358-372.

Aho A L, Inki M, Kaunonen K. Grandmothers' grief after the loss of a grandchild. Mental Health and Family Medicine, 2018, 13: 676-680.

Albuquerque S, Buyukcan-Tetik A, Stroebe M S, et al. Meaning and coping orientation of bereaved parents: Individual and dyadic processes. PloS one, 2017, 12(6): e0178861.

Albuquerque S, Narciso I, Pereira M. Posttraumatic growth in bereaved parents: A multidimensional model of associated factors. Psychological Trauma: Theory, Research, Practice, and Policy, 2018, 10(2): 199-207.

Ashton W A, Fuehrer A. Effects of gender and gender role identification of participant and type of social support resource on support seeking. Sex roles, 1993, 28(7-8): 461-476.

Assareh A A, Sharpley C F, McFarlane J R, et al. Biological determinants of depression following bereavement. Neuroscience & Biobehavioral Reviews, 2015, 49: 171-181.

Baker A W, Keshaviah A, Horenstein A, et al. The role of avoidance in complicated grief: A detailed examination of the Grief-Related Avoidance Questionnaire (GRAQ) in a large sample of individuals with complicated grief. Journal of Loss Trauma, 2016, 21(6): 533-547.

Battista J, Almond R. The Development of Meaning in Life. Psychiatry Interpersonal & Biological Processes, 1973, 36(4): 409-427.

Baugher B. Understanding Guilt During Bereavement. Caring People Press Publishing, 2009: 221-227.

Beck A T, Brown G, Steer R A. Prediction of eventual suicide in psychiatric inpatients by clinical ratings of hopelessness. Journal of consulting and clinical psychology, 1989, 57(2), 309-310.

Beck A T. Cognitive therapy: A 30-year retrospective. American Psychology, 1991, 46(4): 368-375.

Beck A T. Depression: Clinical, experimental, and theoretical aspects. New York: University of Pennsylvania Press, 1967: 124-138.

Beck A T, Rush A J, Shaw B F. Cognitive therapy of depression. New York: The Guilford Press, 1979.

Beck A T, Rush A J, Shaw B F, et al. Cognitive therapy of depression. New York USA: The Guilford Press, 1979.

Beck A T, Steer R A, Brown G K. Beck depression inventory-II. San Antonio, 1996, 78(2): 490-498.

Beck A T. Thinking and depression. I. Idiosyncratic content and cognitive distortions. Archives of General Psychiatry, 1963, 9(4), 324-333.

Beck A T, Weissman A, Lester D, et al. The measurement of pessimism: the hopelessness scale. Journal of consulting and clinical psychology, 1974, 42(6):861-865.

Bevington K. Coping with the death of an Only Child. 2018[2018-12-05]. http://www. Bereavedparentsusa. org.

Boelen P A. Cognitive-behavioral therapy for complicated grief: Theoretical underpinnings and case descriptions. Journal of Loss and Trauma, 2006, 11(1): 1-30.

Boelen P A, de Keijser J, van den Hout M A, et al. Factors associated with outcome of cognitive-behavioural therapy for complicated grief: A preliminary study. Clinical Psychology & Psychotherapy，2011，18(4)：284-291.

Boelen P A，de Keijser J，van den Hout M A，et al. Treatment of compli-cated grief：A comparison between cognitive-behavioral therapy and supportive counseling. Journal of consulting and clinical psychology，2007，75（2）：277-284.

Boelen P A，Lensvelt-Mulders G J L M. Psychometric Properties of the Grief Cognitions Questionnaire (GCQ). Journal of Psychopathology & Behavior-al Assessment，2005，27(4)：291-303.

Bolton C，Camp D J. Funeral Rituals and the Facilitation of Grief Work. OMEGA-Journal of Death and Dying，1987，17(4)：343-352.

Bowlby E. Loss-Sadness and Depression：Attachment and Loss（Vol. 3）. New York：Random House，2008.

Breitbart W S. Meaning-Centered Psychotherapy（MCP）for Advanced Cancer Patients//Batthyány A. Logotherapy and Existential Analysis：Proceedings of the Viktor Frankl Institute Vienna 1. Springer ，2016：151-163.

Breitbart W S. Meaning-Centered Psychotherapy（MCP）for advanced cancer patients// Batthyány A. Logotherapy and Existential Analysis. Switzerland：Springer International Publishing，2016：151-163.

Brodzinsky M D，Schechter M D，Henig R M. Being Adopted：The Life-long Search for Self. New York：Anchor Books，1993.

Burgo J. The Difference Between Guilt and Shame. 2013[2018-12-05]. https：//www. psychologytoday. com/us/blog/shame/201305/the-difference-between- guilt-and-shame.

Burke L A，Neimeyer R A. Inventory of complicated spiritual grief（ICSG）//Neimeyer R A. Techniques of grief therapy：Assessment and intervention. New York，NY：Routledge，2016：59-64.

Burnett P，Middleton W，Raphael B，et al. Measuring core bereavement phe-nomena. Psychological Medicine，1997，27(1)：49-57.

Burnett P, Middleton W, Raphael B, et al. Measuring core bereavement phenomena. Psychological Medicine, 1997, 27(1), 49-57.

Cacciatore J, Flint M. Mediating Grief: Postmortem Ritualization After Child Death. Journal of Loss and Trauma, 2012, 17(2): 158-172.

Cain A C, Cain B S. On Replacing a Child. Journal of the American Academy of Child Psychiatry, 1964, 3(3): 443-456.

Carey I M, Shah S M, Dewilde S, et al. Increased Risk of Acute Cardiovascular Events After Partner Bereavement: A Matched Cohort Study. Jama Internal Medicine, 2014, 174(4): 598-605.

Carey I M, Shak S M, DeWilde S, et al. Increased risk of acute cardiovascular events coften partner. Bereavement: A Matched Cohort Study. JAMA Internal Medicine, 2014, 174(4): 598-605.

Chow A Y M. Anticipatory anniversary effects and bereavement: Development of an integrated explanatory model. Journal of Loss and Trauma, 2009, 15(1): 54-68.

Christ G H, Bonanno G, Malkinson R, et al. Bereavement experiences aften the death of a child. //Field M J, Beharman R E. When children die: Jmproving palliative and end-of-life care for children and their families. Washington(DC): National Academis Press(US), 2003.

Crumbaugh J C, Maholick L T. An experimental study in existentialism: The psychometric approach to Frankl's concept of noogenic neurosis. Journal of Clinical Psychology, 1964, 20: 200-207.

Davis C G, Lehman D R, Silver R C, et al. Self-blame following a traumatic event: the role of perceived avoidability. Personality and Social Psychology Bulletin, 1996, 22(6): 557-567.

Dellmann T. Are shame and self-esteem risk factors in prolonged grief after death of a spouse? Death Studies, 2018, 42(6): 371-382.

Derleme S. Effectiveness of Psychotherapy-Based Interventions for Complicated Grief: A Systematic Review. Current Approaches in Psychiatry, 2017, 9 (4):

441-463.

Doering B K，Barke A，Friehs T，et al. Assessment of grief-related rumination：validation of the German version of the Utrecht Grief Rumination Scale (UGRS). BMC psychiatry，2018，18(1)：43.

Dyregrov A，Gjestad R. Losing a child：the impact on parental sexual activity. Bereavement Care，2012，31(1)：18-24.

Echterling L G，Marvin C，Sundre D L. The Anniversary of the Death of a Loved One. 2012［2018-12-05］. https：//www. counseling. org/Resources/Library/VISTAS/2012_Vol_1_67-104/2_2012-ACA-PDFs/Article_104. pdf.

Enez O. Effectiveness of Psychotherapy-Based Interventions for Complicated Grief：A Systematic Review. Current Approaches in Psychiatry，2017，9(4)：441-463.

Field N P，Filanosky C. Continuing bonds，risk factors for complicated grief，and adjustment to bereavement. Death Studies，2009，34(1)：1-29.

Field N P，Gao B，Paderna L. Continuing bonds in bereavement：An attachment theory based perspective. Death Studies，2005，29(4)：277-299.

Field N P. Whether to relinquish or maintain a bond with the deceased// Stroebe M S，Hanson R O，Schut H，et al. Handbook of bereavement research and practice：advances in theory and intervention. Washington DC：American Psychological association，2011：113-129.

Figley C R. Compassion fatigue as secondary traumatic stress disorder：an overview//Figley C R. Compassion fatigue. Coping with secondary traumatic stress disorder in those who treat the traumatized. New York，NY：Brunner-Routledge，1995：1-20.

Foster T L，Gilmer M J，Davies B，et al. Foster Comparison of Continuing Bonds Reported by Parents and Siblings After a Child's Death from Cancer. Death Studies，2011，35(5)：420-440.

Freud S. An autobiographical study//Strachey J. The standard Edition of the complete psychological works of Sigmund Freud. London: The Hogarth Press, 1959.

Fry P S. Grandparents' Reactions to the Death of a Grandchild: An Exploratory Factor Analytic Study. OMEGA-Journal of Death and Dying, 1997, 35(1):119-140.

Gallagher R. Compassion fatigue. Canadian Family Physician, 2013, 59(3):265-268.

Gary R. Shattered: Surviving the Loss of a Child (Good Grief Series Book 4). TX USA: Healing Resources Publish, 2017: 143-146.

Gillies J M, Neimeyer R A, Milman E. The grief and meaning reconstruction inventory (GMRI): Initial validation of a new measure. Death Studies, 2015, 39 (2): 61-74.

Gillies J, Neimeyer R A. Loss, Grief, and the Search for Significance: Toward a Model of Meaning Reconstruction in Bereavement. Journal of Constructivist Psychology, 2006, 19(1): 31-65.

Gillies J, Neimeyer R A, Milman E. The meaning of loss codebook: Construction of a system for analyzing meanings made in bereavement. Death Studies, 2014, 38(4): 207-216.

Grout L A, Romanoff B D. The myth of the replacement child: parents' stories and practices after perinatal death. Death Studies, 2000, 24(2):93-113.

Hastings S O. Self-disclosure and identity management by bereaved parents. Communication Studies, 2000, 51(4): 352-371.

Hedman E, Ljótsson B, Lindefors N. Cognitive behavior therapy via the Internet: a systematic review of applications, clinical efficacy and cost-effectiveness. Expert review of pharmacoeconomics & outcomes research, 2012, 12(6): 745-764.

Hendriksen E. Anniversary Reactions: What do you do when anniversary memories are anything but silver or gold? 2016[2018-12-05]. https: //www. psychologytoday. com/us/blog/how-be-yourself/201609/5-ways-deal-anniversary-reactions.

Hibbeln J R, Northstone K, Evans J, et al. Vegetarian diets and depressive symptoms among men. Journal of Affect Disord, 2018, 225: 13-17.

Håkansson K, Soininen H, Winblad B, et al. Feelings of Hopelessness in Midlife and Cognitive Health in Later Life: A Prospective Population-Based Cohort Study. PloS one, 2015, 10(10): 31-39.

Holland J M, Currier J M, Coleman R A, et al. The Integration of Stressful Life Experiences Scale (ISLES): Development and initial validation of a newmeasure. International Journal of Stress Management, 2010, 17(4): 325-352.

Holland J M, Currier J M, Neimeyer R A. Meaning reconstruction in the first two years of bereavement: the role of sense-making and benefit-finding. OMEGA-Journalf of Death and Dying, 2006, 53(3): 175-191.

Holt-Lunstad J. So Lonely I Could Die. The American Psychological Association. 2017 [2018-08-05]. https://www.apa.org/news/press/releases/2017/08/lonely-die.aspx.

Jaaniste T, Coombs S, Donnelly T, et al. Risk and resilience factors related to parental bereavement following the death of a child with a life-limiting condition. Children, 2017, 4(11), 96.

Jordan A H, Litz B T. Prolonged Grief Disorder: Diagnostic, Assessment, and Treatment Considerations. Professional Psychology Research and Practice, 2014, 45(3): 180-187.

Kastenbaum R J. Death, Society and Human Experience. 11ed. USA: Pearson, 2007.

Kavan M G, Barone E J. Grief and major depression-Controversy over changes in DSM-5 diagnostic criteria. American family physician, 2014, 90(10): 690-694.

Kübler-Ross E, Kessler D. On grief and grieving: Finding the meaning of grief through the five stages of loss. New York: Simon and Schuster, 2005.

Keesee N J, Currier J M, Neimeyer R A. Predictors of grief following the death of one's child: The contribution of finding meaning. Journal of clinical psychology, 2008, 64(10): 1145-1163.

Kersting A, Kroker K, Horstmann J. Complicated grief in patients with unipolar depression. Journal of affective disorders, 2009, 118(1-3): 201-204.

Keyes K M, Pratt C, Galea S, et al. The burden of loss: unexpected death of a loved one and psychiatric disorders across the life course in a national study. American Journal of Psychiatry, 2014, 171(8): 864-871.

Klass D, Silverman P R. Introduction: what's the problem? //Klass D, Silverman P R, Nickman S L. Continuing Bonds: New Understandings of Grief. Taylor & Francis, 1996: 3-27.

Klass D, Silverman P R, Nickman S L. Continuing bonds: New understandings of grief. Washington DC USA: Taylor & Francis, 1996.

Knight C, Gitterman A. Group work with bereaved individuals: the power of mutual aid. Social Work, 2014, 59(1): 5-12.

Kubany E S, Ralston T C. Cognitive therapy for trauma-related guilt// Follette V M, Ruzek J I, Abueg F R. Cognitive-behavioral therapies for trauma. New York: The Guilford Press, 1998: 124-161.

LaChance L R L, Ramsey D. Antidepressant foods: An evidence-based nutrient profiling system for depression. World Journal of Psychiatry. 2018, 8(3): 97-104.

Lehman D R, Wortman C B, Williams A F. Long-term effects of losing a spouse or child in a motor vehicle crash. Journal of Personality and Social Psychology, 1987, 52(1): 218-231.

Lichtenthal W G, Breitbart W. The central role of meaning in adjustment to the loss of a child to cancer: Implications for the development of meaning-centered grief therapy. Current Opinoin in Supportive and Palliative care, 2015, 9(1):46-51.

Lichtenthal W G, Breitbart W. Who Am I//Neimeyer R A. Techniques of Grief Therapy: Assessment and Intervention. New York: Routledge, 2016: 182-185.

Lichtenthal W G, Currier J M, Neimeyer R A, et al. Sense and significance: A mixed methods examination of meaning making after the loss of one's child. Journal of Clinical Psychology, 2010, 66(7): 791-812.

Lindemann E. Symptomatology and management of acute grief. American journal of psychiatry, 1994, 151(6 Suppl): 155-160.

Litz B T, Schorr Y, Delaney E, et al. A randomized controlled trial of an internet-based therapist-assisted indicated preventive intervention for prolonged grief disorder. Behaviour research and therapy, 2014, 61: 23-34.

Liu P, Wang L, Cao C, et al. The underlying dimensions of DSM-5 posttraumatic stress disorder symptoms in an epidemiological sample of Chinese earthquake survivors. Journal of Anxiety Disorders, 2014, 28(4): 345-351.

Malkinson R. Cognitive-behavioral grief therapy: The ABC model of rational-emotion behavior therapy. Psychological Topics, 2010, 19(2): 289-305.

Martin T L, Doka K J. Men don't cry-women do: Transcending gender stereotypes of grief. Philadelphia USA: Psychology Press, 2000.

McDonald M J, Wong P T P, Gingras D T. Meaning-in-life measures and development of a Brief Version of the Personal Meaning Profile//Wong P T P. The human quest for meaning: Theories, research, and applications. New York: Routledge-Tayler & Francis, 2012: 357-382.

Meert K L, Donaldson A E, Newth C J, et al. Complicated grief and associated risk factors among parents following a child's death in the pediatric intensive care unit. Archives of Pediatrics & Adolescent Medicine, 2010, 164(11), 1045.

Meij W D, Stroebe M, Schut H, et al. Parents grieving the loss of their child: Interdependence in coping. Br J Clin Psychol, 2011, 47(1), 31-42.

Miles M S, Demi A S. Guilt in Bereaved Parents//Rando T. Parental Loss of a Child, Research Press, 1986: 97-118.

Morin C M, Bootzin R R, Buysse D J, et al. Psychological and behavioral treatment of insomnia: Update of the recent evidence (1998—2004). Sleep, 2006, 29(11): 1398-1414.

Nehari M, Grebler D, Toren A. A Voice Unheard: Grandparents' Grief over Children Who Died of Cancer. Mortality, 2007, 12(1): 66-78.

Neimeyer R A, Burke L A, Mackay M M, et al. Grief therapy and the reconstruction of meaning: From principles to practice. Journal of Contemporary Psychotherapy, 2010, 40(2): 73-83.

Neimeyer R A, Cacciator J. Toward a development theory of grief//Neimeyer R A. Techniques of Grief Therapy: Assessment and Intervention. New York USA: Routeledge, 2016: 3-11.

Neimeyer R A, Klass D, Dennis M R. A social constructionist account of grief: Loss and the narration of meaning. Death Studies, 2014, 38(8): 485-498.

Neimeyer R A. Meaning, reconstruction and the experience of loss. Washington, DC: American Psychological Association, 2001.

Neimeyer R A. Meaning reconstruction in bereavement: Development of a research program. Death studies, 2019, 43(2): 79-91.

Neimeyer R A. Reconstructing meaning in bereavement. Rivista di Psichiatria, 46(5-6): 332-336.

Neimeyer R A. Techniques of grief therapy: Assessment and intervention. New York: Routledge, 2015.

Neimeyer R A, Thompson B E. Meaning Making and the Art of Grief Therapy//Neimeyer R A, Thompson B E. Practices for creating meaning. New York: Routlede, 2014.

Nelissen R M, Zeelenberg M. When Guilt Evokes Self-Punishment: Evidence for the Existence of a Dobby Effect. Emotion, 2009, 9(1): 118-122.

Nowinski J. When Does Grief Become Depression? 2012[2018-12-05]. https://www. psychologytoday. com/us/blog/the-new-grief/201203/when-does-grief-become-depression.

Opie R, Itsiopoulos C, Parletta N, et al. Dietary recommendations for the prevention of depression. Nutritional neuroscience, 2017, 20(3): 161-171.

Pearlman L A. Building Self Capacities// Neimeyer R. Techniques of Grief Therapy: Assessment and Intervention. New York: Routeledge, 2016: 179-181.

Ponzetti J J. Bereaved Families: A Comparison of Parents' and Grandparents' Reactions to the Death of a Child. OMEGA-Journal of Death and Dying, 1992, (25)1: 63-71.

Prigerson H G, Horowitz M J, Jacobs S C, et al. Prolonged Grief Disorder: Psychometric Validation of Criteria Proposed for DSM-V and ICD-11. PLoS Medicine, 2009, 6(8): e1000121.

Prigerson H G, Maciejewski P K, Reynolds C F. Inventory of Complicated Grief: a scale to measure maladaptive symptoms of loss. Psychiatry Research, 1995, 59(1-2): 65-79.

Rando T. Grief, dying and death: Clinical interventions for caregivers. Champiaign, IL: Research Press Company, 1984.

Redinbaugh E M, Sullivan A M, Block S D, et al. Doctors' emotional reactions to recent death of a patient: cross sectional study of hospital doctors. BMJ, 2003, 327(7408): 185-189.

Reker G T. Manual of sourc of meaning profile-revised. Canada: Student Psychologists Press, 1996.

Reker G T. Manual of the Life Attitude Profile-Revised (LAP-R). Canada: Student Psychologists Press, 1992.

Reker G T. Theoretical perspective, dimensions, and measurement of existential meaning//Exploring existential meaning: Optimizing human development across the life spa. California: Gage publications, 2000: 39-55.

Rosenblatt P C. Parents talking in the present tense about their dead child. Bereavement Care, 2000, 19(3): 35-39.

Rosner R, Bartl H, Pfoh G, et al. Efficacy of an integrative CBT for prolonged grief disorder: A long-term follow-up. Journal of Affective Disorders, 2015, 183: 106-112.

Rosner R, Pfoh G, Kotoučová M, et al. Efficacy of an outpatient treatment for prolonged grief disorder: A randomized controlled clinical trial. Journal of Affective Disorders, 2000, 167, 56-63.

Rostila M, Saarela J, Kawachi I, et al. Testing the anniversary reaction: causal effects of bereavement in a nationwide follow-up study from Sweden. European Journal of Epidemiology, 2015, 30(3): 239-247.

Rothman J C. The Bereaved parents survival guide. New York: the continuum publishing company, 1999.

Rubin S S, Malkinson R. Parental response to child loss across the life cycle: Clinical and research perspectives//Stroebe M S, Hansson R O, Stroebe W, et al. Handbook of bereavement research: Consequences, coping, and care. Washington DC, US: American Psychological Association, 2001: 219-240.

Schellinski K. Who am I? The Journal of analytical psychology, 2014, 59(2):189-210.

Schimelpfening N. Grief vs. Depression: Which Is It? It's important to sort out the differences. 2017[2018-08-21]. https: //www. verywellmind. com/grief-and-depression-1067237.

Schut H A W, Stroebe M S, Bout J V D, et al. The efficacy of bereavement interventions: Determining who benefits// Stroebe M S, Hansson R O, Stroebe W, et al. Handbook of bereavement research: Consequences, coping, and care. Washington, DC, USA: American Psychological Association, 2001: 705-733.

Schwab R. A Child's Death & the Marital Relationship. A Journal Together,

2015, 2: 6.

Schwab R. Gender differences in parental grief. Death studies, 1996, 20(2):103-113.

Shear K, Monk T, Houck P, et al. An attachment-based model of complicated grief including the role of avoidance. European Archives of Psychiatry and Clinical Neuroscience . 2007, 257(8): 453-461.

Shear M K, Simon N, Wall M, et al. Complicated grief and related bereavement issues for DSM-5. Depression and Anxiety, 28(2), 103-117.

Shek D T. Measurement of pessimism in Chinese adolescents: The Chinese Hopelessness Scale. Social Behavior and Personality: An International Journal, 1993, 21(2): 107-119.

Shi G, Wen J, Xu X, et al. Culture-related grief beliefs of Chinese Shidu parents: Development and psychometric properties of a new scale. European Journal of Psychotraumatology, 2019, 10: 1.

Silverman P R. Widow to widow: How the bereaved help one another. New York: Routledge, 2004.

Simon N M, Shear K M, Thompson E H, et al. The prevalence and correlates of psychiatric comorbidity in individuals with complicated grief. Comprehensive psychiatry, 2007, 48(5): 395-399.

Spohr H. The Hard Truth About Staying Married After Losing a Child. 2017 [2018-12-07]. https://www. huffingtonpost. com/heather-spohr/the-hard-truth-about-staying-married-after-losing-a-child _ b _ 5606847. html.

Stamm H E. Professional Quality of Life Scale (ProQOL) . 2012[2018-08-21]. https://proqol. org/ProQol _ Test. html.

Starck P L. Guidelines-meaning in suffering test. TX USA: Victor Frankl Institute of Logotherapy, 1985.

Stritof S. Coping With the Death of a Child, Marriages Can Help Survive the Loss of a Child. 2018[2018-02-18]. https://www. thespruce. com/coping-with-the-death-of-child-2300877.

Stroebe M S, Abakoumkin G, Stroebe W, et al. Continuing bonds in adjustment to bereavement: Impact of abrupt versus gradual separation. Personal Relationships, 2012, 19(2): 255-266.

Stroebe M, Schut H, Boerner K. Continuing bonds in adaptation to bereavement: Toward theoretical integration. Clinical psychology review, 2010, 30(2):259-268.

Stroebe M, Schut H. The dual process model of coping with bereavement: A decade on. OMEGA-Journal of Death and Dying, 2010, 61(4), 273-289.

Stroebe M, Schut H. The dual process model of coping with bereavement: Rationale and description. Death Studies, 1999, 23(3): 197-224.

Stroebe M S, Hansson R O, Schut H E, et al. Handbook of bereavement research and practice: Advances in theory and intervention. Washington DC: American Psychological Association, 2008.

Stroebe M S, Hansson R O, Schut H, et al. Bereavement research: comtemporary perspectives//Stroebe M S, Hansson R O, Schut H , et al. Handbook of bereavement research and practice: advance in theory and intervention. Washington DC: American Psychological Association, 2011: 4-5.

Stroebe M S, Hansson R O, Stroebe W E, et al. Handbook of bereavement research: Consequences, coping, and care. Washington DC, US: American Psychological Association, 2001.

Stroebe M, Stroebe W, van de Schoot R, et al. Guilt in bereavement: the role of self-blame and regret in coping with loss. Plos one, 2010, 9(5): e96606.

Stroebe S M, Schut H , Boerner K. Cautioning Health-Care Professionals: Bereaved Persons Are Misguided Through the Stages of Grief. Death and Dying, 2017, 74(4): 455-473.

Stroebe W, Schut H. Grief and Cognitive-behavior therapy: the reconstruction of meaning//Stroebe M S, Hansson R O, Stroebe W, et al. Handbook of Bereavement Research: consequence, coping and care. Washington DC: American Psychological Associates, 2001: 647-669.

Stroebe W, Schut H. Risk factors in bereavement outcome: A methodological and empirical review//Stroebe M S, Hansson R O, Stroebe W, et al. Handbook of breveavement Research: Consequence, coping and care. Washington DC: American Psychological Association, 2001: 349-371.

Talbot K. What forever means after the death of a child: Transcending the trauma, living with the loss. New York: Routledge, 2002: 202-203, 233-240.

Tal I, Mauro C, Reynolds III C F, et al. Complicated grief after suicide bereavement and other causes of death. Death studies, 2017, 41(5): 267-275.

Thoits P A. Self-Labeling Processes in Mental Illness: The Role of Emotional Deviance. American Journal of Sociology, 1985, 91(2): 221-249.

Toller P W. Bereaved Parents' Negotiation of Identity Following the Death of a Child. NE USA: Digital Common @ UNO. Communication Faculty Publication, 2008.

Toller P W. Negotiation of Dialectical Contradictions by Parents who have Experienced the Death of a Child. Journal of Applied Communication Research, 2005, 33(1): 46-66.

Vitelli R. When a Parent Loses a Child. 2013 [2018-12-05]. https://www.psychologytoday.com/us/blog/media-spotlight/201302/when-parent-loses-child.

Wagner B, Knaevelsrud C, Maercker A. Internet-based cognitive-behavioral therapy for complicated grief: a randomized controlled trial. Death Studies, 2006, 30(5): 429-453.

Wagner B, Maercker A. A 1.5-year follow-up of an internet-based intervention for complicated grief. Journal of Traumatic Stress, 2007, 20(4), 625-629.

Walsh C. Grief and loss, theories and the skills for the helping professions (Edition 2). USA: Pearson Education Inc, 2012.

Walsh K. Grief and Loss: Theories and Skills for the Helping Professions. USA: Pearson, 2012.

Weathers F W, Litz B T, Keane T M, et al. The PTSD Checklist for

DSM-5（PCL-5）. 2013［2018-08-21］. http：//www. ptsd. va. gov/professional/ assessment/adultsr/ptsd-checklist. asp.

Weiss R S. The nature and cause of grief//Stroebe M S, Hanson R O, Schut H, et al. Handbook of bereavement research and practice: advances in theory and intervention. Washington DC: American Psychological Association, 2011: 29-41.

Welte T M. Gender Differences in Bereavement among Couples after Loss of a Child: A Professionals Perspective. St. Catherine University, 2013.

Wing D G, Burge-Callaway K, Clance R P, et al. Understanding gender differences in bereavement following the death of an infant: Implications of or treatment. Psychotherapy: Theory, Research, Practice, Training, 2001, 38(1):60-73.

Wolfelt A. Healing a Parent's Grieving Heart: 100 Practical Ideas After Your Child Dies. Co USA: Companion Press, 2002.

Wong P T P. Meaning-Centered counceling//Wong P T P, Fry P S. The human quest for meaning: a handbook of psychological research and clinical applications. London: Lawrence Erlbaum Associates publishers, 1998: 395-435.

Worden J W. Grief counseling and grief therapy: A handbook for the mental health practitioner(Edition 4). New York USA: Springer Publishing Company, 2008: 177.

Yin Q, Sun Z, Liu W. Mini Review: The Mental and Physical Consequences of Chinese Shidu Parents. Journal of mental health and clinical psychology, 2018, 2(3): 1-4.

Youngblut J M, Brooten D, Blais K, et al. Health and Functioning in Grandparents After a Young Grandchild's Death. Journal Community Health, 2015, 40(5): 956-966.

Youngblut J M, Brooten D, Blais K, et al. Nursing, Health and Functioning after a Grandchild's Death. Journal Pediatric Nursing, 2010, 25(5): 352-359.

Youngblut J M, Brooten D. Comparison of mothers and grandmothers physical and mental health and functioning within 6 months after child NICU/PICU death. Italian Journal of Pediatrics，2018，44：89.

Zech E. The Dual Process Model in Grief Therapy//Neumeyer R A. Techniques of Grief Therapy：Assessment and Intervention. New York：Routledge, 2016：19-24.

Zhang J, Li Z. The Association between Depression and Suicide When Hopelessness Is Controlled for. Comprehensive Psychiatry Journal，2013，54(7)：790-796.

Zheng Y, Lawson T R, Anderson H B. "Our Only Child Has Died"—A Study of Bereaved Older Chinese Parents. OMEGA-Journal of Death and Dying，2017，74(4)：410-425.

安民兵. 丧子父母就马斯洛需要理论视阈下的失独中老年人个案调查分析. 中国老年学杂志，2014，34(2)：469-471.

陈华英，王卫红. 中文版同情疲劳量表的信度、效度研究. 中国护理管理，2013，13(4)：39-41.

陈艺华，叶一舵，黄凤南，等. 失独父母生命意义的重塑——基于量化调查与扎根理论的研究. 中国特殊教育，2016，9：72-77.

戴昶春，童张梦子，沈宏艳，等. 无望感的概念、测量及影响因素. 科教导刊(上旬刊)，2017，1：161-162.

董贝贝. 一位母亲在独生子因抑郁症离世后的再适应历程. 北京：北京师范大学，2018.

弗朗索瓦·勒洛尔，克里斯托弗·安德烈. 我们与生俱来的七情. 王贤，译. 生活·读书·新知三联书店，2015.

何丽，唐信峰，朱志勇，等. 持续性联结及其与丧亲后适应的关系. 心理科学进展，2016，5：765-772.

何丽，王建平. 失独者宗教应对的质性研究. 中国临床心理学杂志，2017(5).

何丽，王建平，唐苏勤，等. 复杂哀伤问卷修订版的信效度. 中国心理卫生杂志，2013，27(12)：937-943.

何丽，王建平，尉玮，等. 301名丧亲者哀伤反应及其影响因素. 中国临床心理学杂志，2013，21(6)：932-931.

李梅，李洁，时勘．持续联结量表中文版的修订与初步应用．中国临床心理学杂志，2015，23(2)：251-255.

李晓宏．用"制度手杖"扶助失独老人．人民日报，2013-03-26.

路智鹏．失独者对生命意义的理解与实践过程的研究．北京：北京理工大学，2018.

穆光宗．独生子女家庭本质上是风险家庭．人口研究，2004，28(1)：33-37.

沈长月，夏珑，石兵营，等．失独家庭救助与社会支持网络体系研究．上海：华东理工大学出版社，2016：56.

唐苏勤，何丽，刘博，等．延长哀伤障碍的概念、流行病学和病理机制．心理科学进展，2014，22(7)：1159-1169.

王安丽．"独生子女家庭本质上是风险家庭"——访北京大学人口研究所教授穆光宗．中国社会科学报，2011-11-08.

王广州．独生子女死亡总量及变化趋势研究．中国人口科学，2013(1)：57-65.

王振，苑成梅，黄佳，等．贝克抑郁量表第2版中文版在抑郁症患者中的信效度．中国心理卫生杂志，2011，25(6)：476-480.

巫吴婧媛．个案工作介入：失独家庭心理问题研究——以沈阳市Z家庭为例．辽宁：辽宁大学，2016.

谢秋媛，王建平，何丽，等．延长哀伤障碍是独立的诊断吗?——和创伤后应激障碍、抑郁、焦虑的关系．中国临床心理学杂志，2014，22(3)：442-446.

杨晓升．失独，中国家庭之痛．中国作家·纪实，2014，2：4-114.

弋新，高静，吴晨曦，等．中文版延长哀伤障碍问卷的信效度验证．重庆医学，2016，45(7)：943-946.

弋新，高静，吴晨曦，等．中文版延长哀伤障碍问卷的验证．重庆医学，2016，45(7)：943-946.

易富贤．大国空巢：反思中国计划生育政策．北京：中国发展出版社，2013.

张必春，柳红霞．失独父母组织参与的困境、内在逻辑及其破解之道——基于社会治理背景的思考．华中师范大学学报（人文社会科学版），2014，53(6)：31-39.

张必春，邵占鹏．"共同感受"与"同情感"：失去独生子女父母社会适应的机理分析——基于双向意向性中意动与认知的理论视域．社会主义研究，2013，2：91-97.

张静，刘正奎，马珠江，等．失独父母创伤后应激障碍症状及相关因素．中国心理卫生杂志，2019，33(1)：21-26.

张瑞凯．独生子女伤残或死亡家庭现状及救助体系的实证研究——基于北京市 Y 区的调查．河北省社会主义学院学报，2012，4：90-94.

张雯，王安妮，姚抒予，等．失独者睡眠状况及应对方式对失独者睡眠质量和创伤后成长的中介作用．第 19 届心理学大会摘要集后版，2016.

郑怡然，柳葳，石林．丧葬仪式对丧亲者哀伤反应的影响．中国临床心理学杂志，2016，24(4)：695-701.

图书在版编目(CIP)数据

哀伤理论与实务：丧子家庭心理疗愈/王建平，（美）刘新宪
著.—北京：北京师范大学出版社，2019.12（2020.11重印）
（社会心理服务书系）
ISBN 978-7-303-24900-8

Ⅰ.①哀⋯ Ⅱ.①王⋯ ②刘⋯ Ⅲ.①精神疗法
Ⅳ.①R749.055

中国版本图书馆 CIP 数据核字（2019）第 159712 号

营 销 中 心 电 话　010-57654738　57654736
北师大出版社高等教育与学术著作分社　http://xueda.bnup.com

AISHANG LILUN YU SHIWU:SANGZI JIATING XINLI LIAOYU
出版发行：北京师范大学出版社　www.bnup.com
　　　　　北京市西城区新街口外大街 12-3 号
　　　　　邮政编码：100088
印　　刷：北京盛通印刷股份有限公司
经　　销：全国新华书店
开　　本：890 mm×1240 mm　1/32
印　　张：11.75
字　　数：274 千字
版　　次：2019 年 12 月第 1 版
印　　次：2020 年 11 月第 2 次印刷
定　　价：78.00 元

策划编辑：周益群　　　　　　　责任编辑：康　悦　王益婷
美术编辑：李向昕　　　　　　　装帧设计：李向昕
责任校对：赵媛媛　　　　　　　责任印制：马　洁